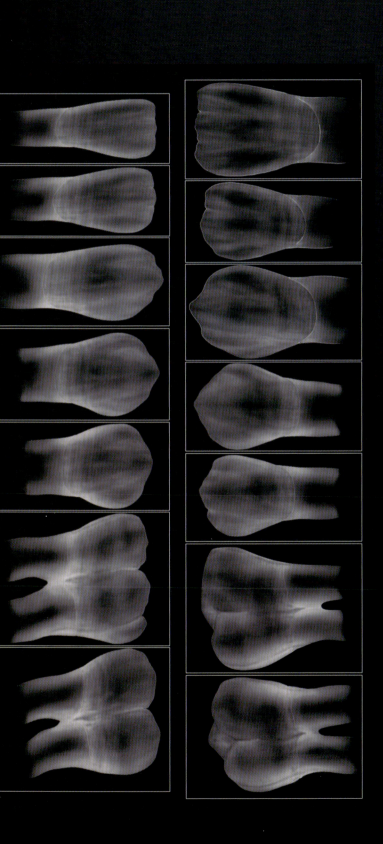

天然歯の形態学 1

The Ultimate Guide to Tooth Morphology 1 Basic

脇田太裕 著

This book was originally published in Japanese
under the title of :

TENNENSHI NO KEITAIGAKU 1
(The Ultimate Guide to Tooth Morphology 1)

Author :
DAIYU, Wakita

© 2018 1st ed.

ISHIYAKU PUBLISHERS, INC.
  7-10, Honkomagome 1 chome, Bunkyo-ku,
  Tokyo 113-8612, Japan

巻頭言

Introduction

　天然歯形態（歯牙形態）は千差万別だが基本的なルールは存在する．しかし，そのすべてが当てはまるわけではないところが天然歯らしいとも言える．そして歯の形態は不変で色褪せることはない．筆者は大阪セラミックトレーニングセンター（トレセン）にて，毎年，新しい生徒と関わる機会も多く，歯の形態について伝える難しさも実感している．

　歯の形態は多くの先人たちによって解剖学的観察から形態が分類され，特徴を分析し一定のルールが与えられてきた．しかしながら，これらの"古典"とされる書籍や論文の多くは絶版になる等しており，これから勉強する人たちが入手することは容易ではない．そこで本書では歯の形態の見方や捉え方についてまとめた．歯の形態を正しく表現するためには，正しく見る目と正しく捉えることができる方法を体得することが，表現するための第一歩だと考える．筆者がトレセンで学び始めたきっかけについては前著（『歯牙形態』永末書店）にて述べた．同校でインストラクターを務めて本書刊行時点で26年が経つが，近年ではトレセンに短期留学した外国人卒業生の間で石膏カービングが盛んに行われており，歯の形態に対する関心が世界的に高まっている．審美補綴の世界でも歯の形態は欠かすことのできない学習分野になった．歯の形態の再現なくして審美表現は難しい．そして歯の形態の表現は，再現した色調をより自然な色調表現へと昇華させる力になると考える．

　本書では，前著で書ききれなかった部分を，改めて自分なりのアプローチで捉え，中切歯〜第二大臼歯のすべての部位をまとめることとした．歯の形態の基本的ルールの範囲の中で形態を捉えつつ，いくつかのパターンを見ながらその範囲を広げることで，読者諸氏が形態修正でのイメージ（引き出し）を増やせるように心がけた．形態修正ができるということは，すなわち各方向（唇頬・舌・切縁側，近遠心）から形態を理解していることである．

　本書の最大のテーマの一つは「流れ」である．切縁から根尖側，隆線，咬頭の流れを見ることで，どのような機能を果たしているかがわかる．もう一つは「バランス」である．それぞれの流れにおける近心と遠心や唇頬側と舌側との対比（バランス）を見ることで，形態の大半を決めることができる．天然歯を見ることで良くも悪くも形態の特徴を見ることができ，天然歯だからこそ見えてくる表情から，自然感を学び取ることができる．そうすることで，補綴物のすべてを天然歯のように表現することができる．症例によっては補綴的制約等から天然歯をそのまま再現するのではなく何らかの工夫が必要になる場合もあるが，その中で可能な限りの表現を行うこともできる．

　補綴物が人体の一部になるということは，工業的ではなく自然界（生物的）で機能，共存し調和する必要があり，そこに自然感が必要になる．天然歯形態を理解することで，口腔内で機能する補綴物を製作する一助になることは間違いない．これはCAD/CAMにおけるデジタルデザインにも応用できる．各方向からの形態を理解していれば，画面上でも明確なイメージからデザインすることができる．デザインしながら形態を探すのではなく，明確なイメージからのすり合わせが重要である．

　なお，本書は歯科衛生士の方々にとっても，天然歯形態をより理解するツールとしてご活用いただけると考え，隣接面の形態が清掃性に及ぼす点にも焦点を当てた．隣接面の形態は非常に微妙な変化だが，それについて参考になる部分を見出していただければ幸いである．さらに歯科医師読者にとっても歯の形態に適した支台歯形成やダイレクトボンディング等，形態に対するイメージが明確になることで治療の正確性をより高めていただけると思われる．本書が多くの歯科医療従事者の臨床の助けになることを切に願う．

2018年9月　脇田太裕
（D.デンタルセラミスト 代表／大阪セラミックトレーニングセンター大阪校 校長）

天然歯の形態学 1
The Ultimate Guide to Tooth Morphology

Introduction ——— **003**

Part 1 歯の形態をみる

1-1　上顎中切歯 ——— **007**

- 1-1-1　唇側面観の外形
- 1-1-2　切縁観の外形
- 1-1-3　隣接面観の外形
- 1-1-4　舌側面観の外形
- 1-1-5　稜線
- 1-1-6　稜線の引き方による違いと注意点
- 1-1-7　移行面
- 1-1-8　唇側面溝
- 1-1-9　隣接面溝
- 1-1-10　ぬけ
- 1-1-11　隆線
- 1-1-12　コンケイブライン
- 1-1-13　清掃性

1-2　上顎側切歯 ——— **033**

- 1-2-1　上顎側切歯の外形
- 1-2-2　唇側面観の外形
- 1-2-3　切縁観の外形線
- 1-2-4　隣接面観の外形線
- 1-2-5　舌側面観の外形線
- 1-2-6　稜線
- 1-2-7　移行面
- 1-2-8　唇側面溝
- 1-2-9　隣接面溝
- 1-2-10　ぬけ
- 1-2-11　隆線
- 1-2-12　コンケイブライン
- 1-2-13　清掃性

1-3　上顎犬歯 ——— **053**

- 1-3-1　上顎犬歯の外形
- 1-3-2　切縁観の外形
- 1-3-3　隣接面観の外形
- 1-3-4　舌側面観
- 1-3-5　稜線
- 1-3-6　移行面
- 1-3-7　唇側面溝
- 1-3-8　隣接面溝
- 1-3-9　ぬけ
- 1-3-10　隆線
- 1-3-11　コンケイブライン
- 1-3-12　清掃性

1-4　下顎中切歯 ——— **073**

- 1-4-1　下顎中切歯
- 1-4-2　唇側面観の外形
- 1-4-3　切縁観の外形
- 1-4-4　隣接面観の外形
- 1-4-5　稜線
- 1-4-6　移行面
- 1-4-7　唇側面溝
- 1-4-8　隣接面溝
- 1-4-9　ぬけ
- 1-4-10　隆線
- 1-4-11　コンケイブライン
- 1-4-12　清掃性

1-5　下顎側切歯 ——— **093**

- 1-5-1　下顎側切歯
- 1-5-2　唇側面観の外形
- 1-5-3　切縁観の外形
- 1-5-4　隣接面観の外形
- 1-5-5　稜線
- 1-5-6　移行面
- 1-5-7　唇側面溝
- 1-5-8　隣接面溝
- 1-5-9　ぬけ
- 1-5-10　隆線
- 1-5-11　コンケイブライン
- 1-5-12　清掃性

CONTENTS

1-6　下顎犬歯 —— 113
- 1-6-1　下顎犬歯の外形
- 1-6-2　唇側面観の外形
- 1-6-3　切縁観の外形
- 1-6-4　隣接面観の外形
- 1-6-5　3面形成
- 1-6-6　舌側面観
- 1-6-7　稜線
- 1-6-8　移行面
- 1-6-9　唇側面溝
- 1-6-10　隣接面溝
- 1-6-11　ぬけ
- 1-6-12　隆線
- 1-6-13　コンケイブライン
- 1-6-14　清掃性

1-7　上顎第一小臼歯 —— 131
- 1-7-1　上顎第一小臼歯の外形
- 1-7-2　頬側面観の外形線
- 1-7-3　隣接面観の外形線
- 1-7-4　舌側面観の外形
- 1-7-5　咬合面観の外形線
- 1-7-6　稜線
- 1-7-7　移行面
- 1-7-8　頬側面溝
- 1-7-9　隣接面溝
- 1-7-10　ぬけ
- 1-7-11　隆線
- 1-7-12　咬合面観
- 1-7-13　コンケイブライン
- 1-7-14　清掃性

1-8　上顎第二小臼歯 —— 155
- 1-8-1　上顎第二小臼歯の外形
- 1-8-2　頬側面観の外形線
- 1-8-3　隣接面観の外形線
- 1-8-4　舌側面観の外形線
- 1-8-5　咬合面観の外形線
- 1-8-6　稜線
- 1-8-7　移行面
- 1-8-8　頬側面溝
- 1-8-9　隣接面溝
- 1-8-10　ぬけ
- 1-8-11　隆線
- 1-8-12　咬合面観
- 1-8-13　コンケイブライン
- 1-8-14　隣接面における唇舌隆線と移行面による清掃性

1-9　上顎第一大臼歯 —— 173
- 1-9-1　上顎第一大臼歯の外形
- 1-9-2　頬側面観の外形線
- 1-9-3　隣接面観の外形線
- 1-9-4　舌側面観の外形線
- 1-9-5　咬合面観の外形線
- 1-9-6　稜線
- 1-9-7　隆線
- 1-9-8　頬側面観の隆線
- 1-9-9　舌側面観の隆線
- 1-9-10　隣接面観の隆線
- 1-9-11　咬合面観の隆線
- 1-9-12　コンケイブライン
- 1-9-13　サベイングライン
- 1-9-14　清掃性

CONTENTS

1-10　上顎第二大臼歯 — **203**
- 1-10-1　上顎第二大臼歯の外形
- 1-10-2　頬側面観の外形線
- 1-10-3　隣接面観の外形線
- 1-10-4　舌側面観の外形線
- 1-10-5　咬合面観の外形線
- 1-10-6　稜線
- 1-10-7　隆線
- 1-10-8　頬側面観の隆線
- 1-10-9　舌側面観の隆線
- 1-10-10　隣接面観の隆線
- 1-10-11　咬合面観の隆線
- 1-10-12　コンケイブライン
- 1-10-13　サベイングライン
- 1-10-14　清掃性

1-11　下顎第一小臼歯 — **231**
- 1-11-1　下顎第一小臼歯の外形
- 1-11-2　頬側面観の外形線
- 1-11-3　隣接面観の外形線
- 1-11-4　舌側面観の外形線
- 1-11-5　咬合面観の外形線
- 1-11-6　稜線
- 1-11-7　移行面
- 1-11-8　頬側面溝
- 1-11-9　隣接面溝
- 1-11-10　ぬけ，隣接面溝
- 1-11-11　隆線
- 1-11-12　咬合面観
- 1-11-13　コンケイブライン
- 1-11-14　清掃性

1-12　下顎第二小臼歯 — **255**
- 1-12-1　下顎第二小臼歯の外形
- 1-12-2　頬側面観の外形線
- 1-12-3　隣接面観の外形線
- 1-12-4　舌側面観の外形線
- 1-12-5　咬合面観の外形線
- 1-12-6　稜線
- 1-12-7　移行面
- 1-12-8　頬側面溝
- 1-12-9　隣接面溝
- 1-12-10　ぬけ
- 1-12-11　隆線
- 1-12-12　咬合面観
- 1-12-13　コンケイブライン
- 1-12-14　隣接面における唇舌隆線と移行面による清掃性

1-13　下顎第一大臼歯 — **275**
- 1-13-1　下顎第一大臼歯の外形
- 1-13-2　頬側面観の外形線
- 1-13-3　隣接面観の外形線
- 1-13-4　舌側面観の外形線
- 1-13-5　咬合面観の外形線
- 1-13-6　稜線
- 1-13-7　隆線
- 1-13-8　頬側面観の隆線
- 1-13-9　舌側面観の隆線
- 1-13-10　隣接面観の隆線
- 1-13-11　咬合面観の隆線
- 1-13-12　コンケイブライン
- 1-13-13　サベイングライン
- 1-13-14　清掃性

1-14　下顎第二大臼歯 — **307**
- 1-14-1　下顎第二大臼歯の外形
- 1-14-2　頬側面観の外形線
- 1-14-3　隣接面観の外形線
- 1-14-4　舌側面観の外形線
- 1-14-5　咬合面観の外形線
- 1-14-6　稜線
- 1-14-7　隆線
- 1-14-8　頬側面観の隆線
- 1-14-9　舌側面観の隆線
- 1-14-10　隣接面観の隆線
- 1-14-11　咬合面観の隆線
- 1-14-12　コンケイブライン
- 1-14-13　サベイングライン
- 1-14-14　清掃性

Extra… — **332**

Epilogue / 参考文献 — **335**

図中略称について
L：唇側
Bu：頬側
Li：舌側
M：近心
D：遠心
O：咬合面

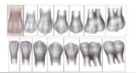

PART 1

歯の形態をみる
1-1 上顎中切歯

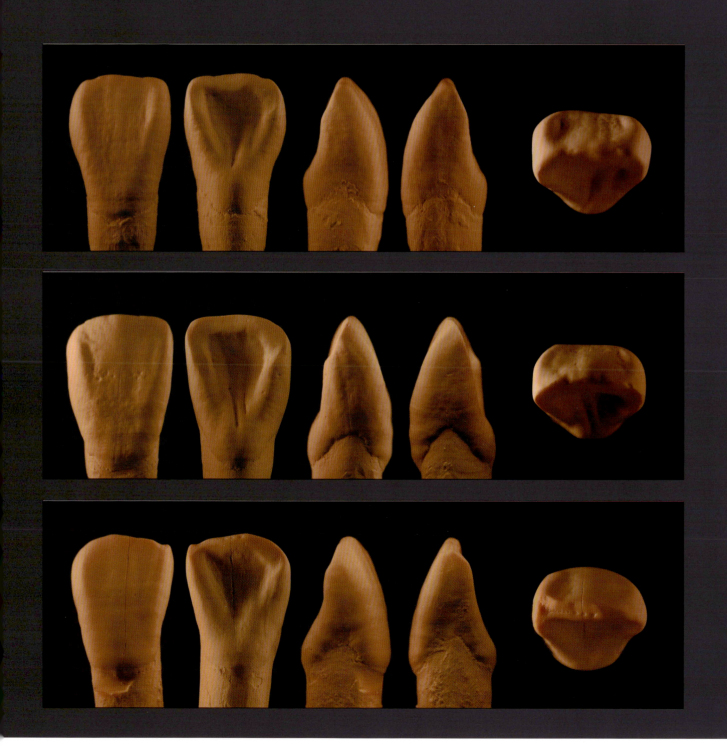

PART 1 歯の形態をみる　1-1 上顎中切歯

1-1-1 唇側面観の外形

歯の形態にとって上顎中切歯はまさに顔であり，すべての始まりでもある．後続する歯も，中切歯の形態から形態の特徴を考えると言っても過言ではない．それは形態の特徴が最も顕著に表れているからだと考える．外形では，大きさ，3つの形態的特徴，バランス等すべてにおいて中切歯を基準に考えることが多い．表面的特徴では隆線や表面性状等を後続歯へと反映させていく．ここでは，まず基本的な形態の特徴と，各方向から見るべきポイントやルールの形態特徴を紹介する．

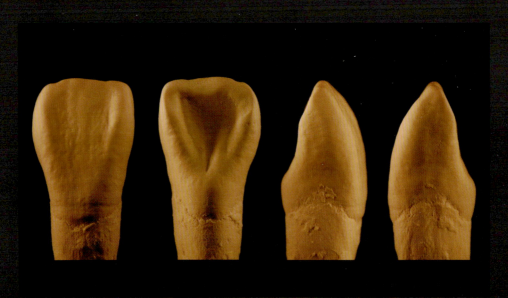

01｜本項の解説に用いる上顎中切歯のサンプル模型

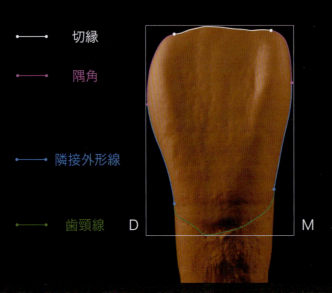

02｜切縁，隅角，隣接外形線，歯頸線の4つの線（外形線）に分けて形態を読み取る．そして，その各外形線の変化点の近遠心的な違い（落差）を読み取る

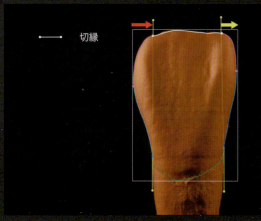

03 | 切縁と歯頸線は，近心は遠心よりも外側（黄矢印）で，遠心は近心よりも内側にある（赤矢印）

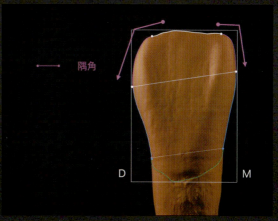

04 | 切縁から最大豊隆部を結んだ線が隅角となり，近心が鋭角で，遠心は近心よりも鈍角である（紫線）

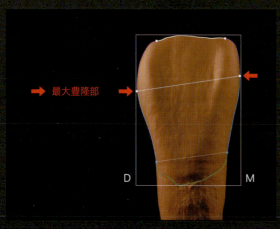

05 | 最大豊隆部は近心が遠心よりも高い．近心が高い位置で始まり，遠心は低い位置で終わる（赤矢印）

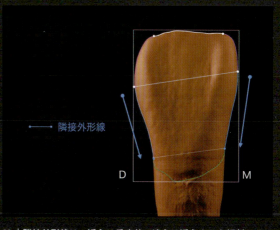

06 | 隣接外形線は，近心は垂直的で遠心は近心よりも傾斜している（青線）

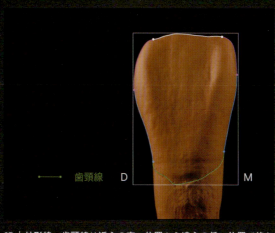

07 | 外形線．歯頸線は近心の高い位置から遠心の低い位置で終わり，最下点は中央付近からやや遠心寄りにあることが多い

PART 1 　歯の形態をみる　1-1　上顎中切歯

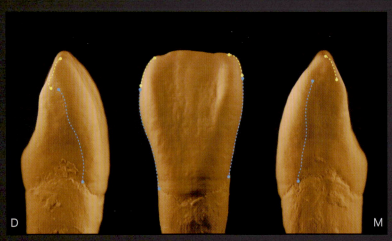

08 | 唇側面観での外形線の見えているところ．外形線は隣接面の中央をただ通るのではなく，切縁から隅角までは舌側隆線を通る（黄破線）ことが多く，そこから歯頸部までは唇側隆線を通る（青破線）．しかし，近心と比べると遠心のほうが唇舌方向に丸みを帯びるため，比較的唇側隆線の中央寄りを通る

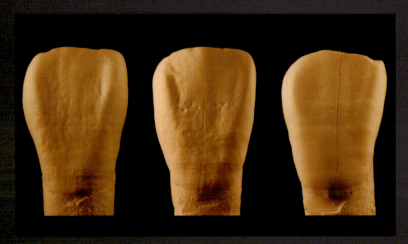

09 | 特徴は歯によって様々である．中央の歯は，隆線は左の歯と同様の特徴を持つが，狭窄は左の歯ほど強くないスクウェアタイプ，右の歯は形態的にはテーパー型であるが歯頸部の隆線は中央隆線が大きい

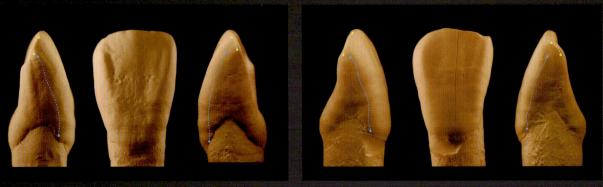

10, 11 | 歯の形態は様々である．特に中切歯の特徴の1つである外形線は，隣接面の中央を通るのではなく切縁から隅角までは舌側隆線を通る（黄破線）ことが多く，そこから歯頸部までは唇側隆線を通る（青破線）．特徴はほぼ共通している

1-1-2 切縁観の外形

切縁観の場合，近遠心の最大豊隆部，移行面，隅角に注意したい

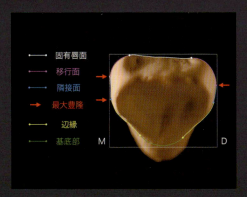

12｜唇側面外形線は，この角度から見る切縁観では切縁付近が見えているので近心移行面（紫線）が狭く鋭角で，遠心の移行面は広く近心側よりも鈍角になる

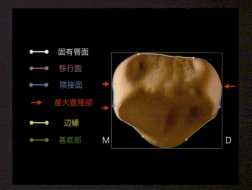

13｜切縁観の見る角度が変わると，歯冠中央付近では移行面（紫線）の幅は遠心との差が小さく，外形線の鋭角も，遠心との差も小さい

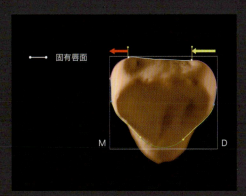

14｜固有唇面（白線）とは近遠心稜線（黄色線）の内側部分を言う．位置は全体が少し近心寄りにあることが多い．近心側は遠心側よりも外側で（赤矢印），遠心は近心側よりも内側にある（黄矢印）

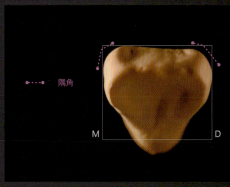

15｜隅角は，近心では鋭角で，遠心は近心よりも鈍角である（紫線）

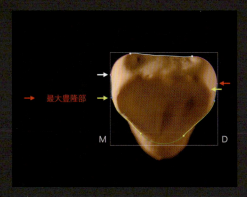

16｜最大豊隆部は基本的に近遠心共に舌側隆線側に存在することが多いが，この歯は切縁から見た場合に最も出ているところとなると，近心は唇側隆線側（白矢印）になり，遠心は中央付近（赤矢印）にある．これがどの位置で見えているかが重要になる．唇側隆線（白矢印）は，唇側面観では中央付近にあり，遠心は隅角の最も下の部分，つまり唇側面観での最大豊隆部になる（08 黄破線）．舌側隆線にある黄矢印は，唇側面観では切縁の近遠心隅角を作っている外形線になる

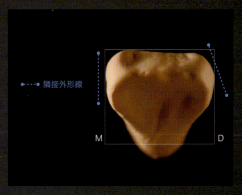

17｜隣接外形線は，近心では垂直的で，遠心は近心よりも傾斜している（青破線）

PART **1** 歯の形態をみる | 1-1 上顎中切歯

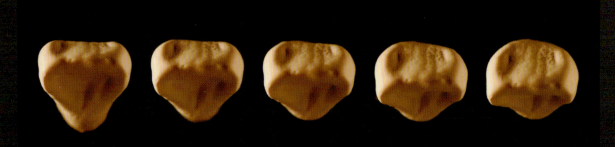

18 | 切縁観は見る角度が安定しづらく，角度によって隅角，固有唇面の傾斜等が変化する．切縁から歯頸部まで唇側面外形線を観察できる

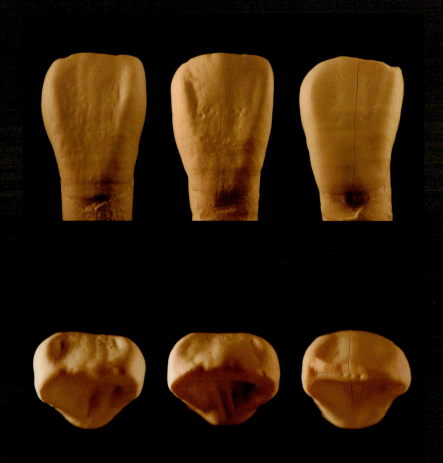

19, 20 | ここまで示した図からわかるように，切縁観は見る角度によって形態の特徴が変化する（唇側面の角度が変化する）．見る角度が変わっても形態に変化のない切縁を基準平面として見ることが1つの基準になる．切縁観では最大豊隆部や近遠心隅角等，歯によって違いはあるが，基本的ルールのほとんどが守られている

1-1-3 隣接面観の外形

隣接面観では，近遠心の3面形成を見極めることが最も重要である

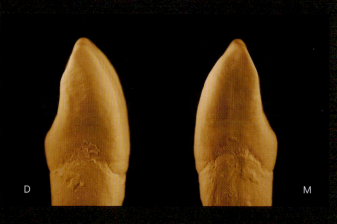

21 | 近遠心の3面形成は，近心側では近心隆線の外形線は見やすいが，遠心側では遠心隆線が外形線だけとしては見づらいので遠心隆線の外形線を意識して見る

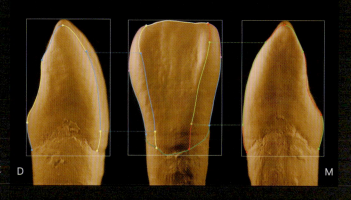

22 | 隣接外形線は，近心側では近心隆線の外形線（3面形成）を見る．遠心側では遠心隆線の外形線（3面形成）を見る．3面形成の変化点の位置も近心から遠心へ高さの変化がある

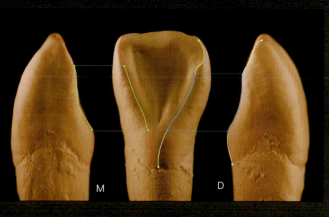

23 | 舌側では辺縁隆線の3面形成を見る．3面形成の変化点の位置も近心から遠心へ高さの変化がある

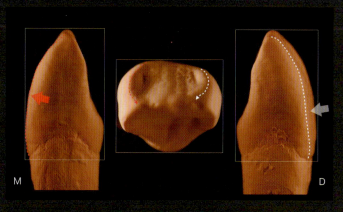

24 | 隣接外形線は，近心側では唇側の近心隆線の外形線（3面形成）を見る（赤破線・矢印）．遠心側では唇側遠心隆線の外形線（3面形成）を見る（白破線・矢印）．切縁観から見ると，近遠心の3面形成の位置関係や形成曲線の違いがよくわかる．近心は大きく弧を描く丸みを持ち（赤矢印・破線），遠心は中央付近から歯頸部付近まで比較的ストレートになっている（白矢印・破線）

1-1-4 舌側面観の外形

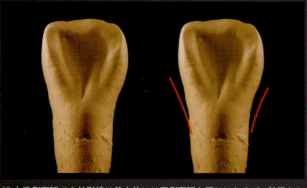

25｜舌側面観での外形線は基本的には唇側面観と同じになるが，特徴としては基底部があり大きく狭窄している（赤線）．近心が垂直的で，遠心が近心よりも傾斜している

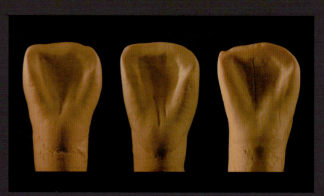

26｜舌側面は近遠心辺縁隆線が走り，その発育の違いで盲孔や棘突起，舌面歯頸溝等が見られる

1-1-5 稜線

稜線はもう1つの外形線とも言える．立体構造物になる骨格にするための最も重要な線である

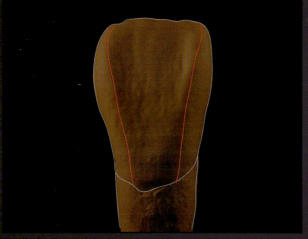

27｜外形線と稜線が歯の形態の骨格を作り出すことで立体感が生まれることから，非常に重要な線である（赤線）

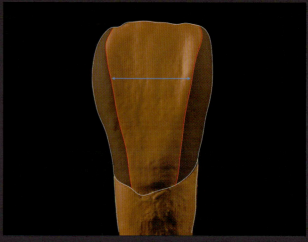

28｜固有唇面（青線）は近遠心稜線の間の唇側面である

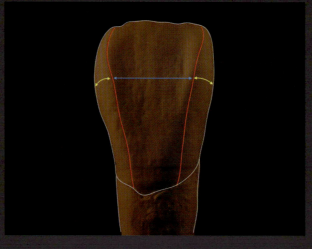

29｜稜線は固有唇面（青線）と移行面（黄線）で成り立っている．稜線とは固有唇面と移行面との境界線で第2の外形線と考える

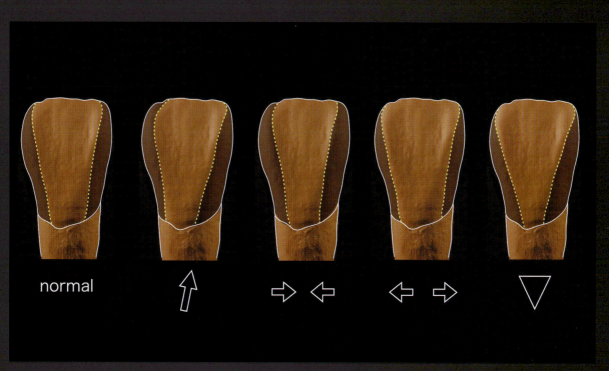

30 | 稜線の向きに伴って移行面も変化し，歯冠全体のバランスや大きさ等に大きく変化をもたらす．本図はすべて同じ外形線の歯であるが，隆線の違いで歯軸，大きさ，3つの形態的特徴（テーパー型）等に違って見える

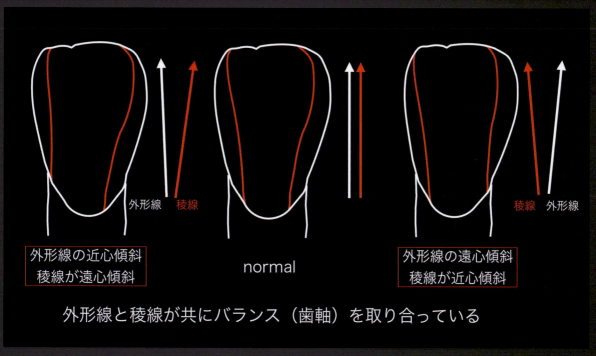

31 | 稜線は，外形線と同じようにバランスを変えることもできる

1-1-6 稜線の引き方による違いと注意点

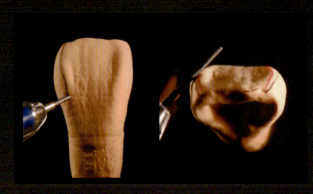

32｜稜線は形態を確認するために大変重要な線である．対象物を模写する場合に，稜線の書き方によって線に違いが出るので注意する必要がある．安定して正確な線を引くこと，目的によって書き方を変えることが大切である．その方法を大別すると，ペン先で意図した方向に稜線を作りたい場合に，術者の意思によって線を引き，その線に合わせるように形態を整える方法（左図）と，一つ目の制作過程において対象物（反対側等）を模写する場合に，同じ位置に稜線があるかを確認するためにサベイングする方法（右図）がある

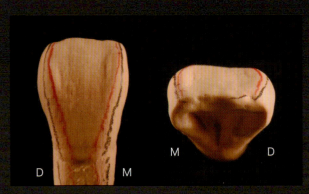

33｜サベイングラインにも2種類の線がある．本図は意図的にペン先で書いたのではなく，サベイングして書いたもの

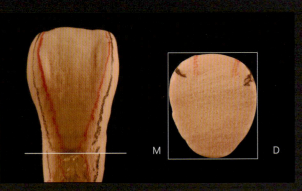

34｜歯根の形態も歯冠からの形態を引き継いでいる．稜線の流れは歯根形態の稜線位置につながっている（稜線の位置がわかるように切断面に線をあえて書いてある．左図の赤，黒線）

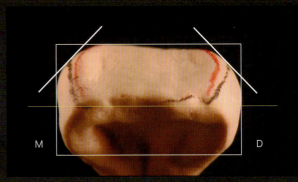

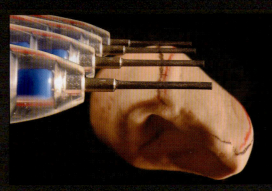

35，36｜（35）歯の平面（黄線）に対して45°で切縁から歯頸部までサベイングしたものが黒線である．45°でサベイングすることで唇面と隣接面の中間角度になるので，ある程度安定した稜線を書くことができる．歯冠形態での稜線の位置は安定した目安として示しやすく，使いやすい．（36）隣接面と固有唇面の中間点（約45°）にサベイングした（黒線）．ペン先は角度を変えないようにする

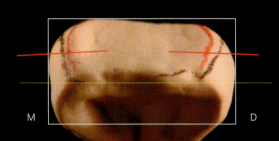
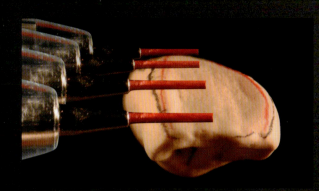

37, 38｜(37) 歯の平面（黄線）に対してほぼ平行に切縁から歯頸部までサベイングしたものが赤線である．この線は各隆線の頂点（唇側面隆線の最も高い位置）に線を書くことができる．これは各隆線に焦点を当て，隆線の頂点を見極めるときに有効と考えられる．稜線とは別に頂点に位置を把握しておかないと，形態を再現するときに稜線と混同してしまう．(38) 赤線はペン先（芯）が固有唇面にできるだけ平行に近い状態にし，隆線の頂点を見るために線を引いていく．ペン先は角度を変えないようにする

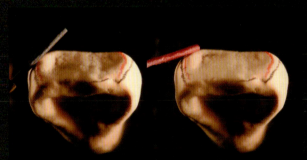
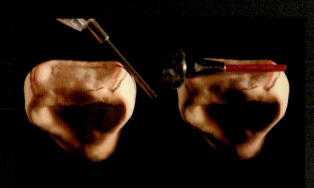

39｜切縁付近，近心（左：黒線，右：赤線）．切縁付近は隆線が切縁に集まり細くなるので，角は鋭角になる．多少サベイング角度が変わっても線の位置に大きなずれはない

40｜切縁付近，遠心（左：黒線，右：赤線）．遠心は近心に比べ角に丸みがあるので，近心よりも多少，黒線と赤線のずれがある．

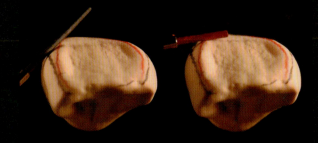

41｜歯頸部付近，近心（左：黒線，右：赤線）．隆線は歯頸部方向に向かうに従って太くなる．角が丸み大きくなることで，サベイング角度の違いが描く線の大きな違いとして現れる

PART 1 歯の形態をみる　1-1 上顎中切歯

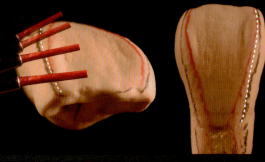

42｜隆線に線を描きたい場合．隆線の流れに沿って芯の角度を合わせながら角度を変えて線を引くことで（左図），隆線の中心部に線を引くことができる（白破線）．この場合，隆線の流れは切縁付近では赤線から始まり，歯頸部付近になると黒線のほうへ流れている．比較的この傾向がある（あくまでも個人的見解としてイメージできる隆線に対してである）

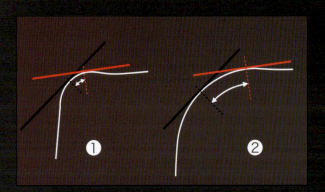
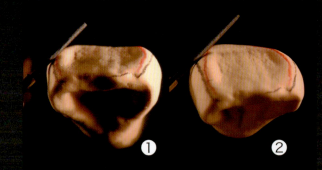

43，44｜①は切縁付近，②は歯頸部付近の2つのサベイング時の接触点（黒，赤破線）を表す．同じ角度で書いた2本の線でも円の大きさによって接触点の位置に大きな違いが出てしまう，角度の違いが線の位置に大きなずれとして現れる（白矢印）

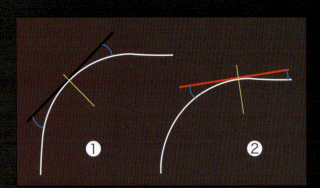
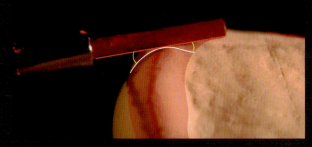

45｜①は稜線付近，②は唇側面隆線の頂点に線を引く（黄線）．線を引く角度も重要だが，天然歯形態は曲線やねじれ，歪みを持つ．その形態に対応するために，外形線にサベイングする際にペン（芯）の両端の隙間を同じにすることで（青線），目的にあった線を描きやすくなる．例えば隆線の流れを切縁から歯頸部まで引くためには，②のように隆線の頂点を中心に線を引くことで隆線の流れを表せる

46｜②の隆線の流れを見る場合は隆線のエリア（赤くしたエリア）を把握し，隆線の外形線にサベイングペン（芯）の両端の隙間を同じにすることで（黄線）目的にあった線を描きやすくなる

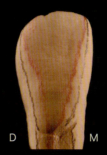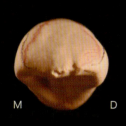 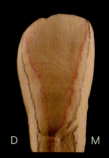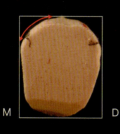

47 | 側切歯は歯頸部方向に向かって狭窄すると共に，歯頸部付近は丸みが目立つ．そうなると，赤線のように隆線の頂点をなぞるようにサベイングしてしまうと，近遠心隆線と中央隆線の重なり合ったものになり，中央に集まってしまうと隆線の流れとしての捉え方を誤ってしまう可能性がある

48 | 歯根の断面も歯冠からの形態を引き継いでいる．この歯は近心隆線の狭窄が強いので，歯根形態も近心の移行面が遠心と比較しても長い（赤矢印）

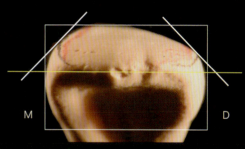 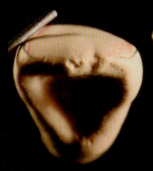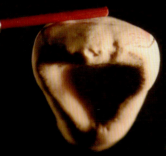

49 | 歯の平面（黄線）に対して45°で切縁から歯頸部までサベイングしたものが黒線である

50 | 切縁付近，近心（左：黒線，右：赤線）．側切歯は中切歯と比べると歯冠が細い（小さい）ので，切縁付近の隆線はより細く鋭くなるため2本の線の誤差はほとんどない

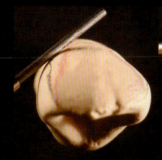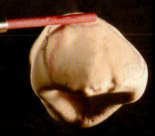

51 | 歯頸部付近，近心（左：黒線，右：赤線）．歯頸部付近は切縁付近とは逆にその差は大きくなる

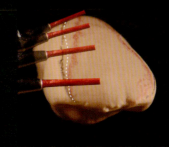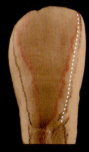 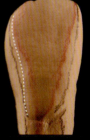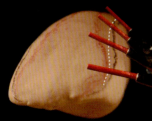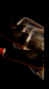

52 | 隆線に合わせてサベイングラインを引くと，隆線の中心部を引くことができる（白破線）．ペン先の角度が少しずつ変わっている

53 | 遠心も同様に隆線に合わせていくと，ペン先の角度は近心と比べるとより大きく変化する

PART 1 　歯の形態をみる　　1-1　上顎中切歯

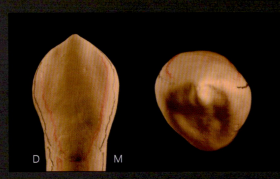

54｜犬歯は，切縁観は中央隆線の突出によって近心斜面と遠心斜面の2面になる．黒線は45°でサベイングし，赤線は隆線の頂点に角度を合わせてから歯頸部までその角度のままサベイングした

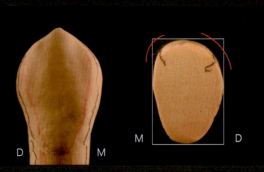

55｜歯根形態も近心と遠心で形態の差が大きい（右図，赤線）．45°にすることで歯根での近遠心の稜線位置がわかる

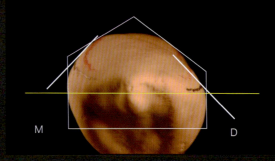

56｜歯の平面（黄線）に対して45°（白線）で切縁から歯頸部までサベイングしたものが黒線である．赤線は，犬歯は屋根の形をしているので黄線に対して水平に書くことができないので，可能な限り各隆線の頂点を狙ってサベイングしている

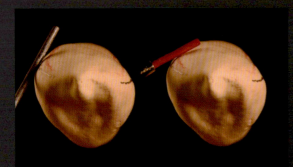

57｜切縁付近，近心（左：黒線，右：赤線）．隅角付近の隆線は切歯と違い隅角に丸みがあり，サベイング角度が変わると線の位置にずれができる

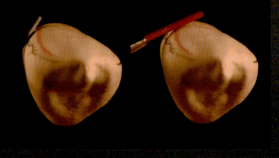

58｜歯頸部付近，近心（左：黒線，右：赤線）．隆線は歯頸部方向に向かうに従って太くなる．角が丸みを持つことで，サベイング角度が描く線に大きな違いが現れる

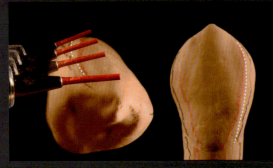

59｜隆線に合わせて角度を変えてサベイングラインを引くと，隆線の中心部に引くことができる（白破線）

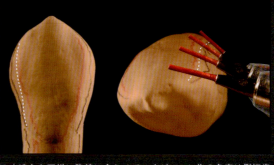

60｜遠心も同様に隆線に合わせていくが，ペン先の角度は側切歯の遠心より大きく変換する

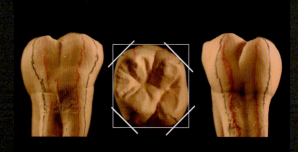

61 ｜大臼歯は4咬頭の四角形になるので，その角に対して45°（白線）でサベイングする（黒線）．赤線は各咬頭の頂点にサベイングしたもので，各咬頭の頂点に沿った線を把握することは重要である．前歯と違って赤線と黒線の幅が咬頭頂付近は狭いが，途中で広くなり，歯頸部付近になると再び狭くなる

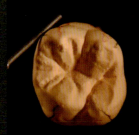 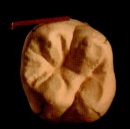 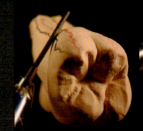 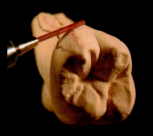

62 ｜左図は稜線を描いている．右図は咬頭の頂点に線を描いている．角度の違いがわかる

63 ｜角度の違いによる歯頸部付近のサベイングライン

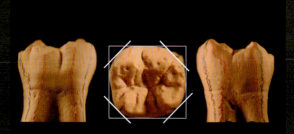

64 ｜下顎大臼歯は4咬頭の四角形として，角に対して45°（白線）でサベイングする（黒線）．赤線は各咬頭の頂点にサベイングしたもの

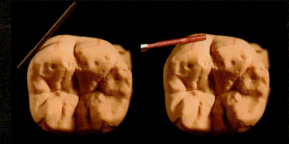 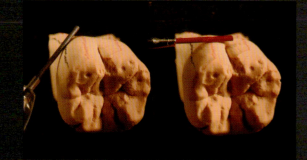

65 ｜左図は稜線を描いている．右図は咬頭の頂点に線を描いている．角度の違いがわかる

66 ｜角度の違いによる歯頸部付近のサベイングライン

1-1-7 移行面

移行面は稜線から外形線までの面で，この面形態は唇側面観からでは正確に把握することは難しい．
よって切縁観から外形線を捉え再現することが大切で，移行面形態の違いだけでも大きさやバランス等を変えることができる

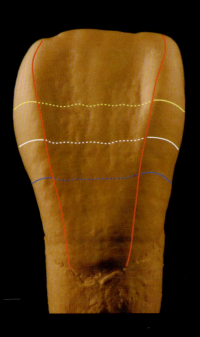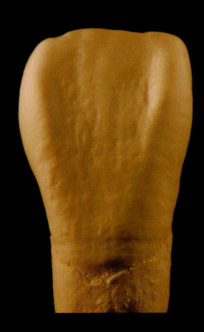

― 稜線

― 移行面

┄ 固有唇面

67 | 移行面（黄，白，青の横線）は切縁観からしか正確に形を把握することはできない．切縁観から見ないと移行面形態を捉えることは難しい

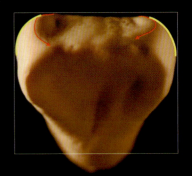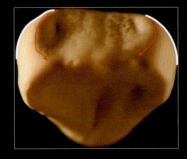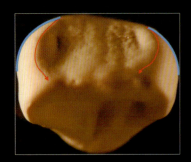

68 | 67の移行面（黄，白，青線）は切縁観から見ると移行面形態を線で見ることができる．見る角度を変えることで異なる位置の外形線形態（移行面）を見る（黄・白・青線）

1-1-8 唇側面溝

唇側面溝は隆線が存在することで現れるもので，溝が主になって存在することはなく，隆線が生まれることで溝も生まれる．
よって，溝は隆線に沿って流れる

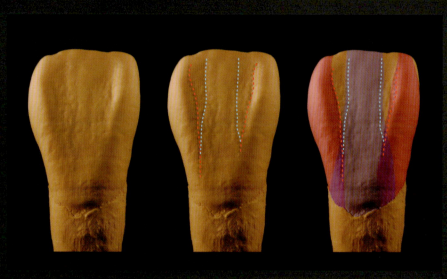

69｜溝は隆線に沿って流れる．このタイプは中央隆線よりも近遠心隆線の張りが強く，歯頸部までその張りが衰えないので，唇側面溝は近遠心隆線（赤色）の破線が歯頸部まで流れを強く持っている

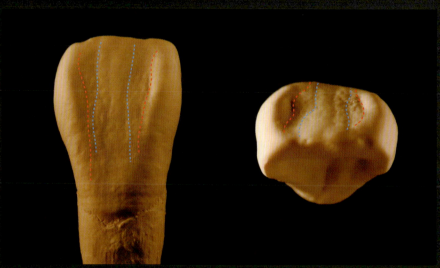

70｜切縁から見ると，隆線の隆起と唇側面溝（赤，青破線）の流れがよくわかる

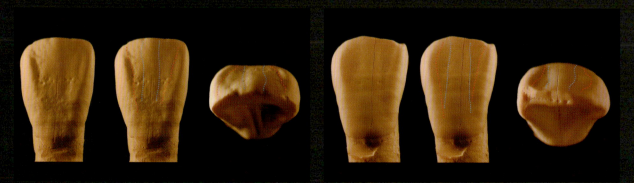

71, 72｜近遠心隆線（赤破線）と中央隆線（青破線）の大きさによって溝の深さに差が表れる．そして切縁観から見ると，隆起の大きさや隆線の流れに沿って流れている溝がよくわかる

PART 1　歯の形態をみる　　1-1　上顎中切歯

1-1-9　隣接面溝

隣接面溝は隣接面での唇側隆線と舌側隆線の間に現れる溝で，両隆線の大きさ（強さ）によって流れる方向が変化する．
溝の流れを読むことは隆線を読むことである

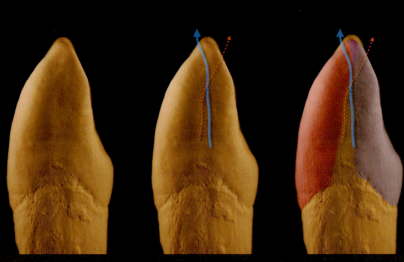

73｜近心隣接面溝．近心の隣接面溝は唇側隆線よりも舌側隆線のほうが強い（太い）ことが多いので唇側面方向にぬける溝が強く現れる（青矢印）．舌側隆線に沿って流れる隣接面溝（青矢印）と唇側隆線に沿って流れる隣接面溝（赤破線）

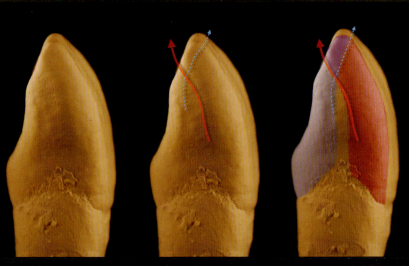

74｜遠心隣接面溝．遠心では隣接面溝は近心とは逆で唇側隆線が強い（太い）ので舌側面方向にぬける溝が強く現れる（赤矢印）．舌側隆線に沿って流れる隣接面溝（青破線）と唇側隆線に沿って流れる隣接面溝（赤矢印）

1-1-10 ぬけ

ぬけとは，中切歯では切縁側の唇側面や舌側面等に現れる隆線を跨ぐような溝で，歯頸部側でのコンケイブラインと似ている．
コンケイブラインは中央隆線の影響が大きいが，ぬけは隆線の屈曲によって現れる

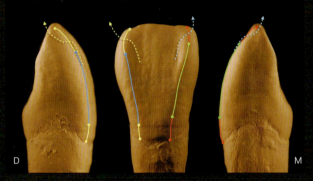

75 | 唇側面のぬけは，近心は3面形成の切縁側の一面赤，遠心は黄線中を内側から外側へまたぐように乗り越えていく（青，黄破線）

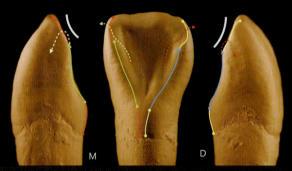

76 | 舌側面のぬけは，唇側面と同様に近心は切縁側の一面赤，遠心は黄線中を内側から外側へまたぐように乗り越えていく（赤，黄破線）

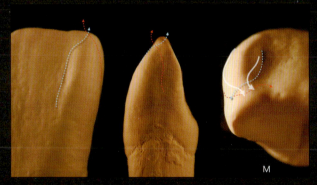

77 | 近心唇側面溝のぬけ（青破線）と隣接面溝（赤破線）．唇側面溝のぬけは3面形成の切縁側の一辺の中間（**75**参照）を通る．近心でのぬけが強く現れると3面形成の変化も強く，隆線はそこから先では細くなる（白矢印）

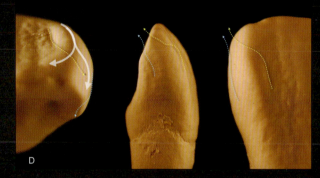

78 | 遠心唇側面溝のぬけ（黄破線）と隣接面溝（青破線）．唇側面溝のぬけは3面形成の切縁側の一辺の中間（**75**参照）を通る．遠心でのぬけは近心に比べるとよく現れるが，ぬけている辺りから遠心隆線は潰れるように広がって2つに分かれているように見える（白矢印）

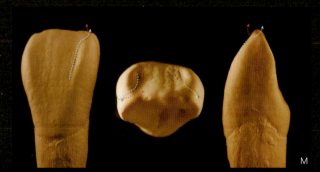

79 | 近心唇側面溝のぬけと隣接面溝（青破線）．唇側面溝のぬけは3面形成の切縁側の一辺の中間（**75**参照）を通る

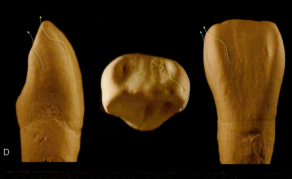

80 | 遠心唇側面溝のぬけ（黄破線）と隣接面溝．唇側面溝のぬけは3面形成の切縁側の一辺の中間（**75**参照）を通る

1-1-11 隆線

隆線は歯冠部分のエナメル質に現れる．ここでは縦に流れる隆線で，切縁から歯頸線まで流れる5つの隆線について解説する

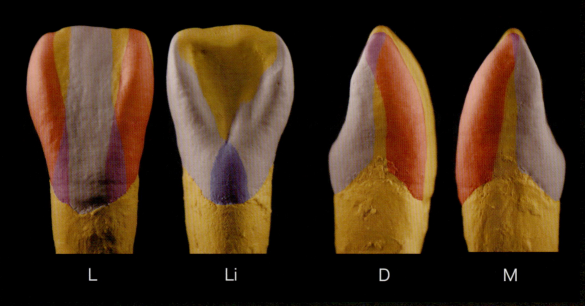

81 ｜隆線は5つある．唇側面の近心，中央，遠心の3つ，舌側面の近心，遠心の2つである

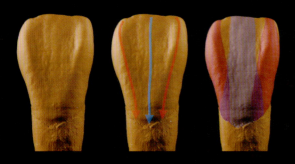

82 ｜唇側面観．隆線は3つで切縁から流れて歯頸部で重なり合うが，そこにも3つの隆線は存在する

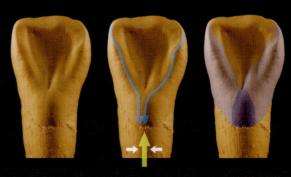

83 ｜舌側の近遠心隆線は，基底部で一塊になりつつある（青矢印）．唇側面と異なり，舌側の根形態も細く一つの隆起（角）しかない（黄矢印）

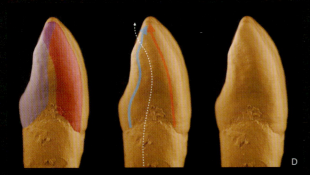

84 | 遠心面．唇舌隆線は切縁で融合している．遠心隣接面は近心よりも唇舌隆線が離れないので，隆線間に近心のような強い溝は現れない

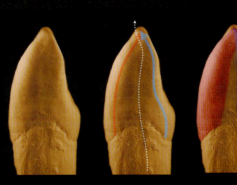

85 | 近心面．唇舌隆線は切縁で融合している．近心隣接面は唇舌隆線が離れていることで間に溝が現れやすい（白破線）

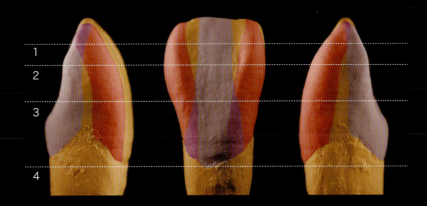

86 | 歯を輪切りにして，断面から隆線をイメージする．(1)～(4)は87の断面位置に相当する

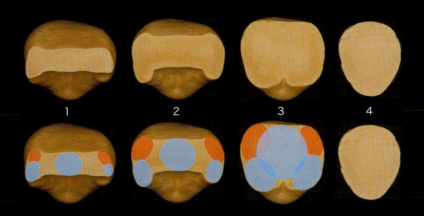

87 | 隆線の太さや隆線同士の重なりや隙間から，溝や隆起をイメージしてみた．エナメル質層内で，断面において構造的に隆線とわかるような断層はない．しかし，表面から見ると内部にこのような隆線が走っているかのように想像できる．中切歯は，すべての隆線がしっかりと存在感を現し，隆線の存在から隆線間の凹み（溝）が生まれる．近遠心隆線の落差も少ない

1-1-12 コンケイブライン

コンケイブラインは複合的要素から現れるが，最も大きい要素が，中央隆線の存在とその大きさである．
中央隆線が近遠心隆線よりも大きくなれば，コンケイブラインもより顕著になる

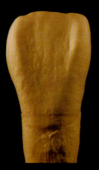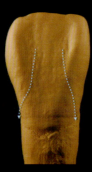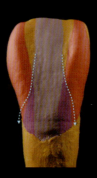

88｜コンケイブラインは複合的要素から現れるが，最も大きい要素が，中央隆線の存在とその大きさである．中央隆線が大きいほどコンケイブラインは中央隆線の両端に現れ（青破線），近心側よりも遠心側に現れる．遠心隆線は近心よりも必ず小さいので，中央隆線との差が大きくなるので遠心に現れやすい

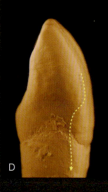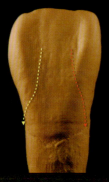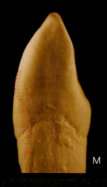

89｜コンケイブラインは各隆線を乗り越えるようにして隣接面へと流れる

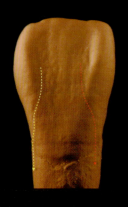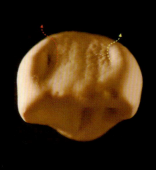

90｜唇側面コンケイブライン切縁観（右図）では唇側面から近遠心隆線をまたいでいく流れがわかる（赤，黄破線）

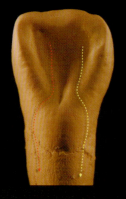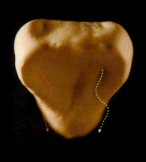

91｜舌側コンケイブライン．舌側の近遠心辺縁隆線は大きく屈曲しているのでその凹んだ部分を通り，基底部の両端を通っている

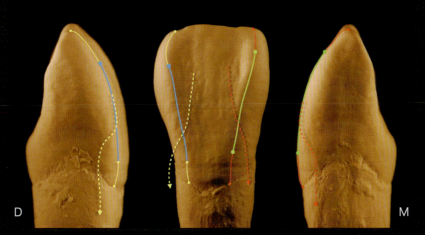

92 | 3面形成面．コンケイブラインは3面形成の中央部分の一面（近心：緑線，遠心：青線）の中を横切り，3面形成の境目（稜線の丸点部分）は横切りにくい

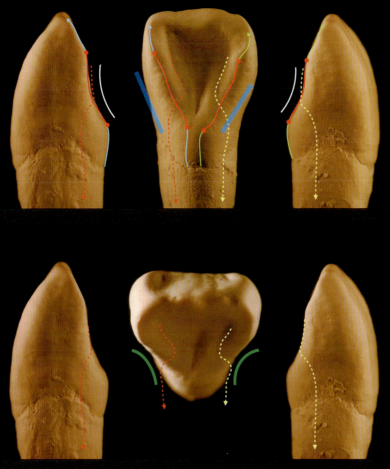

93，94 | 舌側のコンケイブラインは近遠心辺縁隆線の屈曲の部分を通っている．隣接面では，辺縁隆線の屈曲（白線），舌側面では基底部手前の狭窄の窪み（青線），切縁観でも基底部手前の狭窄を通っている（94の緑線）．唇側面と同様に，コンケイブラインは3面形成の中央部分の一面（93の赤線）の中を横切り，3面形成の境目（稜線の丸点部分）は横切りにくい

PART 1　歯の形態をみる　1-1　上顎中切歯

1-1-13　清掃性

隣接面における唇舌隆線と移行面による清掃性．
隣接面における移行面を見る場合，唇側隆線と舌側隆線にサベイングライン（赤，青線）を引き，
そこから各移行面を見ることで清掃性のある形態が見えてくる．
さらに，切縁方向にサベイングライン（白破線）を引くことでカントゥアのアンダーカット（下部鼓形空隙）を見ることができる

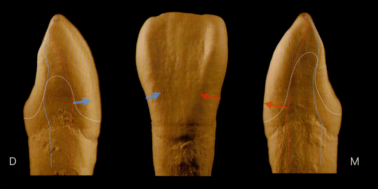

95｜下部鼓形空隙の，唇側隆線の最大豊隆部（赤線）の位置からの移行面形態を示す（赤，青矢印）

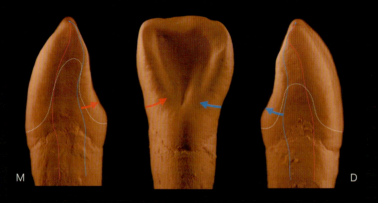

96｜下部鼓形空隙では，舌側隆線の最大豊隆部（青線）の位置の移行面形態が重要になる（赤，青矢印）

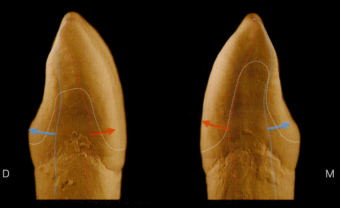

97｜隣接面観の唇舌隆線のサベイングライン（唇側隆線：赤線，舌側隆線：青線）．唇側から舌側へ横方向にサベイングをして下部のアンダーカットを示す（白破線）．唇舌隆線の間，つまりすべてのサベイングラインの内側の下部鼓形空隙はスペースが狭く，歯頸部付近は少し広がっている．赤，青線，白破線の外側にはすべてアンダーカットがなく，唇舌鼓形空隙でオープンになっている．しかし，その内側にはアンダーカットが存在する

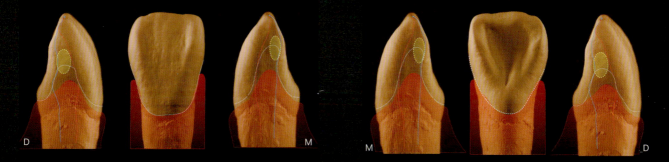

98, 99｜唇舌側面と隣接面アンダーカット部分は歯肉とコンタクトエリアによって大部分のアンダーカットが塞がれている

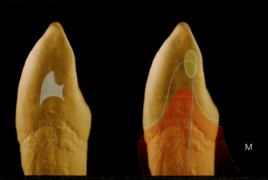

100｜近心隣接面．アンダーカット部分は歯肉とコンタクトエリアによって大部分が塞がれている．白いエリア（左側）がアンダーカットと考えられるエリアだが，基本的にこのエリアには唾液が介在している

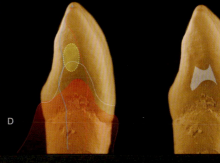

101｜遠心隣接面．アンダーカット部分は歯肉とコンタクトエリアによって大部分が塞がれている．白いエリア（右側）がアンダーカットと考えられるエリア．近心面よりはエリアが小さい

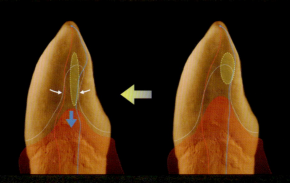

102｜臨床では近心隣接面で歯冠乳頭は下がり（青矢印），下部鼓形空隙が長くなる．コンタクトを長くして頬舌的に狭くすることで鼓形空隙を埋める．コンタクトエリアを変更する際には，唇舌隆線のサベイングラインを近付け（白矢印），移行面形態を広げて清掃性を確保する

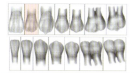

PART 1
歯の形態をみる
1-2 上顎側切歯

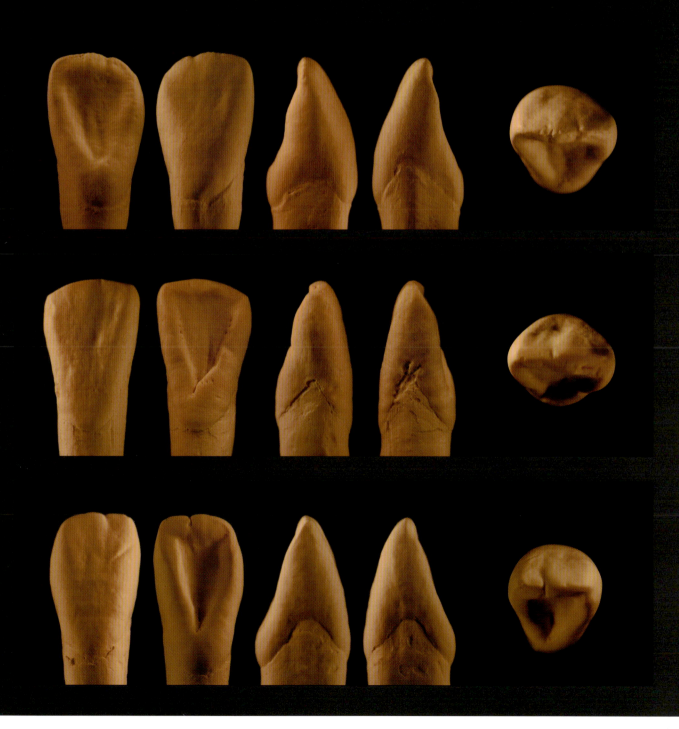

PART 1 歯の形態をみる　　1-2 上顎側切歯

1-2-1　上顎側切歯の外形

側切歯は中切歯と犬歯の中間に位置し，切歯でありながら犬歯との繋がり（流れ）を持ち，また犬歯の特徴も持ち合わせているので，形態の特徴が様々である．決まった形にとらわれないように，バリエーションに富んだ形態変化を見るようにすることが，面白いところだと考える

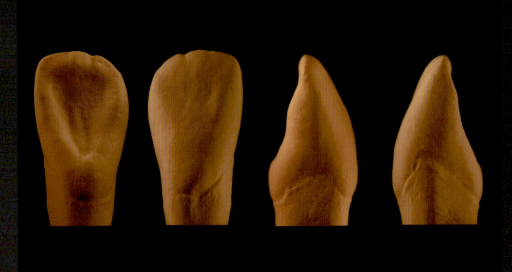

01｜本項の解説に用いる上顎側切歯のサンプル模型

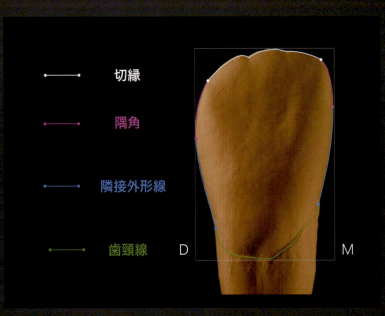

02｜切縁，隅角，隣接外形線，歯頸線の4つの線（外形線）に分けて形態を読み取り，その各外形線の変化点の近遠心の落差を読み取る．側切歯では中切歯と同様の近遠心の特徴を有するが，中切歯との大きな違いは，近遠心の特徴の落差が大きいことである

1-2-2 唇側面観の外形

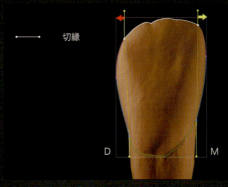

03｜切縁は中切歯に比べて歯冠幅に対する切縁幅の差が小さく，遠心隆線が退化傾向にあり，隅角が下がり，遠心の切縁位置が外側まで伸びている（赤矢印）．ただ，遠心隆線の退化の程度は多様であり，切縁までしっかりと隆起したものもあるので常に観察が必要である

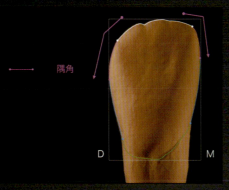

04｜隅角．中切歯と同様の近遠心の特徴を有する．中切歯との違いは，近遠心での特徴の落差が大きいことである．隅角の近遠心的落差が大きい

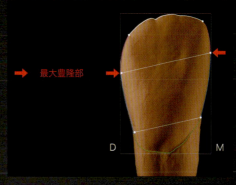

05｜最大豊隆部は，近心が遠心よりも高い．近心が高い位置で始まり，遠心は低い位置で終わる（赤矢印）

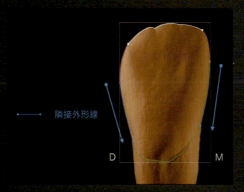

06｜隣接外形線も中切歯と同様の近遠心の特徴を有する．中切歯との違いは，近遠心の特徴の落差が大きいことである．特に隣接外形線の高さの落差と狭窄が大きい

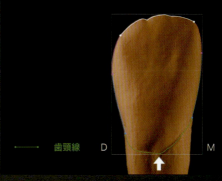

07｜歯頸線は近心の高い位置から遠心の低い位置で終わり，最下点は中央付近からやや遠心寄りにあることが多い

PART 1 歯の形態をみる　1-2 上顎側切歯

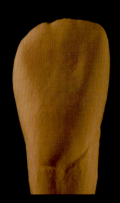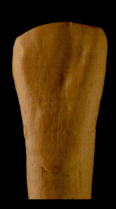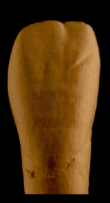

08｜側切歯は，中切歯とは異なり近遠心隆線の狭窄が著しく，見えている歯冠外形線では歯根の外形線と同じ位置に歯冠の外形線が位置するほどの狭窄が見られる（10，11を参照）．つまり，切縁から歯頸部までほぼ中央付近を通る．しかし，近心隅角（切縁から最大豊隆部）だけは中切歯と同様に舌側隆線を通ることが多い

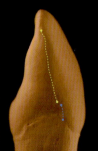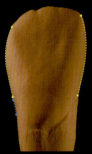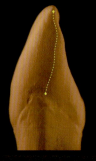

09｜唇側面観での外形線の見え方．中切歯とは異なり外形線は隣接面の中央付近を通り，近心では切縁から隅角まではやや舌側隆線を通る（黄破線）が，最大豊隆部から歯頸部までは舌側寄りの中央を通る（黄破線）．遠心は，ほとんどが中央付近を通る．歯冠の狭窄の度合いと歯根形態によって，歯頸部付近では唇側隆線を通る場合もある（青破線）．近心と比べると遠心のほうが近遠心方向に丸みを帯びるため，比較的中央寄りを通る

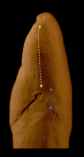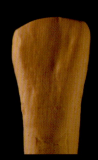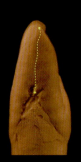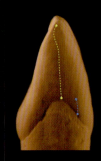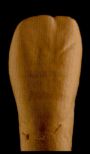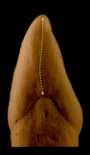

10｜唇側面観（図中央）は近遠心隆線の狭窄が著しく外形線（黄破線）はほぼ中央付近を通る

11｜03で述べた遠心隆線の退化が少なく隅角の下がりも小さいので切縁の位置は内側で高い位置にある

1-2-3 切縁観の外形線

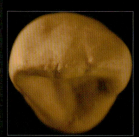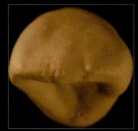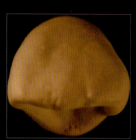

12 | 切縁観は見る角度によって形態の特徴が変化するので，見たい場所を意識することが重要である

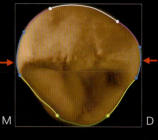

— 固有唇面
— 移行面
— 隣接外形線
→ 最大豊隆部
— 辺縁
— 基底部

13 | 中切歯よりも，近遠心の特徴で落差が大きくなる．中央隆線の突出によって移行面も差が大きくなる．隣接面最大豊隆部は近心では舌側隆線にある．遠心は唇舌隆線のほぼ中央にあり，中切歯とは異なる

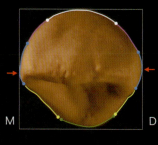

— 固有唇面
— 移行面
— 隣接外形線
→ 最大豊隆部
— 辺縁
— 基底部

14 | 13とは見る角度が変わっている．歯冠中央付近では移行面の幅は遠心との差が小さく．最大豊隆部は近心では舌側隆線にある．遠心は唇舌隆線の中央にある

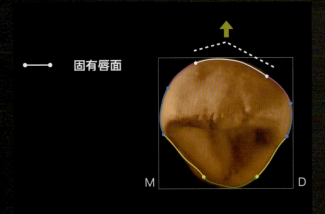

15｜中央隆線の突出によって移行面も近遠心の差が大きくなる

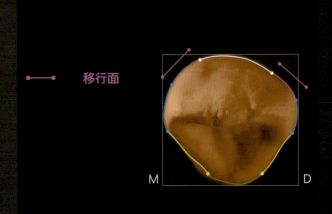

16｜中切歯と比べると，近心は傾斜が大きくなるが，遠心はさらに傾斜している（紫線）．稜線の狭窄により移行面は根尖側に向かって幅が広くなる

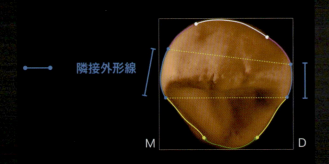

17｜中切歯と比べ特徴が逆になり，近心は傾斜が大きくなるが遠心は垂直に近い（青線）．唇舌の厚みは近心が厚く，遠心が薄い（黄破線）

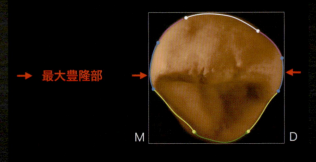

18｜最大豊隆部は近心では舌側隆線にある．遠心では中切歯は舌側寄りだが，側切歯では唇舌隆線のほぼ中央付近にあることが多い

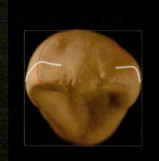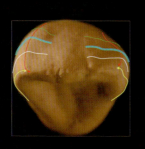 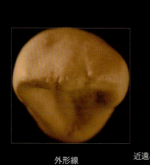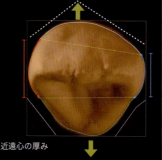

19｜近遠心隅角．切縁側付近では近心隅角が遠心隅角よりも鈍角である（白線）．中央から歯頸部にかけては，中切歯のように近心より遠心のほうが鈍角になっている（青，緑線）

20｜唇舌の厚みは，近心（赤線）が厚く，遠心（青線）が薄い（黄破線）．中央隆線の突出によって移行面も近遠心の差が大きくなる．移行面に近遠心斜面ができ始め，犬歯化し始める（白破線）

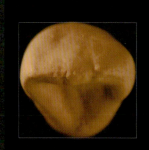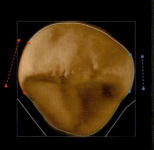 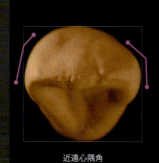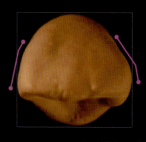

21｜隣接外形線（近心：赤破線，遠心：青破線）は，中切歯とは逆で，側切歯の近心は遠心よりも傾斜が強い

22｜19, 21で前述したように，左図では切縁付近の隅角は遠心のほうが鋭角である．右図では，歯冠中央付近では中切歯と同様に遠心は曲線的になる

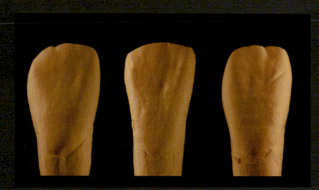 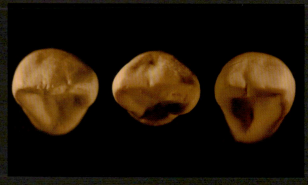

23｜特徴は歯によって様々である

24｜側切歯の特徴は，切縁から見た場合，中切歯とは異なって遠心の最大豊隆部が唇舌隆線のほぼ中央にあることと，切縁付近での近遠心隅角が遠心のほうが鋭角になりやすいことである．この場合の切縁付近とは唇側遠心隆線の先の部分を言い，隆線が最も細くなっている部分で，隅角が鋭角になっている

1-2-4 隣接面観の外形線

隣接面観では唇舌側の3面形成の近遠心による違いを見ることが大切になる

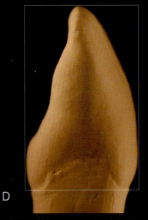
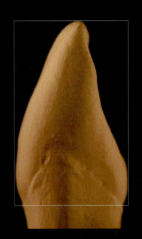

25 | 隣接面観．右図：遠心，左図：近心

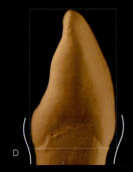

26 | カントゥア（白線）は中切歯に比べスムーズである．最大豊隆部は，中切歯に比べ突出は小さく，低い（注：唇舌側面の最大豊隆部と3面形成の変化点とは位置が異なる）

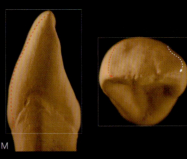
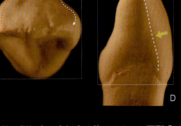

27 | 3面形成の近遠心の落差．側切歯は中切歯に比べると，3面形成は近遠心で落差が大きい．特に遠心の3面形成は中央から歯頸部かけてストレートか，もしくは少し凹む（黄矢印）こともある．この現象が「切縁から見たねじれ」と言われる

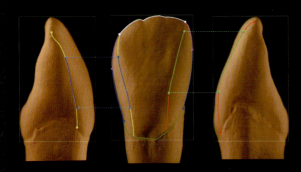

28 | 3面形成の変化点．変化点は近心と遠心で落差があり，唇側面観での曲線変化と隣接面観の3面形成とが似た位置になっている

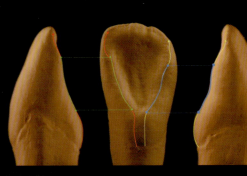

29 | 舌側面観での辺縁隆線の曲線の変化点と，隣接面観の3面形成の変化点とが同じ位置になっている

1-2-5 舌側面観の外形線

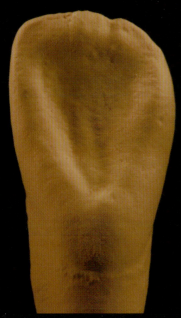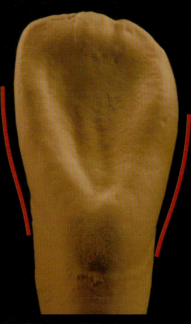

30 | 舌側面観での外形線は，基本的には唇側面観と同様になるが，特徴としては基底部があり大きく狭窄している（赤線）．近心が垂直的で，遠心が近心よりも傾斜している

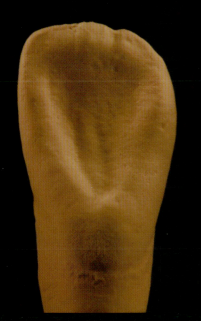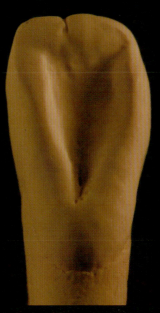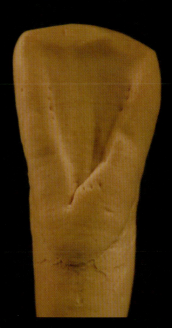

31 | 舌側面は近遠心辺縁隆線が走り，その発育の違いから盲孔や棘突起，舌面歯頸溝等が見られる

1-2-6 稜線

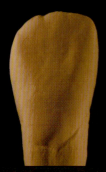 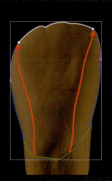

32 ｜中切歯に比べ，稜線に位置が中央に寄ってくる．稜線が狭窄することで，移行面は広くなる

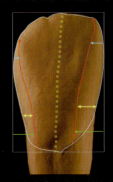 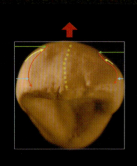 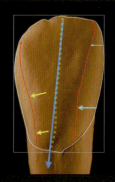 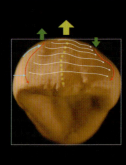

33，34 ｜歯頸部側で近遠心稜線（赤矢印）が中切歯よりも狭窄するため近心移行面の幅が大きくなる（黄矢印）．しかし，中央隆線の歯頸部側隆起（赤矢印）による近遠心稜線が不明瞭になり，中央に寄ってきているように見えているとも言える．33 では歯頸部付近は丸みを帯び始め，近遠心稜線が中央に寄ってくる（緑矢印）．34 では切縁から見ると，歯頸部付近における近遠心稜線の近遠心的位置が全体に遠心方向にずれ（青矢印），唇舌的には近心は唇側方向へ，遠心は舌側方向へと，近遠心でその差がある（緑矢印）

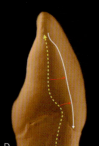 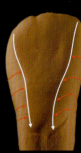 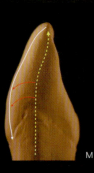 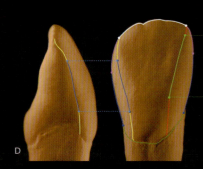 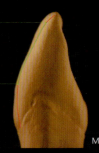

35 ｜唇側近遠心隆線が中央に集まることで，隣接面の中央部が突出してくる（黄破線）

36 ｜隣接面観の 3 面形成と同様に，稜線に曲線の変化点と隣接から見た稜線との位置関係が見える

1-2-7 移行面

側切歯は中切歯と比べると，歯冠幅と歯根幅の比率は小さいので外形線の狭窄も小さいが，近遠心隆線は中切歯よりも狭窄している．中央隆線が唇舌方向に厚くなり始め，突出することで歯頸部付近は丸みを帯び，近遠心稜線が中央に寄ってくる．歯根幅よりも稜線が大きく内側に寄ることで移行面の幅が広くなる

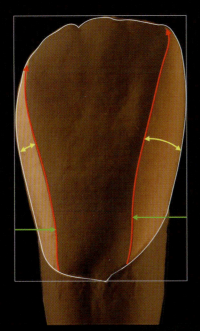
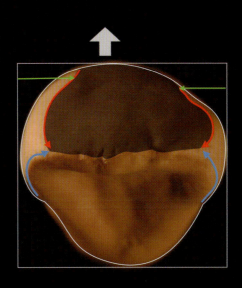

37｜移行面（黄矢印）とは，稜線（赤線）の外側で，稜線から外形線までのエリアを指す．中央隆線が唇舌方向に厚くなり始め突出する（白矢印）ことで，歯頸部付近は丸みを帯び始め，近遠心稜線が中央に寄ってくる（緑矢印）．歯根幅よりも稜線が大きく内側に寄ることで移行面の幅が広くなる

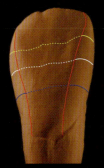
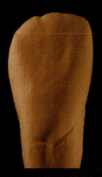
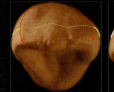
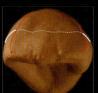

38｜唇側面観では移行面の形状をつかみづらく，その形状は切縁観からしか正確に形を把握することはできない

39｜38の移行面（黄，白，青線）を切縁観から見た移行面形態は，見る角度が異なると位置が大きく変化する．左から，切縁付近（黄破線），中央（白破線），歯頸部付近（青破線）

PART 1　歯の形態をみる　1-2　上顎側切歯

1-2-8　唇側面溝

側切歯の場合，唇側面溝は歯頸部まではっきりとした溝として見えるものは少なくなり，
隣接面方向に流れやすくなる．特に遠心側で見られる

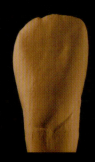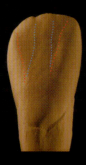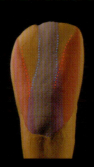

40｜唇側面溝．溝は隆線に沿って流れる

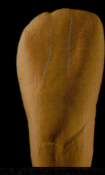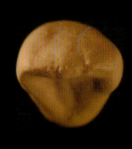

41｜切縁から見ると隆線の流れに沿って流れている溝がよくわかる

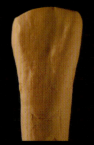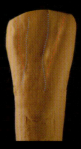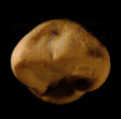

42｜こちらも切縁から見ると隆線の流れに沿って流れている溝がよくわかる．テーパー型の歯

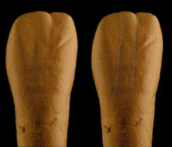

43｜同，スクウェア型の歯

1-2-9　隣接面溝

側切歯の隣接面形態は，唇側面の近遠心綾線が歯頸部付近では歯根幅よりも大きく内側に入り込むので（狭窄），
唇舌的には最大豊隆部が歯冠中央で，近心では歯根形態が中央の豊隆部と歯冠のスムーズな流れになっている．
遠心は近心よりも歯冠中央で丸みを帯びて溝はなく，歯頸部付近で唇舌隆線に分かれている

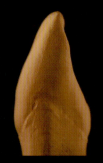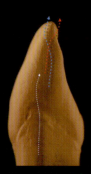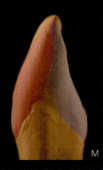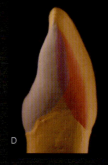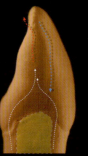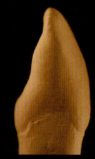

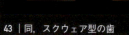

44｜近心では歯根形態の中央豊隆部と歯冠へのスムーズな流れになっている（白破線）．近心側の隣接面溝は舌側隆線に沿って走り，唇側へぬける溝が多い（青矢印）．赤矢印は唇側隆線の影響で舌側へぬけている（赤矢印）

45｜遠心は近心よりも歯冠中央で丸みを帯び，溝はなく歯頸部付近で唇舌隆線に分かれている（白破線）．遠心側の隣接面溝は唇側隆線に沿って走り，舌側へぬける溝が多い（赤矢印）．青矢印は舌側隆線の影響で唇側の溝が隣接面に流れている（青矢印）．隣接歯根面は近心ほどの縦の隆起はなく平らに近い（黄エリアの中央）

1-2-10　ぬけ

ぬけとは，切縁側の唇側面や舌側面等に現れる隆線を跨ぐような溝で，歯頸部側でのコンケイブラインと似ている．
コンケイブラインは中央隆線の影響が大きいが，ぬけは隆線の屈曲によって現れる

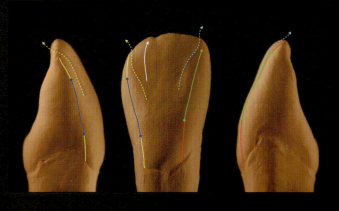

46｜側切歯は近心隆線が強く，太くなり，切縁側は隆線を跨ぐようなぬけは見えにくくなる．遠心では，切縁側は隆線が退化傾向にあり，短く痩せていく．ぬけは遠心隆線と副隆線（白矢印）の間を通ることが多い（青・黄破線）

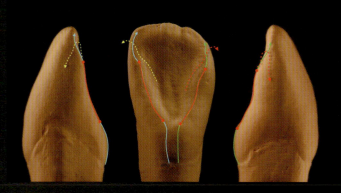

47｜舌側面のぬけは，中切歯と同様に切縁側の1面中を内から外側へ乗り越えていく（赤・黄破線）

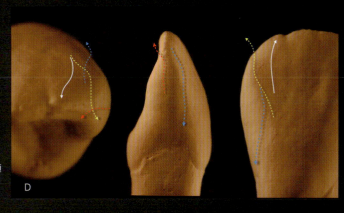

48｜遠心唇側面溝のぬけと隣接面溝．遠心では，切縁側は隆線が退化傾向にあって短く痩せていく．ぬけ（黄破線）は遠心隆線と副隆線（白矢印）の間を通ることが多い

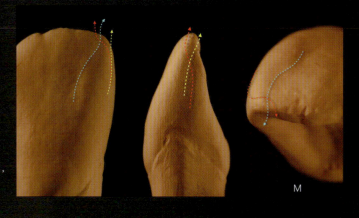

49｜近心唇側面溝のぬけ（青破線）と隣接面溝（赤破線）．近心隆線が強く，太くなる．切縁側では隆線が鋭くなり跨ぐようなぬけは見えにくくなる

1-2-11 隆線

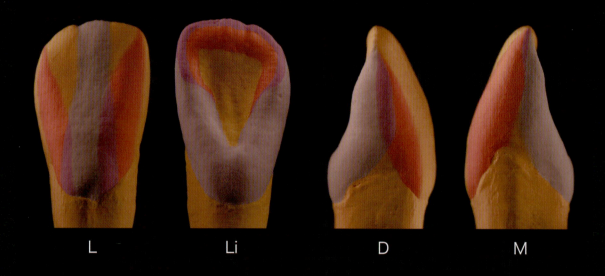

50 | 隆線は5つあり，唇側面では近心，中央，遠心の3つ，舌側面では近心，遠心の2つである

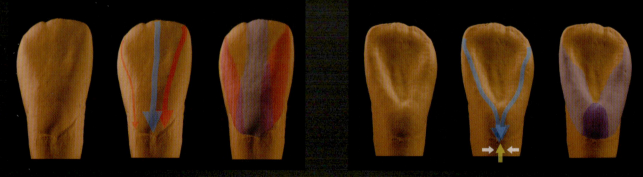

51, 52 | 唇側面観（51）では近心隆線の強い狭窄と共に隆線が遠心に少し流れているように見える．隆線は3つで切縁から流れ歯頸部で重なり合うが，3つの隆線は歯頸部までしっかりと存在する．しかし，中切歯と比べると，側切歯は近遠心隆線の大きさに変化が現れる．近心隆線と中央隆線が大きくなり重なり合いつつあり，遠心隆線は細くねじれと共に遠心へ流れていく．舌側面観（52）の近遠心隆線は，基底部で一塊になる（右側）．唇側面と違い舌側の根形態も細く，1つの隆起（角）しかない（黄矢印）

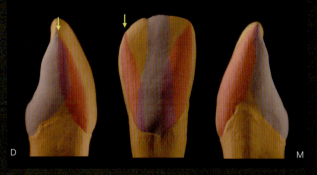

53 | 唇側の遠心隆線は切縁隅角で細く鋭くなって，根尖側に下がり始める（黄矢印）

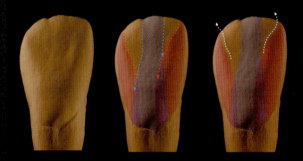

54 | 隆線を見れば，唇側面溝や切縁へのぬけの流れる方向が見えてくる．唇側面溝の流れはＹ字溝やＶ字溝と言われるが，溝は隆線に沿って存在する（中央隆線：青矢印，近遠心隆線：赤矢印）．切縁にもぬけている（白矢印）

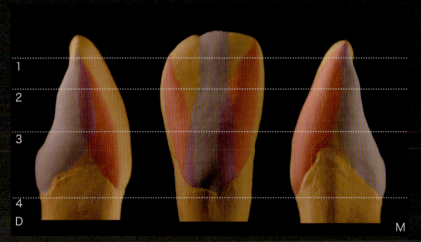

55 | 歯を輪切りにして断面から隆線をイメージする．(1)〜(4) は 56 の断面位置に相当する

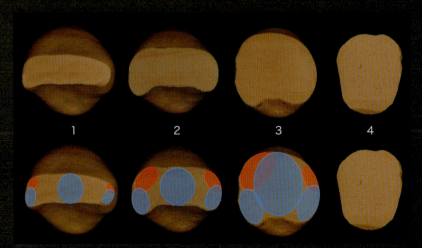

56 | ……隆線の太さや隆線同士の重なりや隙間から，溝や隆起をイメージした．切縁付近（1）では遠心隆線の先端部分で非常に細くなっていることで隅角が鋭角になっている．歯頸部付近（3）では近遠心隆線に落差が生まれてねじれが発生し，近心と中央隆線が重なり始めていること等が想像できる．（4）は歯根形態

PART 1 歯の形態をみる | 1-2 上顎側切歯

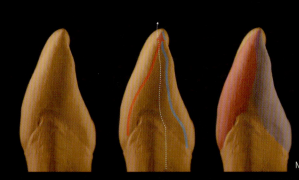
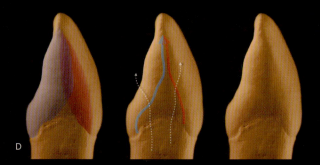

57 | 近心面．唇舌隆線は切縁で重なり合っている（右図の紫の部分）．近心側隣接面は唇舌隆線が離れていることで間に溝が現れやすい（白破線）．ただし，中切歯と比べると目立たない

58 | 遠心面．唇舌隆線は歯冠中央付近で重なり（左図の紫エリア），唇舌隆線間に溝がなくなり，最大豊隆部が中央付近（紫色）になり，コンケイブラインが唇舌に流れる（白破線）．これは犬歯の遠心面に似ている

1-2-12　コンケイブライン

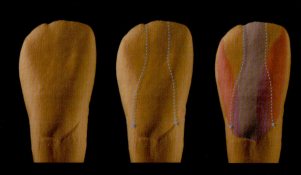
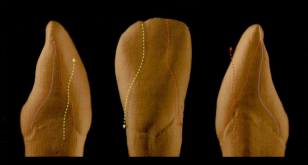

59 | コンケイブラインは複合的要素からなるが，最も大きい要素が，中央隆線の存在とその大きさである．その中央隆線の両端に現れ（青破線），近心側よりも遠心側に強く現れる．中切歯に比べると中央隆線が唇舌に突出し大きく，遠心隆線の衰退により，コンケイブラインが現れやすい

60 | コンケイブラインは中央隆線の大きさ，近遠心隆線の3面形成，狭窄等によってできている．特に側切歯，犬歯と中央隆線の歯頸部側では，唇舌径が厚く，太くなるにつれ，コンケイブラインは目立つようになる．その流れは唇側面から隣接面へと流れ，歯根へとつながる（白，赤破線）

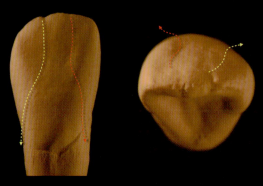
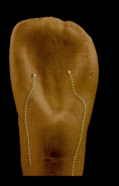
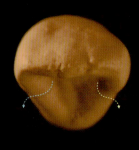

61 | 切縁から中央隆線の流れと近遠心隆線の凹みを見ることで，コンケイブラインの流れを見ることができる

62 | 舌側コンケイブライン．舌側の近遠心辺縁隆線は大きく屈曲しているのでその凹み部分を通り，基底部の両端を通っている

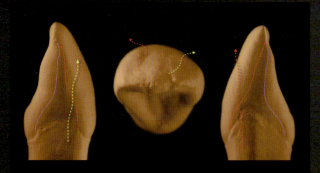

63｜切縁から中央隆線の流れ．近遠心隆線の凹みを見ることでコンケイブラインと隣接面への流れがわかる

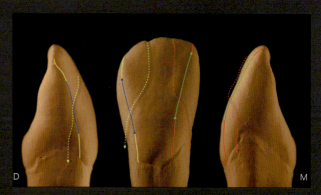

64｜3面形成の変化点．コンケイブラインは3面形成の中央部分の一面（近心：緑線，遠心：青線）の中を横切り，3面形成の境目（稜線の丸点部分）は横切りにくい

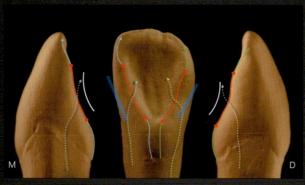

65｜舌側のコンケイブラインは近遠心辺縁隆線のくぼみの部分を通っている．隣接面では，辺縁隆線のくぼみ（白線），舌側面では基底部手前の狭窄のくぼみ（青線），切縁観でも基底部手前の狭窄のくぼみを通っている（66の緑線）．舌側面観での辺縁隆線の曲線変化と隣接面観の3面形成の変化とが同じ位置になっている．コンケイブラインは辺縁の中央部分の一面（赤線）の中を横切り，3面形成の境目（稜線の赤点部分）は横切りにくい

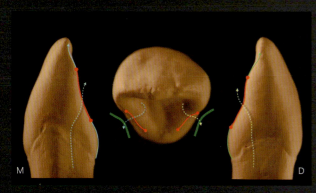

66｜ここでも舌側面観での辺縁隆線の曲線変化と，隣接面観の3面形成の変化とが同じ位置になっている．コンケイブラインは辺縁の中央部分の一面（赤線）の中を横切り，3面形成の境目（稜線の丸点部分）は横切りにくい

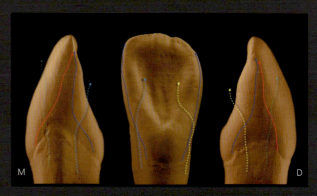

67｜近遠心舌側隆線の隣接面最大豊隆部ライン（青矢印）は，舌側から見るとスムーズな曲線に見えるが，隣接面から見ると大きく屈曲して，コンケイブライン（青，黄矢印・破線）が真横に近い方向から横切っている

PART 1　歯の形態をみる　　1-2　上顎側切歯

1-2-13　清掃性

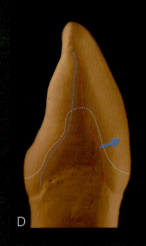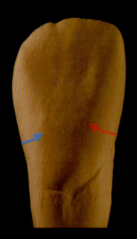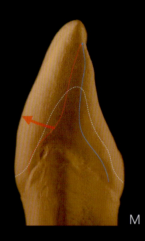

68｜隣接面観において，下部鼓形空隙は近遠心の唇側隆線の最大豊隆部（赤線）に位置し，おおよそ唇側からは外形線として見える．この位置とそこからの移行面形態が重要になる（赤，青矢印）

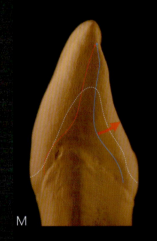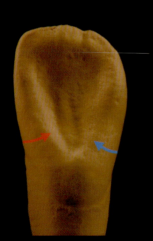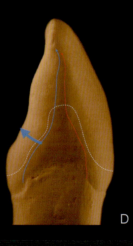

69｜下部鼓形空隙では，舌側隆線の最大豊隆部（青線）の位置とそこからの移行面形態が重要になる（赤，青太矢印）

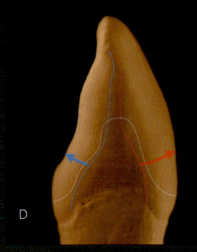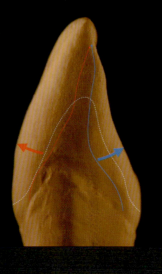

70｜隣接面観の唇舌隆線のサベイングライン（唇側隆線：赤矢印，舌側隆線：青矢印）．唇側から舌側へ横方向にサベイングをして下部のアンダーカットを示す（白破線）．唇舌隆線の間の下部鼓形空隙は，スペースは狭く歯頸部付近が少し広がっている．赤・青線，白破線の外側にアンダーカットはなく，唇舌鼓形空隙でオープンになっている．しかし，その内側にアンダーカットが存在する

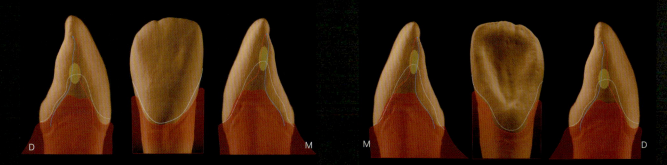

71, 72 | 隣接面観の唇舌隆線のサベイングライン（唇側隆線：赤矢印，舌側隆線：青矢印）．唇舌隆線の間の下部鼓形空隙は，スペースは狭く歯頸部付近が少し広がっている．しかし，アンダーカット部分は歯肉があり，それ以外の部分はさらに小さくコンタクトポイント（黄エリア）があるので清掃性は優れている

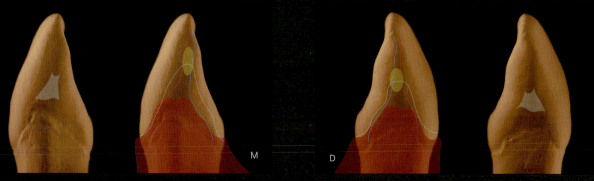

73 | 近心隣接面．アンダーカット部分は歯肉とコンタクトエリアによって大部分が塞がれている．白いエリア（左側）がアンダーカットと考えられるエリア

74 | 遠心隣接面．アンダーカット部分は歯肉とコンタクトエリアによって大部分が塞がれている．白いエリア（右側）がアンダーカットと考えられるエリア．近心面よりはエリアが縦に短く横に長い

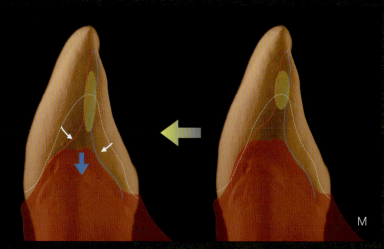

75 | 近心隣接面．臨床では歯冠乳頭は下がり（青矢印），下部鼓形空隙が長くなる．コンタクトを長くし頰舌的に狭くすることで鼓形空隙を埋める．コンタクトエリアを変更するには，唇舌隆線のサベイングラインを近づけ（白矢印），移行面形態を広げて清掃性を確保する．側切歯は中切歯に比べると底辺が唇舌方向に広いため，唇舌方向に寄せつつ根尖側に下げる（白矢印）

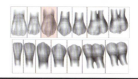

PART 1
歯の形態をみる
1-3 上顎犬歯

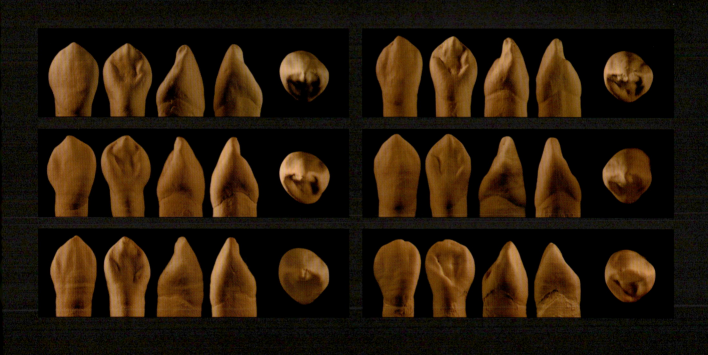

PART 1　歯の形態をみる　　1-3　上顎犬歯

1-3-1　上顎犬歯の外形

犬歯は，切歯とも臼歯とも異なる形態を呈し，咬合関係においても前歯・臼歯を共に守る役割を持つ．さらに前歯（切歯）から臼歯への形態変化を取り持つ役割も兼ねており，形態の特徴もその役割に準じる．隣接面観での3面形成の傾斜角と尖頭の位置が，上顎犬歯では中央から唇側寄りにあることがある．一概には言えないが，上下顎の咬合関係（干渉面）からも考えることができる

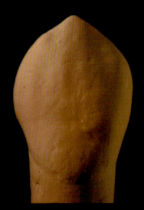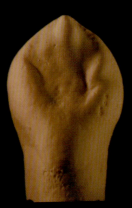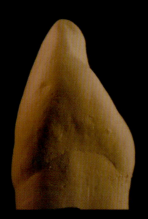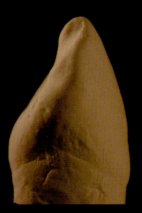

01｜本項の解説に用いる上顎犬歯のサンプル模型

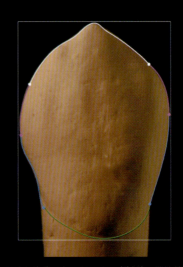

― 尖頭
　 近遠心咬合縁

― 隅角

― 隣接外形線

― 歯頸線

02｜犬歯は中央隆線が尖頭化し（白線），近遠心隆線が大きく下がり（紫線），隣接外形線は狭窄が強くなり（青線），歯頸線最下点は中央付近にある（緑線）

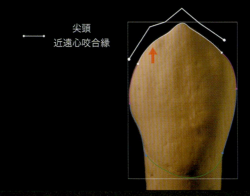

03｜尖頭は近心側が遠心側より短い．遠心側にはほとんどの場合，副隆線が存在し，若干の突出が見られる（赤矢印）

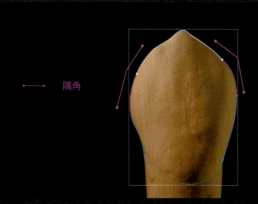

04｜中央隆線の尖頭化によって隅角が根尖側に大きく下がっていく．近心の位置が高く，遠心が近心よりも低い．隅角は切歯と同様に近心が鋭角で，遠心が近心よりも鈍角である

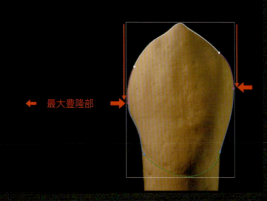

05｜最大豊隆部は近心が遠心よりも高い．近心が高い位置で始まり，遠心は低い位置で終わる（赤矢印）．中切歯同様の近遠心の特徴を有する．中切歯との違いは，近遠心での特徴の落差が大きいことである．特に最大豊隆部の落差が大きい

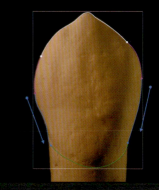

06｜切歯同様の近遠心の特徴を有する．切歯との違いは，近遠心の特徴の落差と傾斜が大きいことである．隣接外形線の位置が大きく下り，短くなる

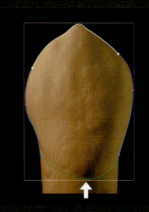

07｜歯頸線は近心の高い位置から遠心の低い位置にあり，最下点は中央付近で近心寄りや遠心寄りにあり様々である．この歯では近心寄りにある（後掲のサンプル写真でも様々であることがわかる）

PART 1 　歯の形態をみる　｜　1-3　上顎犬歯

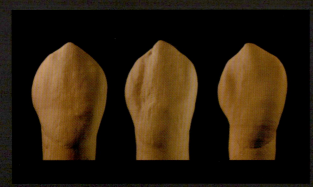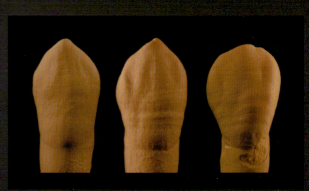

08, 09｜特徴は歯によって様々である．犬歯は意外と唇側正面観から形態を見られることが少なく，いわゆる正面観（フェイシャル）から見ることが多いので，補綴物製作時も正面観だけでなく唇側面，正面観からも形態を作ることが大切になる

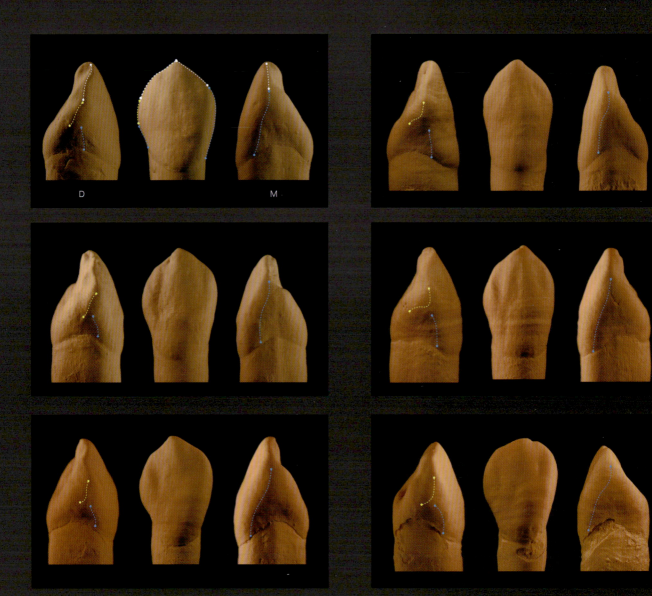

10〜15｜唇側面観での様々な犬歯の外形線の見え方と見えている場所．切歯とは異なり外形線は尖頭から隅角までが切縁（白破線）で，隅角からは近心は歯頸部まで唇側隆線を通り，遠心は隅角から最大豊隆部まで舌側隆線を通り（黄破線），最大豊隆部から歯頸部まで唇側隆線を通る（青破線）．近心と比べると遠心のほうが唇舌方向に丸みを帯びるため，比較的中央寄りを通る

1-3-2 切縁観の外形

切縁観では唇側面での中央隆線から近心斜面と反対の遠心斜面のバランスを見極めることが重要になる

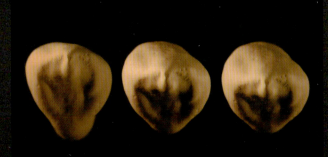

16｜見る角度によって唇側中央隆線からの近遠心斜面が変化する

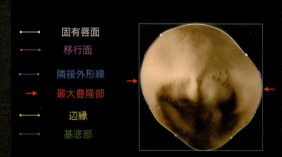

17｜切縁観からの外形のポイント

固有唇面
移行面
隣接外形線
最大豊隆部
辺縁
基底部

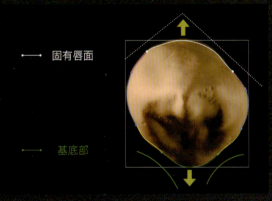

18｜中央隆線の突出によって移行面も近遠心の差が大きくなる．移行面に近遠心斜面ができ始め，屋根のような形になり遠心斜面が長くなりやすい（白破線）．唇側中央隆線最大豊隆部の近遠心的位置は中央から近心寄りにあり，中央より遠心にあることはほとんどない

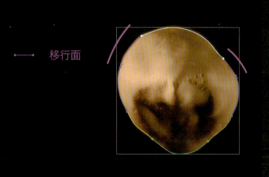

19｜移行面は，近心は長く，少し立っているが，遠心は移行面と呼べる幅は小さく，傾斜も大きい

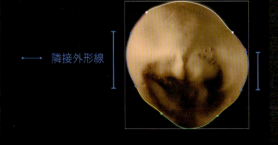

20｜唇舌の厚みは，近心が厚く，遠心が薄い

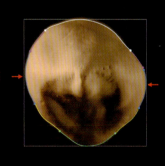

21｜最大豊隆部は，近遠心共にほぼ中央付近に存在する．近心側では唇舌隆線の大きいほうにそのポイントが移動する．本例では唇側隆線が比較的大きいが，大差はない．遠心側は，基本的な位置は中央付近にあるが，最大豊隆部は舌側隆線でできている

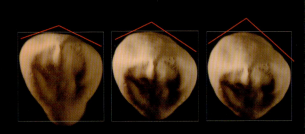 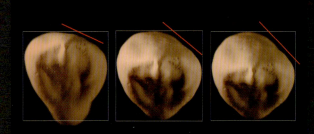

22, 23｜近遠心斜面．中央隆線が唇舌方向に厚くなり始め突出することで，歯頸部付近は丸みを帯び始め，中央隆線が頂点となり，近心斜面と遠心斜面ができる．近遠心斜面は犬歯以降の後続歯に現れる形態である．歯頸部に向かうほど傾斜が大きくなる

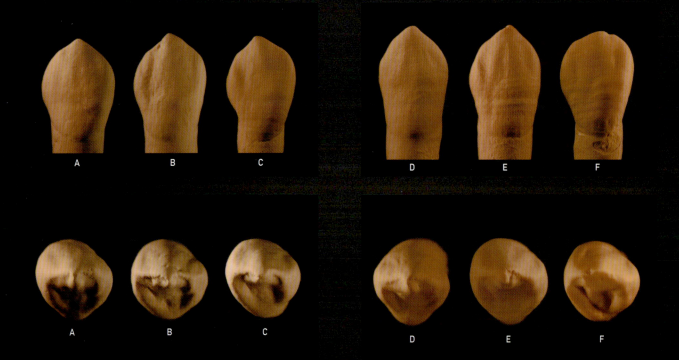

24〜27｜いくつかのサンプル天然歯の唇側面観から見る中央隆線からの近心斜面と，遠心斜面の違いやねじれ等を切縁観から正確に捉えたい．唇側面から見えている形態以上に，切縁観から見える近心隆線と中央隆線の重なりと遠心斜面の凹み（コンケイブライン）と大きさがわかる

1-3-3 隣接面観の外形

隣接面観では，犬歯になると唇側中央隆線が突出してくるので，常に見えている中央隆線の3面形成も重要だが，特に近遠心の3面形成を見ることが重要になる．これは非常に見分けにくい

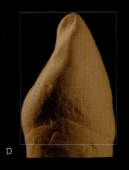 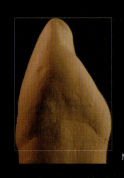 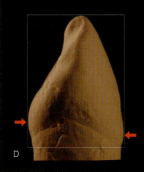 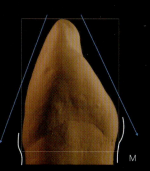

28, 29｜犬歯は唇舌方向に厚くなる．コンパスを広げたように歯頸部方向に底辺が広がる（青矢印）と，歯頸部のカントゥアは小さくなる（白線）．最大豊隆部の位置も低い（赤矢印）

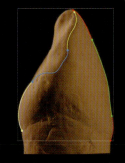 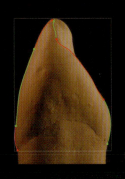 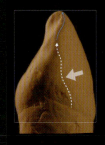 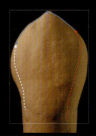 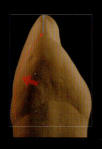

30｜唇側外形線は近遠心側のどちらから見ても中央隆線を現す．舌側は，近遠心の辺縁隆線を現す．犬歯の近心側は側切歯，遠心側は第一小臼歯と隣接するため，近遠心の辺縁隆線の形態が大きく異なる．特に遠心の辺縁隆線（青線）は第一小臼歯と隣接するため大きく辺縁が下がり，ほとんど横向き（水平）になって小臼歯と辺縁を揃えている

31｜近遠心の3面形成は大きく異なる．近心は大きくなり，遠心は退化傾向にあり小さくなり，その差が上顎中切歯，側切歯よりも大きくなっている

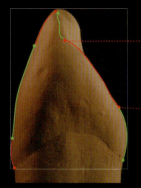 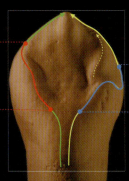 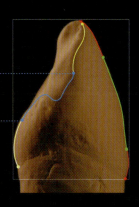

32｜舌側辺縁隆線の変化点．舌側面観での辺縁隆線の曲線変化点と隣接面観の辺縁隆線の変化点との位置関係がわかる

1-3-4 舌側面観

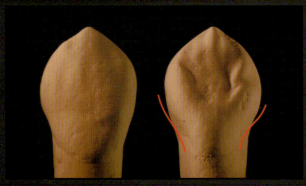

33 | 舌側面観の外形線は唇側面観と同じになるが、特徴は歯頸線が狭窄しそれに合わせて近遠心の辺縁隆線が狭窄している

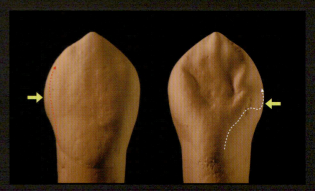

34 | 外形線の特徴の一つが遠心の最大豊隆部で舌側の辺縁隆線（白破線）が最大豊隆部（黄矢印）を作っている．唇側隆線（赤破線）は内側を通り最大豊隆部にはならない

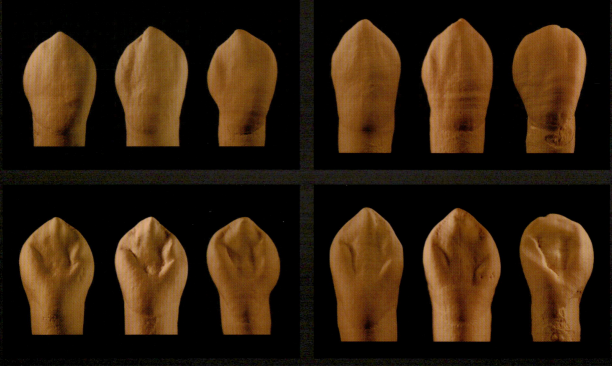

35〜38 | 唇側面観の外形と舌側の辺縁隆線との関係を見ることで近心の隅角や遠心の最大豊隆部の存在が見えてくる

1-3-5 稜線

犬歯では，稜線の存在が近心でははっきりしているが，遠心では存在するものの非常に小さく，そこからの移行面も少ないので注意したい

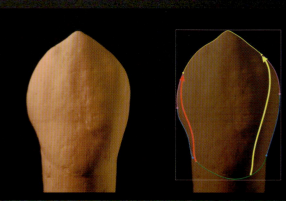

39｜稜線は，近心稜線では外形と同じように狭窄する（黄矢印）．遠心稜線は，強い狭窄と3面形成のくぼみによるねじれによって，外形のような中央に向かっての狭窄は少ない（赤矢印）

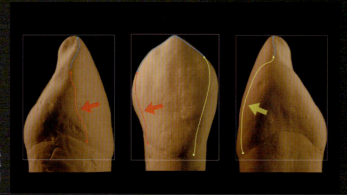

40｜近遠心稜線は大きく異なる．近心稜線は丸みを持つが（黄矢印），遠心稜線では，強い狭窄と3面形成のくぼみによるねじれによって，外形のような中央に向かっての狭窄は少ない．どちらかと言うと外側に押し出されている（赤矢印）

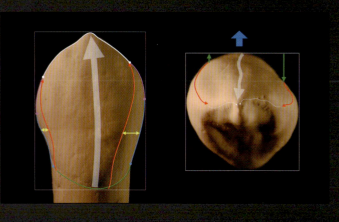

41｜歯頸部側で近遠心稜線（赤矢印）が切歯よりも狭窄するため，近心移行面（黄矢印）の幅が大きくなるが，遠心は狭くなる．しかし，中央隆線の歯頸部側隆起（青矢印）による近遠心稜線が不明瞭になり，近心稜線は中央に寄ってきているよう見えているとも言える．切縁から見ると，近遠心稜線の近遠心的位置は，歯頸部の付近では全体に遠心方向にずれ（赤矢印），唇舌方向には近心は唇側方向へ，遠心は舌側へと，近遠心でその差が大きい（緑矢印）

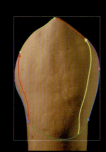 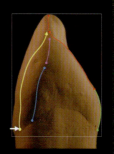

D　　　　　　　　　　　M

42｜近遠心稜線の歯頸部での位置の違いがよくわかる．唇側中央隆線から稜線までの距離が近心と遠心で大きく異なる（白矢印）

1-3-6 移行面

犬歯は切歯と異なり，切縁観では中央隆線を境に近心斜面と遠心斜面に分かれているが，あえてサベイングすることで稜線を設定し，その稜線から移行面を表す

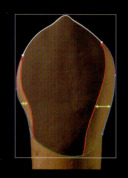 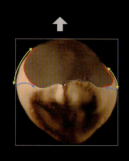 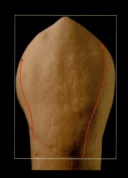 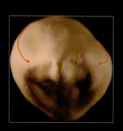

43，44｜移行面（黄矢印）とは，稜線（赤線）の外側で，稜線から外形線までを指す．近心の移行面は幅があるが，遠心は狭い．これは，稜線の項でも触れたように，遠心稜線は強い狭窄と3面形成のくぼみによるねじれによって，外形のように中央に向かう狭窄は少なく，どちらかと言うと外側に押し出されているためである．中央隆線が唇舌方向に厚くなり始め突出する（白矢印）ことで，歯頸部付近は丸みを帯び始め，中央隆線が頂点となり，近心斜面と遠心斜面ができる．近心斜面は比較的丸みのある移行面だが，遠心斜面は近心と比べると直線的である

1-3-7 唇側面溝

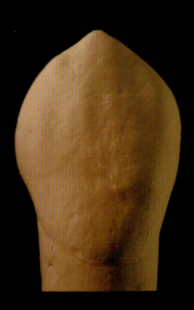 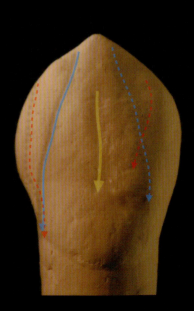 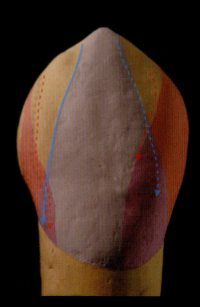

45｜唇側面溝．溝は隆線に沿って流れる．中央隆線の遠心側の溝（青矢印）は，比較的強い溝が尖頭から歯頸部まで流れやすい

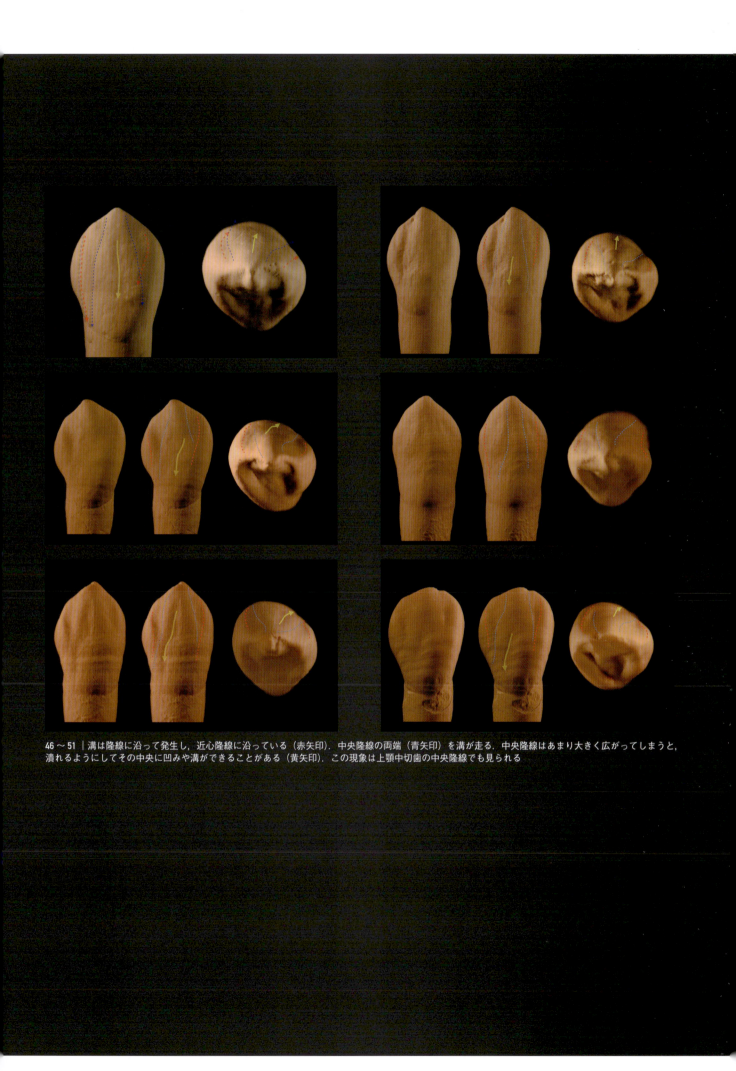

46〜51｜溝は隆線に沿って発生し，近心隆線に沿っている（赤矢印）．中央隆線の両端（青矢印）を溝が走る．中央隆線はあまり大きく広がってしまうと，潰れるようにしてその中央に凹みや溝ができることがある（黄矢印）．この現象は上顎中切歯の中央隆線でも見られる

1-3-8 隣接面溝

隣接面溝は唇側隆線と舌側隆線の間に現れる．
犬歯の場合，近心は切歯と同様の流れを持つが遠心は，舌側の辺縁隆線が唇側方向に大きくせり出し，溝の流れも変化が大きい

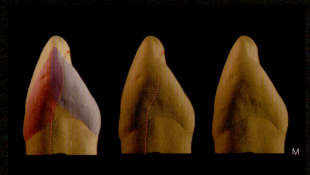

52｜近心面は唇舌隆線の大きさに差がない．さらの隅角での重なりが広いので，その部分は膨らみを作る．溝は目立たないが，どちらかと言うと本図の歯は唇側隆線がわずかに大きく，唇側隆線に沿って舌側に流れている（赤矢印）

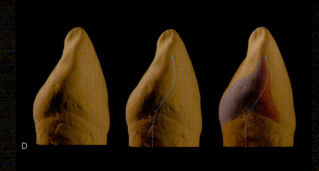

53｜遠心面はほとんどの場合，舌側隆線が強く唇側までせり出すように隅角を作っているので，その隆線に沿って溝が見える

1-3-9 ぬけ

犬歯の場合，ぬけは唇側では隆線を跨ぐようなはっきりとした流れは少なく，舌側ははっきりとしたぬけを見ることができる

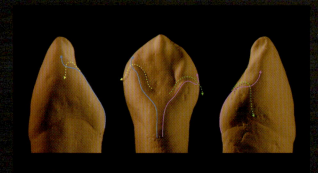

54｜舌側辺縁隆線とぬけ．辺縁に沿っての溝の流れが隅角にかかる部分（近心：青矢印，遠心：紫矢印）で，隣接に向けてぬけるように流れる溝（黄矢印・破線，緑矢印・破線）がある

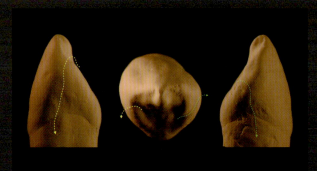

55｜舌側辺縁隆線から隣接面へのぬけ（黄矢印・破線，緑矢印・破線）が唇側の隆線に沿って歯根へ流れている

1-3-10 隆線

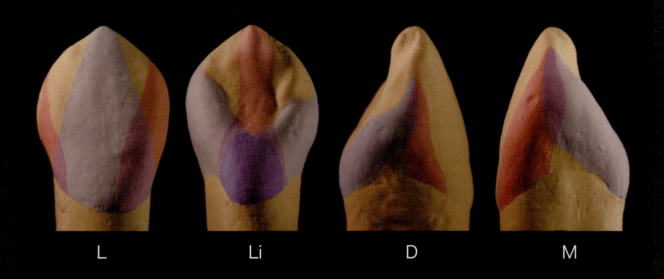

56｜隆線は唇側面観では近心，中央，遠心の3つ，舌側面観も近心，中央，遠心の3つがある

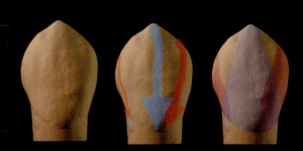

57｜唇側面観．狭窄すると共に遠心に少し流れている．隆線は3つで切縁から流れて歯頸部で重なり合うが，3つの隆線は歯頸部までしっかりと流れて存在する．しかし，切歯と比べると，犬歯は近遠心隆線の大きさに変化が現れる．近心隆線と中央隆線が大きくなって重なり合いつつあり，遠心隆線は細く，ねじれと共に遠心へ流れて小さくなり，遠心隆線だけがほとんど重ならない

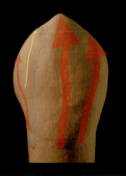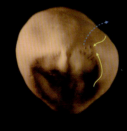

58｜遠心唇側面溝（青矢印・破線）．唇側面観では中央隆線の遠心側に沿って走り，尖頭観（切縁観）では尖頭と副隆線（黄矢印）の間から中央隆線と遠心隆線の間を流れている．中央隆線の遠心側の溝は，比較的強い溝が尖頭から歯頸部まで流れやすい．これは，近心隆線と中央隆線が歯頸部で重なり合うが，遠心隆線だけがほとんど重ならないためである．第二小臼歯でも見られる強い裂け目（溝）で大臼歯のような2咬頭化を思わせる

PART 1 | 歯の形態をみる | 1-3 上顎犬歯

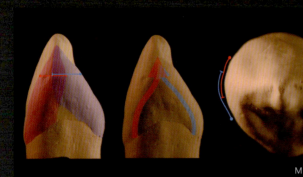

59 | 近心面. 唇舌隆線は隅角（最大豊隆部付近）で重なり合っている（左図）. 唇舌隆線に大きさに差は小さい. 切縁観では唇舌隆線の重なっているエリアに丸みがある（右図）

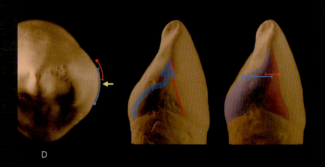

60 | 遠心面. 唇舌隆線は最大豊隆部付近で少し重なり（右図）, 最大豊隆部は舌側隆線でできている（左図の黄矢印）

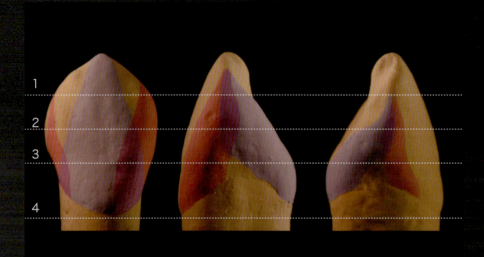

61 | 歯を輪切りにして, 断面から隆線をイメージする.（1）～（4）は62の断面位置に対応する

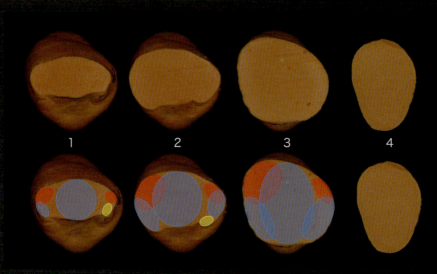

62 | 犬歯は中央隆線の発達が著しい.（2）は近遠心隆線に大きな落差が生まれ, 近心の唇舌的厚みと遠心との差が大きい. 歯頸部付近（3）では唇側の近心と中央の隆線が重なり合い, 遠心はほとんど重ならない. 黄色のエリアは舌側の副隆線である

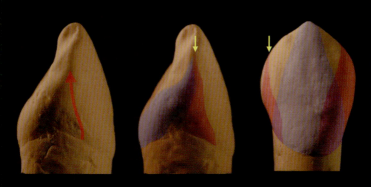

63｜唇側遠心隆線（赤矢印）．唇側の遠心隆線は隅角で細く鋭くなっており（赤エリア），その先は根尖側に下がる（黄矢印）

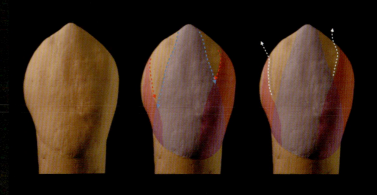

64｜隆線を見れば，唇側面溝や切縁へのぬけの流れる方向が見えてくる．唇側面溝の流れはY字溝やV字溝と言われるが，溝は隆線に沿って存在する（中央隆線：青矢印，近遠心隆線：赤矢印）．切縁にもぬけている（白矢印）

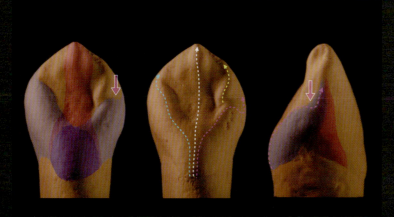

65｜舌側面観．近心，中央，遠心の3つの隆線が重なり合い，大きな基底部ができる（左図）．舌側隆線の特徴として遠心の辺縁隆線が大きく根尖側に下がる（紫矢印）．これは小臼歯と辺縁の高さを揃えるためだと言われている．遠心の辺縁が大きく下がるので尖頭と遠心の辺縁隆線の間が広がりすぎるため，その間に副隆線が発達している（黄破線）

1-3-11 コンケイブライン

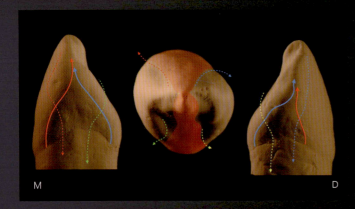

66 | コンケイブラインは複合的要素から現れるが，最も大きい要素が，中央隆線の存在とその大きさである（赤いエリア）．中央隆線が近遠心隆線よりも大きくなれば，コンケイブラインもより顕著になる（各矢印・破線）．犬歯は，唇舌方向に厚みが増すことで舌側にも隆線がはっきりと現れ，基底部も大きくなる．唇舌隆線の両端に現れる溝（各矢印・破線）が，唇舌の近遠心隆線を跨ぐように走ることが一つの特徴と考える

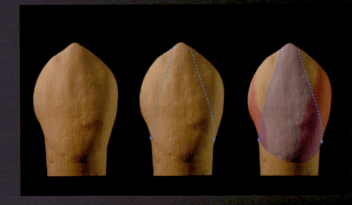

67 | コンケイブラインは中央隆線の両端に現れ（青破線），近心側よりも遠心側に強く現れる．中切歯に比べると中央隆線が唇舌に突出して大きいのでコンケイブラインが現れやすい

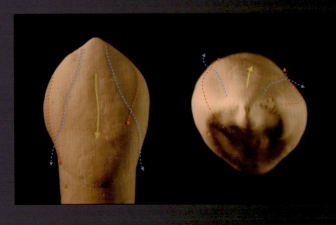

68 | 切縁観からは中央隆線と唇側面溝との流れが見える．コンケイブラインは中央隆線，近遠心隆線の3面形成，狭窄等によってできている．特に，側切歯，犬歯と中央隆線の歯頸部側では唇舌径が厚く，太くなるにつれ，コンケイブラインは目立つようになる（青矢印）

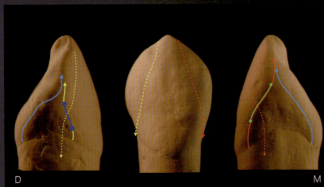

69 | 3面形成の変化点．コンケイブラインは3面形成の中央部分の一面（近心：緑線，遠心：青線）の中を横切り，3面形成の境目（稜線の丸点部分）は横切りにくい

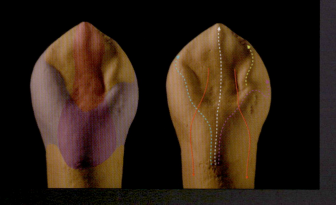

70｜舌側隆線の特徴として，舌側中央隆線（赤エリア）の両端をコンケイブライン（赤矢印）が走っている

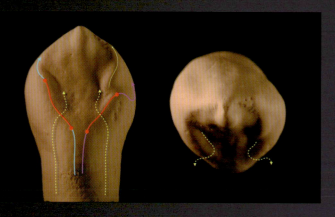

71｜舌側コンケイブライン．舌側の近遠心辺縁隆線は大きく屈曲しているのでその凹み（赤線）部分を通り，基底部の両端を通っている（黄破線）

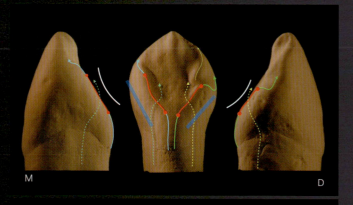

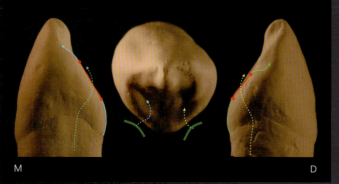

72，73｜3面形成の変化点．舌側のコンケイブラインは近遠心辺縁隆線のくぼみの部分を通っている．隣接面では辺縁隆線のくぼみ（72の白線），舌側面では基底部手前の狭窄のくぼみ（72の青線），切縁観でも基底部手前の狭窄のくぼみを通っている（73の緑線）．舌側面観での辺縁隆線の曲線変化と隣接面観の3面形成の変化とが同じ位置になっている．コンケイブラインは辺縁の中央部分の一面（赤線）の中を横切り，3面形成の境目（稜線の赤点部分）は横切りにくい

1-3-12 清掃性

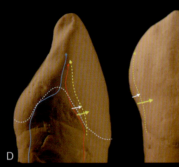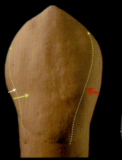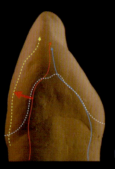

74 | 隣接面観から見ると，下部鼓形空隙は，近遠心の唇側隆線の最大豊隆部（赤線）がおおよそ唇側から見て外形線として見える．この位置とそこからの移行面形態が重要になる（赤，白矢印）．しかし，犬歯の遠心側には移行面（白矢印）はほとんどないので中央隆線の遠心側から外形までを考慮した移行面形態になりやすい（黄矢印）

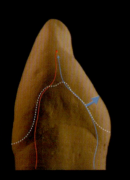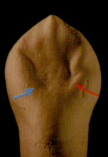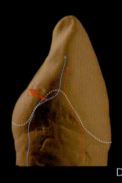

75 | 下部鼓形空隙では，舌側隆線の最大豊隆部（青線）の位置とそこからの移行面形態が重要になる（赤，青矢印）

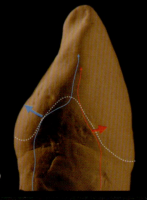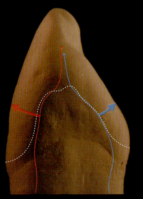

76 | 隣接面観の唇舌隆線のサベイングライン（唇側隆線：赤矢印，舌側隆線：青矢印）．唇舌線の間の下部鼓形空隙は，スペースが狭く歯頸部付近が少し広がっている．赤・青線，白破線の外側にアンダーカットはなく唇舌鼓形空隙でオープンになっている．しかし，その内側にアンダーカットが存在する．犬歯の場合，最大豊隆部が根尖側に下がり，その代わりに唇舌方向に広がる

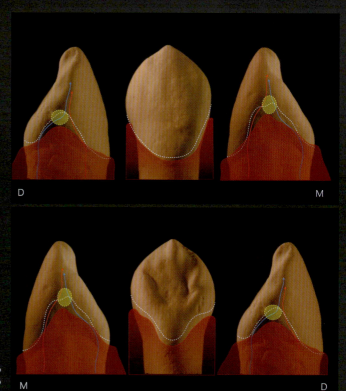

77, 78｜隣接面観の唇舌隆線のサベイングライン（唇側隆線：赤矢印，舌側隆線：青矢印）．唇舌隆線の間の下部鼓形空隙では，スペースは狭く歯頸部付近が少し広がっている．しかし，アンダーカット部分は歯肉があり，それ以外の部分はさらに小さくコンタクトポイント（黄エリア）があるので清掃性は優れている

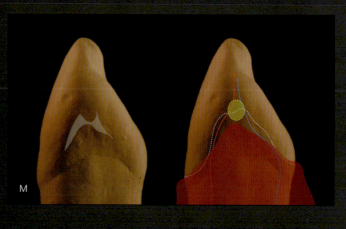

79｜近心隣接面．アンダーカット部分は歯肉とコンタクトエリアによって大部分が塞がれている．白いエリア（左側）がアンダーカットと考えられるエリア

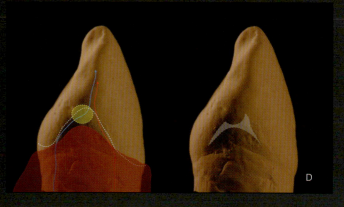

80｜遠心隣接面．アンダーカット部分は歯肉とコンタクトエリアによって大部分が塞がれている．白いエリア（右側）がアンダーカットと考えられるエリア．近心面よりは面積が小さい

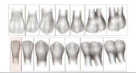

PART 1
歯の形態をみる
1-4 下顎中切歯

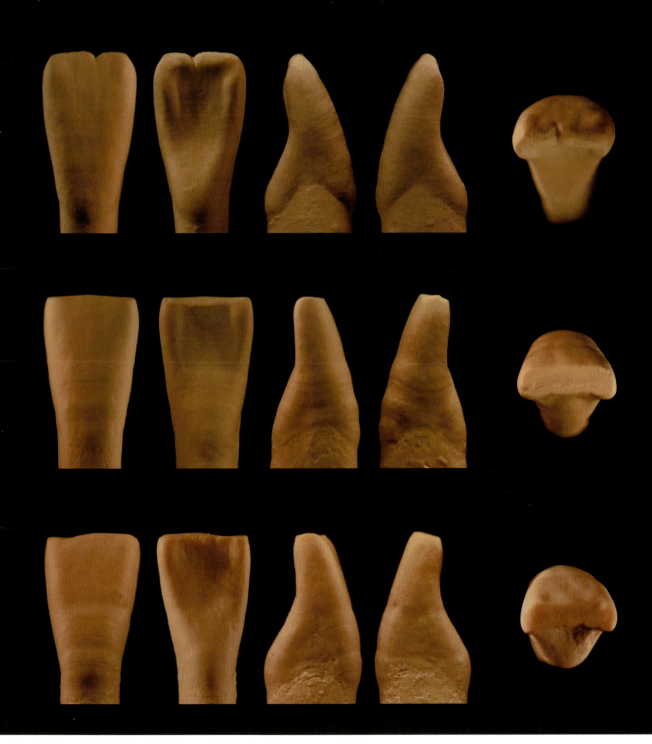

PART 1 歯の形態をみる　1-4 下顎中切歯

1-4-1 下顎中切歯

そもそも，下顎中切歯・側切歯は近遠心の変化が小さく，中切歯のような側切歯もあれば，その逆もある．
すなわち個人差で変わるほど特徴が小さいとも言える．よって，特徴を観察する場合は，
後続歯への形態変化として観ることが基本になる．ただし，上顎前歯と同じような特徴を持っているとは言え，
その近遠心的変化（落差）が小さいことに留意したい

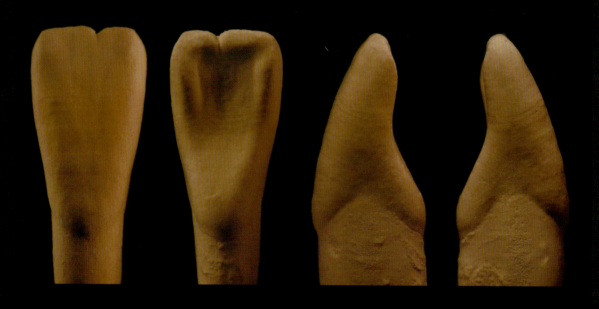

01 ｜ 切縁方向から光を当てると横走隆線や溝，周波条が見える

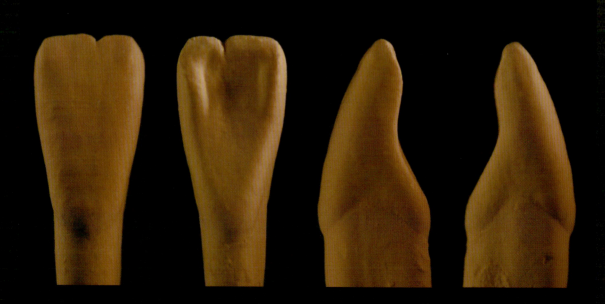

02 ｜ 側方から光を当てると縦の隆線と流れが見える

1-4-2 唇側面観の外形

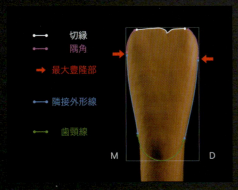

03 | 外形線．切縁，隅角，隣接外形線，歯頸線の4つの線（外形線）に分けて形態を読み取り，その各外形線の変化点の近遠心での落差を読み取る

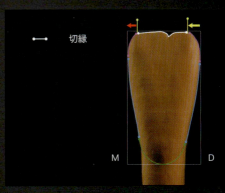

04 | 切縁は，ほぼストレートで形態のタイプ（3形態；オボイド型，テーパー型，スクウェア型）によって中央隆線が少しだけ高かったり，低かったりする程度の変化がある．近遠心の位置はわずかに近心方向にずれているがその差は小さい．切縁の位置はわずかに近心側にある（赤，黄矢印）

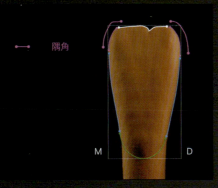

05 | 隅角は切縁から最大豊隆部を結んだ線となり，近心が鋭角で，遠心は近心よりも鈍角である（紫線）．下顎中切歯は隅角自体も小さく，近遠心の落差も最も小さい

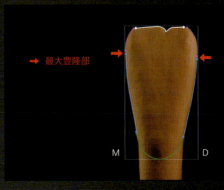

06 | 最大豊隆部（赤矢印）は近心が遠心よりも高い．近心が高い位置で始まり，遠心は低い位置で終わる．しかし，その差はほとんどの場合において小さい

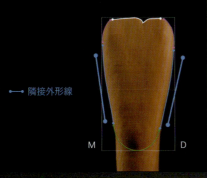

07 | 隣接外形線は，近心は垂直的で遠心は近心よりも傾斜している

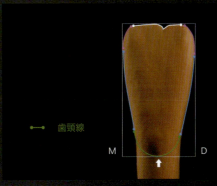

08 | 歯頸線の最下点は中央からやや遠心寄りに位置している（白矢印）

| PART 1 | 歯の形態をみる | 1-4 下顎中切歯 |

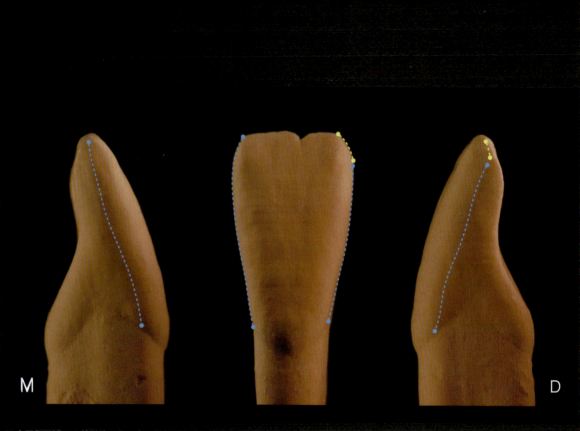

09 | 唇側面観での外形線の見え方．近心はほとんどが中央付近を通り，最大豊隆部からは，歯頸部付近では唇側隆線を通る（青破線）．遠心では，切縁から隅角までは舌側隆線を通る（黄破線）．近心と比べると，遠心のほうが近遠心方向に丸みを帯びるため，比較的中央寄りを通る

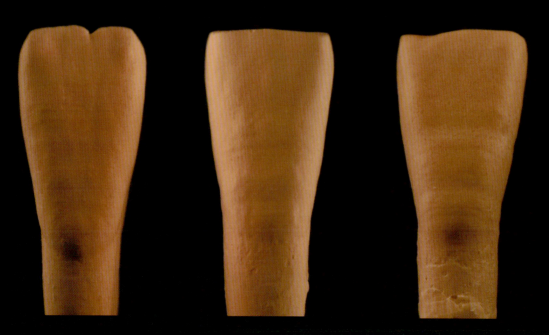

10 | 特徴は歯によって様々で，中央は近遠心隆線の発達が弱く，稜線が中央に集まっている．右は，テーパー型で隆線は発達し，歯頸部方向に大きく狭窄している

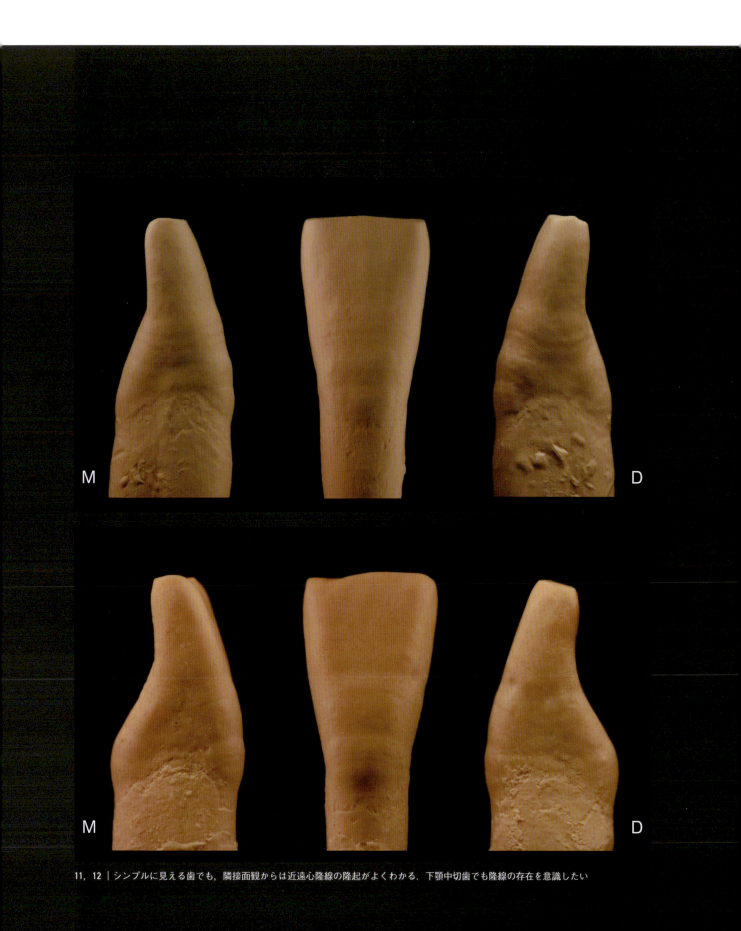

11, 12 | シンプルに見える歯でも，隣接面観からは近遠心隆線の隆起がよくわかる．下顎中切歯でも隆線の存在を意識したい

1-4-3 切縁観の外形

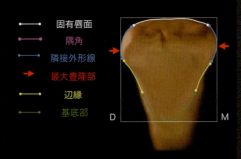

- 固有唇面
- 隅角
- 隣接外形線
- 最大豊隆部
- 辺縁
- 基底部

13｜中切歯は，近遠心の特徴による落差は小さい．しかし，その変化は上顎と同じような特徴を持つ．以下，基本的なルールを示す

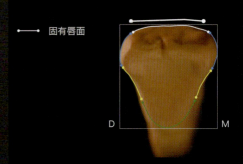

- 固有唇面

14｜中切歯は，近遠心の特徴による落差は小さい．比較的平らで，切縁に対し平行であり，遠心への傾き（下がり）は小さい

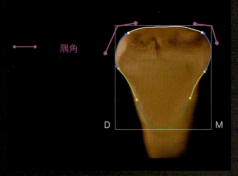

- 隅角

15｜固有唇面（白線）と隣接外形線（青線）とがなす角を隅角と呼び，近心が鋭角で遠心は近心よりも鈍角である（紫線）．下顎中切歯は隅角自体も小さく，近遠心の落差も最も小さい

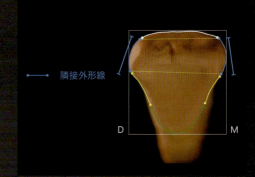

- 隣接外形線

16｜隣接外形線．中切歯は，近遠心の特徴による落差は小さい．遠心は傾斜があるが，近心は垂直に近く，（青線），唇舌の厚みは，近心が少し厚く，遠心が薄い（黄破線）

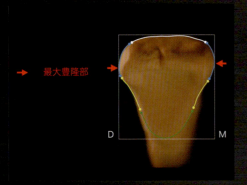

- 最大豊隆部

17｜最大豊隆部．下顎中切歯の最大豊隆部は，近心では中央から舌側寄りにあり，遠心は上顎中切歯と同様に舌側付近にある．ただ，切縁の厚みが薄いので，特に下顎中切歯は中央付近に存在する

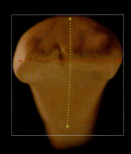

18｜中切歯の特徴の1つは，切縁観から見た時に切縁（赤点線）に対して唇舌幅径（歯根形態）がほぼ垂直になっていることである（黄線）．なお側切歯は，切縁（赤破線）に対して唇舌幅径（歯根形態）が「くの字」になっている

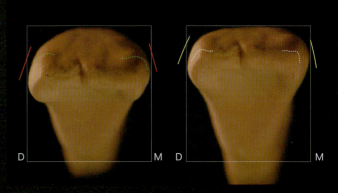

19 ｜中切歯の切縁観からの近遠心隅角は，切縁付近では（右図）隅角が近心のほうが鋭角（白破線）で，隣接外形線（移行面）も近心が垂直に近い（黄線）．切縁より少し根尖側に移動し最大豊隆部付近も（左図），ルール通り近心が垂直に近くなる（赤線）．隅角も同じで，全体に丸みを帯びるが，近心が鋭角になる（緑破線）

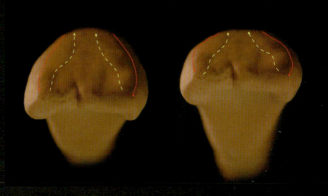

20 ｜下顎中切歯は，切縁から見ると近遠心隆線の落差がほとんどないのがよくわかる．これは近遠心の３面形成の違いを見ているとも言える（赤矢印）．近心隆線による唇側面溝（黄矢印・破線）が隆線に沿って根尖側へ流れるが，側切歯のように遠心側に流れはない

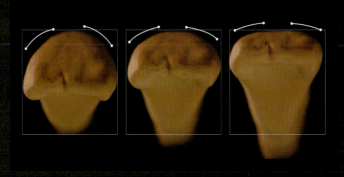

21 ｜切縁から歯頸部に向けて遠心にわずかに下がる（ねじれ）．しかし，その落差はごくわずかで，ほとんどないものもある

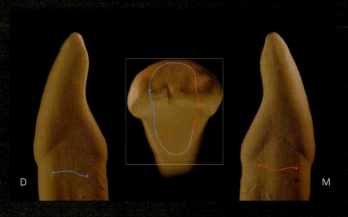

22 ｜中切歯と側切歯の特徴の一つは歯根形態と近遠心面の違いである．白破線は歯根断面のイメージで，そのうち近心が凸（赤線），遠心が凹（青線）になっている

PART 1 　歯の形態をみる　　1-4　下顎中切歯

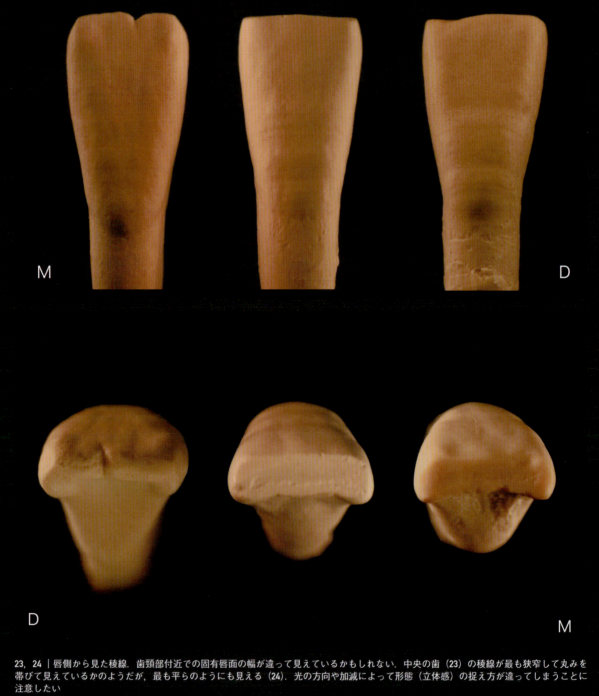

23，24｜唇側から見た稜線．歯頸部付近での固有唇面の幅が違って見えているかもしれない．中央の歯（23）の稜線が最も狭窄して丸みを帯びて見えているかのようだが，最も平らのようにも見える（24）．光の方向や加減によって形態（立体感）の捉え方が違ってしまうことに注意したい

1-4-4　隣接面観の外形

隣接面観では基本的に近遠心方向から見える3面形成を観る．
下顎前歯は形態がシンプルで軽視してしまいがちであるが，近遠心のわずかな差を見極め，
決して逆の表現にならないように注意したい

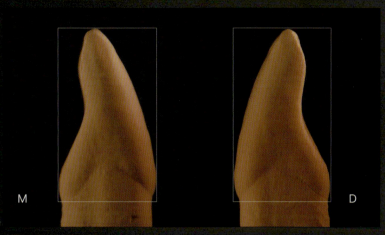

25｜隣接面観における近遠心的落差は小さく，3面形成と切縁付近の厚みの違いを見ることができる

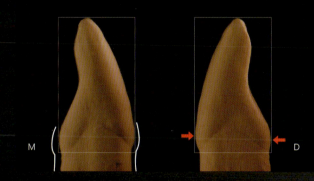

26｜カントゥア（白線）は比較的スムーズである

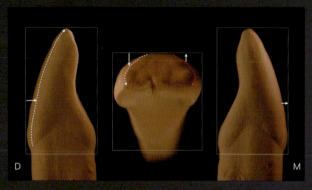

27｜3面形成の近遠心の落差．中切歯の3面形成は近遠心で落差が小さい．ただ，位置関係としては近心の3面形成の位置が遠心の3面形成の位置よりも唇側にある（赤矢印）

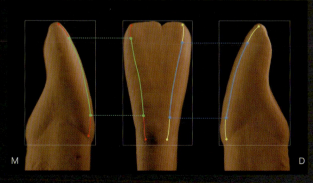

28｜3面形成の変化点．変化点は近心と遠心でわずかながらに落差があり，唇側面観での曲線変化と隣接面観の3面形成とが似た位置になっている

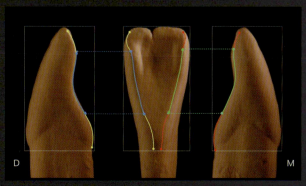

29｜舌側面観での辺縁隆線の曲線変化点と，隣接面観の3面形成の変化点の位置関係がわかる

PART 1 　歯の形態をみる　1-4　下顎中切歯

1-4-5　稜線

下顎切歯は隆線の隆起が小さいので，稜線の流れが形に大きく影響する

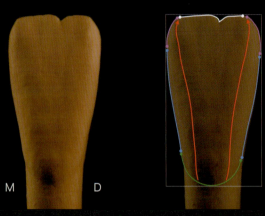

30 ｜ 中切歯は，稜線の位置が中央に寄ってくる．稜線が狭窄することで，移行面は広くなる

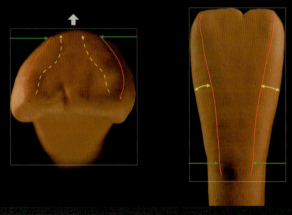

31 ｜ 歯頸部側で近遠心稜線（赤矢印）が狭窄する．中央隆線が唇舌方向に厚くなり始め突出する（白矢印）ことで，歯頸部付近は丸みを帯び始め，近遠心稜線が中央に寄り始めている（緑矢印）．歯根幅よりも稜線が大きく内側に寄ることで移行面幅が広くなる（黄矢印）．全体的な近遠心の形態的落差も小さい

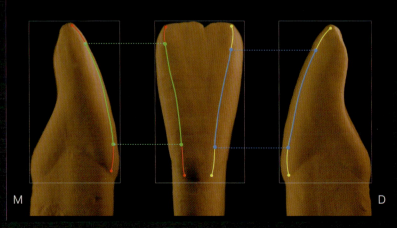

32 ｜ 3面形成の変化点．近遠心の3面形態は稜線と同じ位置であるのでここでも変化点は近心と遠心でわずかながらに落差があり，唇側面観での曲線変化と隣接面観の3面形成とが似た位置になっている

1-4-6 移行面

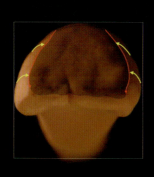
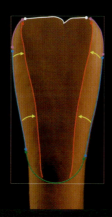

33 | 歯頸部側で近遠心稜線（赤矢印）が上顎中切歯よりも狭窄するため，移行面幅が大きくなる（黄矢印）

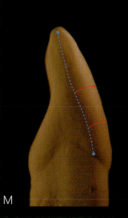
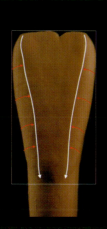
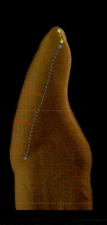

34 | 青破線の唇側外形線から稜線（白矢印）までが移行面で，その移行面の形態を再現することが隆線を表現することになる

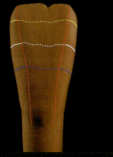
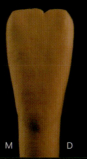

― 稜線
― 移行面
‥‥ 固有唇面

35 | 移行面は，切縁観からしか正確に形を把握することはできない

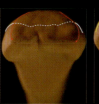
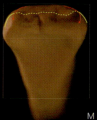

36 | 切縁観から見た移行面形態は，見る角度が異なると形態が大きく変化する．切縁から見ることで移行面形態を線で捉えることができる

1-4-7 唇側面溝

唇側面溝は隆線が存在することで現れるもので，溝が主になって存在することはなく，
隆線が生まれることで，溝も生まれる．よって，溝は隆線に沿って流れる

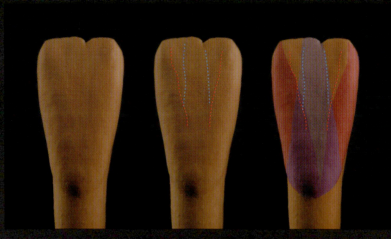

37｜溝は隆線に沿って流れる

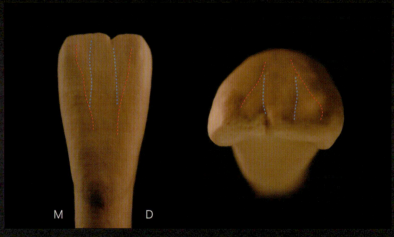

38｜切縁から見ると，隆線の流れに沿って流れている溝がよくわかる

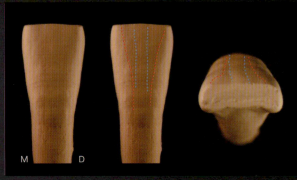

39, 40｜同様に切縁から見ると，隆線の流れに沿って流れている溝がよくわかる

1-4-8　隣接面溝

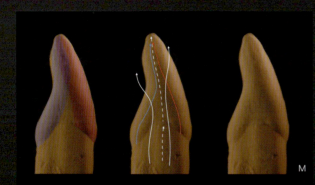

41｜近心面は，切縁付近は唇舌隆線が細く，厚みも薄く，隆線は重なり合っている（赤・青矢印）．ただし上顎中切歯のような隣接面溝は現れにくく，隣接面の凹みは唇舌側面に流れている（白矢印）．歯根中央に現れる隆起が歯冠中央から切縁まで流れている（白破線）

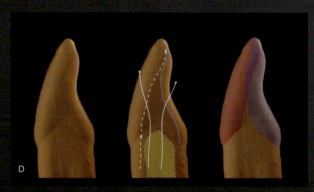

42｜遠心は近心よりも唇舌隆線の重なりが大きくなり，歯冠中央で丸みを帯び，溝はなく歯頸部付近で唇舌隆線に分かれ，中央豊隆部に沿って唇舌にぬける．（白矢印）．隣接歯根面は近心ほどの縦の隆起はなく，中央が少しくぼんでいる（黄エリアの中央）

1-4-9　ぬけ

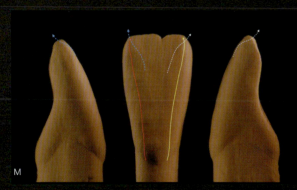

43｜唇側面観．近遠心隆線が隅角から切縁にかけて内側へカーブする部分は，隣接から見てもカーブしている．この部分を唇側の溝が隆線を乗り越えるように，溝が跨いでいくぬけがわずかにある

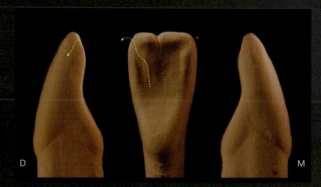

44｜舌側面のぬけは，内から外側へ乗り越えていく．近心が高く，遠心が低い位置でぬける（赤・黄破線）

PART 1　歯の形態をみる　1-4　下顎中切歯

1-4-10　隆線

隆線は歯冠部分のエナメル質に現れる．
ここでは縦に流れる隆線で，切縁から歯頸線まで流れる5つの隆線を示す

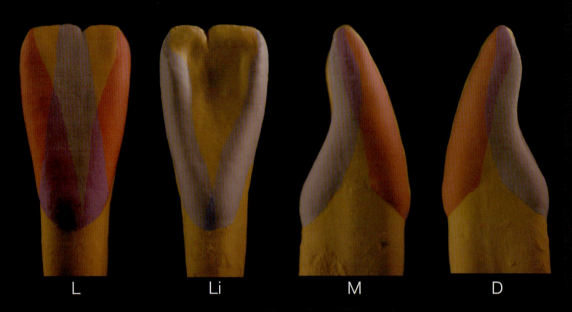

L　　Li　　M　　D

45｜唇側面観では近心，中央，遠心に，舌側は近心，遠心に隆線がある

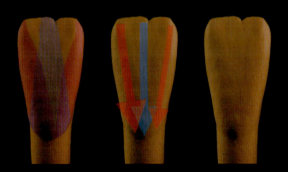

46｜狭窄と共に根尖側へ流れている．隆線は3つで切縁から流れ歯頸部で重なり合うが，3つの隆線は歯頸部までしっかりと存在する

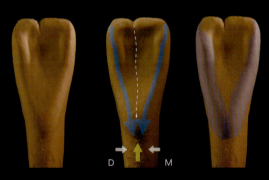

47｜舌側の近遠心隆線は，基底部で重なり合う（図中右）．唇側面とは異なり，舌側の根形態も細く1つの隆起（角）しかない（黄矢印）．うっすらと，基底部手前まで凹みが流れている（白矢印・破線）

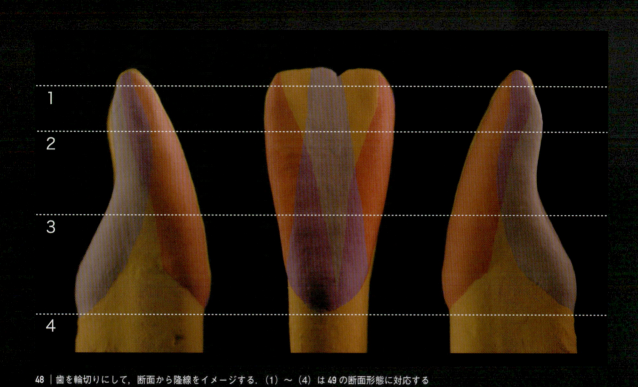

48 | 歯を輪切りにして，断面から隆線をイメージする．(1)〜(4)は49の断面形態に対応する

49 | 各隆線の太さや隆線同士の重なりや隙間から，溝や隆起をイメージした．下顎中切歯は歯の中でも近遠心的落差が最も小さく，切縁（1）から歯頸部付近（3）まで隆線の差が小さく，中央隆線が歯根形態になりかけている．歯根（4）は唇舌的にストレートで，隣接面で近心中央付近に膨らみがあり遠心でわずかに凹みが見える

1-4-11 コンケイブライン

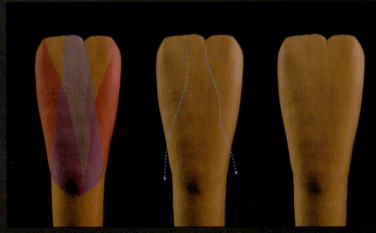

50 | 下顎中切歯は，狭窄はするが中央隆線が近遠心隆線に比べて極端に大きいことは少なく，どちらかと言うと3つの隆線が均等に近いのでコンケイブラインは目立たない

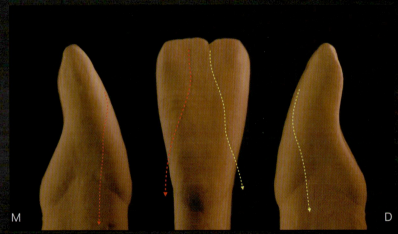

51 | コンケイブラインは中央隆線の隆起，近遠心隆線の3面形成，狭窄等によってできている

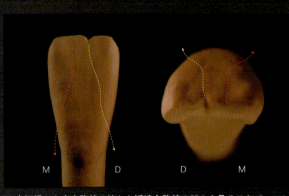

52 | 切縁から中央隆線の流れと近遠心隆線の凹みを見ることで，コンケイブの流れを見ることができる

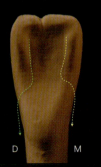 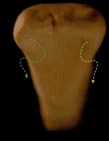

53 | 舌側コンケイブライン．舌側の近遠心辺縁隆線は大きく屈曲しているのでその凹み部分を通り，基底部の両端を通っている

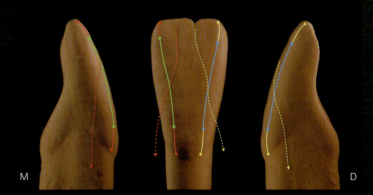

54 唇側コンケイブライン．コンケイブラインは3面形成の中央部分の一面（近心：緑線，遠心：青線）の中を横切り，3面形成の境目（稜線の丸点部分）を横切りにくい

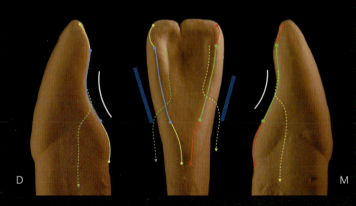

55 3面形成の変化点．舌側のコンケイブラインは近遠心辺縁隆線のくぼみの部分を通っている．隣接面では，辺縁隆線のくぼみ（白線），舌側面では基底部手前の狭窄のくぼみを通る（青線）

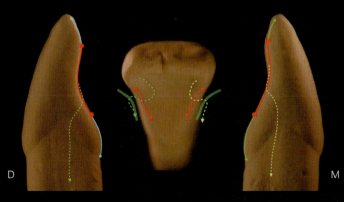

56 切縁観でも基底部手前の狭窄のくぼみを通っている（緑線）．舌側面観での辺縁隆線の曲線変化と隣接面観の3面形成の変化とが同じ位置になっている．コンケイブラインは辺縁の中央部分の一面（赤線）の中を横切り，3面形成の境目（稜線の丸点部分）を横切りにくい．舌側面観における3面形成の変化点では舌側面観での辺縁隆線の曲線変化と隣接面観の3面形成の変化点とが同じ位置になっている

1-4-12 清掃性

隣接面における移行面を見る場合に唇側隆線（赤線）と舌側隆線（青線）にサベイングライン（赤，青線）を引き，そこから各移行面を見ることで清掃性のある形態が見えてくる．さらに，歯冠軸方向にサベイングラインを引くことで（白破線）カントゥアのアンダーカットを見ることができる

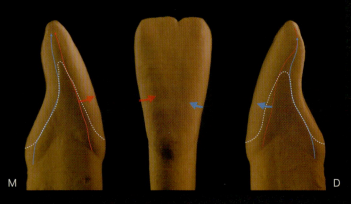

57 | 隣接面観では，下部鼓形空隙で近遠心の唇側隆線の最大豊隆部（赤線）はおよそ唇側から見て外形線として見える．この位置とそこからの移行面形態が重要になる（赤，青矢印）

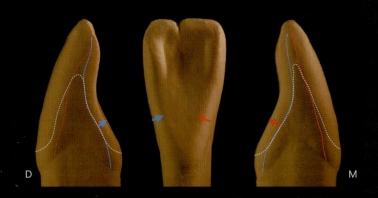

58 | 下部鼓形空隙では，舌側隆線の最大豊隆（青線）の位置とそこからの移行面形態が重要になる（赤，青矢印）

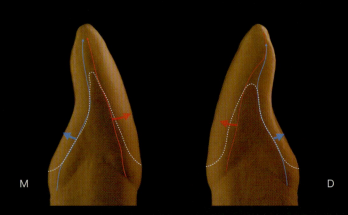

59 | 隣接面観の唇舌隆線のサベイングライン（唇側隆線：赤矢印，舌側隆線：青矢印）．唇舌隆線の間の下部鼓形空隙はスペースが狭く，歯頸部付近が少し広がっている．赤・青線，白破線の外側にアンダーカットはなく，唇舌鼓形空隙でオープンになっている．しかし，その内側にはアンダーカットが存在する

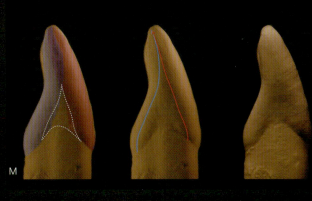

60 | 図中央と右とではライティングの方向が異なる．中央は横からライトが当たっているので縦の隆線がよく見える．右の写真は上から当たっているので横の隆線がよく見える．唇舌隆線の重なりが丸みを生んでいる（左図紫のエリア）．下部鼓形空隙が縦に"長く"見える（白破線）

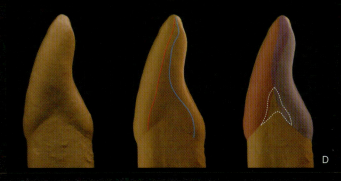

61 | 図中央と左とはライティングの方向が異なる．中央は横からライトが当たっているので縦の隆線がよく見える．左の写真は上から当たっているので横の隆線がよく見える．唇舌隆線の重なりが丸みを生んでいる（右図紫のエリア）．下部鼓形空隙が縦に"短く"横に少し広く見える（白破線）

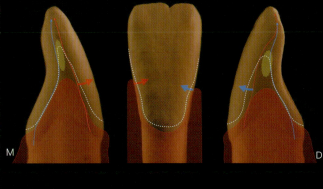

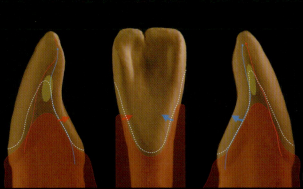

62, 63 | 隣接面観の唇舌隆線のサベイングライン（唇側隆線：赤線，舌側隆線：青線，移行面：赤，青矢印）．唇舌隆線の間の下部鼓形空隙はスペースが狭く，歯頸部付近が少し広がっている．しかし，アンダーカット部分は歯肉があり，それ以外の部分はさらに小さくコンタクトポイント（黄円形）があるので清掃性は優れている

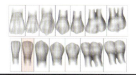

PART 1
歯の形態をみる
1-5 下顎側切歯

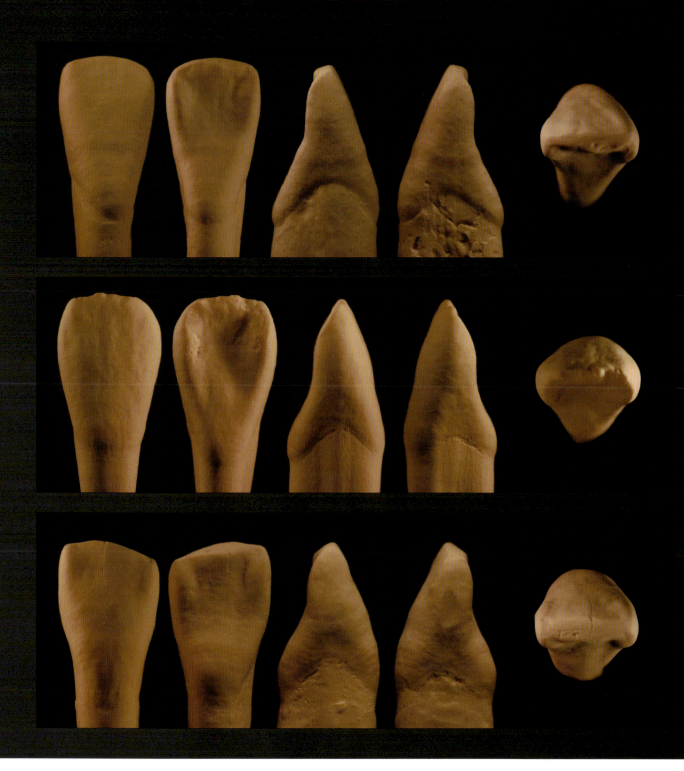

PART 1 歯の形態をみる | 1-5 下顎側切歯

1-5-1 下顎側切歯

下顎側切歯も近遠心の変化が小さく，中切歯のような側切歯もあれば，その逆もある．
すなわち個人差で変わるほど特徴が小さいとも言える．
よって，特徴を観察する場合は，後続歯への形態変化として観ることが基本になる．
ただし後続歯への形態変化は必ず起こっているので流れを意識することが大切になる．
下顎は上顎ほどはっきりとした変化はないが，その変化を見ることが基本になる

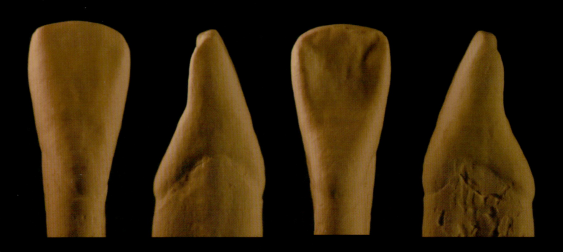

01 | 縦の隆線の流れ

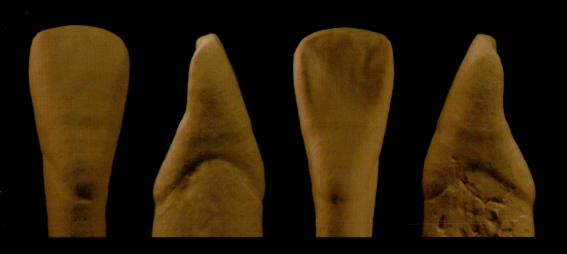

02 | 横走隆線，横走溝隆線の流れ

1-5-2 唇側面観の外形

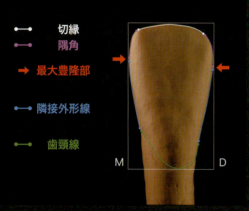

03 | 切縁，隅角，隣接外形線，歯頸線の4つの線（外形線）に分けて形態を読み取り，その各外形線の変化点の近遠心の落差を読み取る

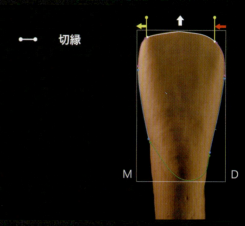

04 | 側切歯の特徴として，中切歯に比べ，切縁の中央隆線がわずかに高くなる（白矢印）．近遠心の位置はわずかに近心方向にずれているがその幅は小さい

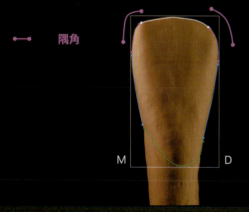

05 | 隅角は切縁から最大豊隆部を結んだ線となり，近心が鋭角で，遠心は近心よりも鈍角である（紫線）

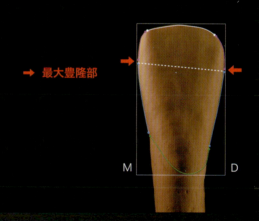

06 | 最大豊隆部（赤矢印）は近心が遠心よりも高い．近心が高い位置で始まり，遠心は低い位置で終わる（白破線）

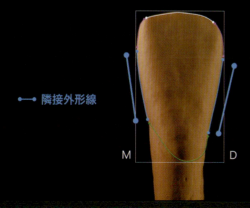

07 | 隣接外形線は，近心は垂直的で，遠心は近心よりも傾斜している

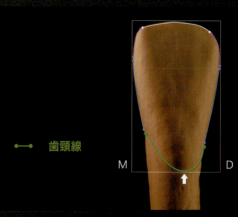

08 | 歯頸線の最下点は遠心寄りに位置している（白矢印）

| PART **1** | 歯の形態をみる | 1-5　下顎側切歯 |

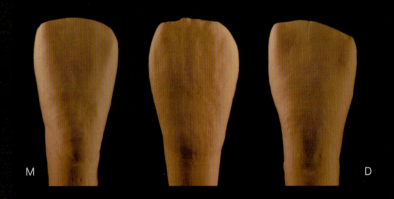

09｜特徴は歯によって様々で，中央の歯は近遠心隆線の発達が弱いオボイド型で，稜線が中央に集まっている．右図はスクウェア（スクウェア・テーパー型）型で隆線は発達し，歯頸部方向に大きく狭窄している

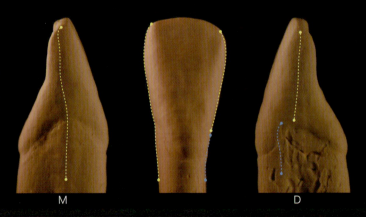

10｜唇側面観での外形線の見えている場所．中切歯と違い外形線は隣接面の中央付近を通り，近心（左図）では切縁から隅角まではやや舌側隆線を通る（黄破線）が，最大豊隆部から歯頸部までは舌側寄りの中央を通る（黄破線）．遠心（右図）は，ほとんどが中央付近を通り，歯冠の狭窄の度合いと歯根形態としては中央が凹む場合が多く，歯頸部付近では唇側隆線を通る場合もある（青破線）．近心と比べると，遠心のほうが近遠心方向に丸みを帯びるため，歯冠は比較的中央寄りを通る

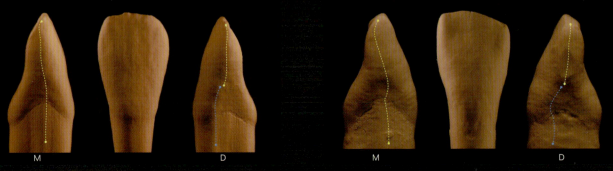

11, 12｜シンプルに見える歯でも，近遠心隆線の隆起が隣接面観からはよくわかる．下顎側切歯も隆線の存在があり，下部トライアングルが広くなってくる

1-5-3 切縁観の外形

下顎側切歯の特徴として，近遠心の3面形成の落差（ねじれ）が中切歯よりも確実に大きい．
さらに歯根形態が歯冠に対して曲がっている

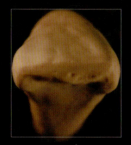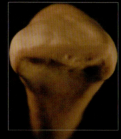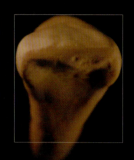

13｜同じ切縁観でも角度が異なると唇側面形態の見え方が大きく変化する

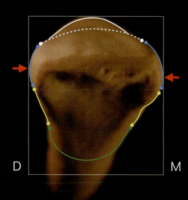

― 固有唇面
― 隅角
― 隣接外形線
→ 最大豊隆部
― 辺縁
― 基底部

14｜近遠心の特徴では中切歯よりも落差が大きくなり，中央隆線の突出によって移行面も差が大きくなる．隣接最大豊隆部は近心ではわずかに舌側隆線にある．遠心は唇舌隆線のほぼ中央にある

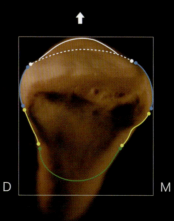

― 固有唇面
　（歯頸部付近）

--- 固有唇面
　（切縁付近）

15｜固有唇面は，基本的には見る角度によって外形線として見える場所が変わる．ここで見ておきたいのは白破線部分で，切縁付近はほぼ平らで，少し中央隆線が出ていて（白矢印），遠心が少し下がり始めている

PART 1　歯の形態をみる　1-5　下顎側切歯

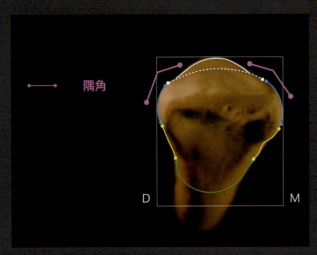

16｜固有唇面（白破線）と隣接外形線（青線）とがなす角を隅角と呼ぶ．中切歯とは逆で，切縁付近では近心が鈍角で，遠心は近心よりも鋭角である（紫線）．しかし，最大豊隆部を超えて根尖側へ向かうと近心が鋭角で，遠心が鈍角になる（20 参照）

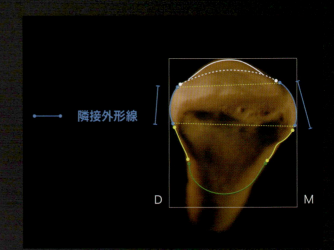

17｜中切歯と比べて特徴が逆になり，近心は傾斜が大きくなるが遠心は垂直に近い（青線）．唇舌の厚みは近心が厚く，遠心が薄い（黄破線）

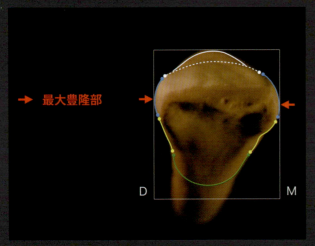

18｜最大豊隆部は近心ではやや舌側隆線寄りにある．遠心では中切歯は舌側寄りだが，側切歯では唇舌隆線のほぼ中央付近にあることが多い

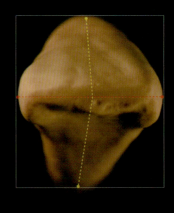

19｜中切歯と比較した側切歯の特徴の一つとして，切縁観では切縁（赤線）に対して歯根形態が「くの字」になっている（黄線）

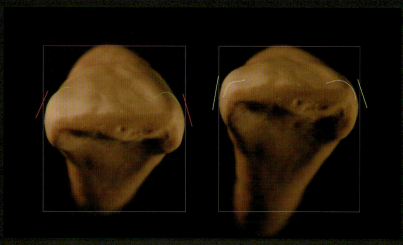

20 | 側切歯の切縁観からの近遠心隅角は，切縁付近（右図）では，隅角が近心よりも遠心のほうが鋭角（白破線）で，隣接外形線（移行面）も，近心よりも遠心のほうが垂直に近い（黄線）．しかし，切縁より少し根尖側に移動して最大豊隆部付近になると（左図），ルール通り隣接外形線は近心が垂直に近くなる（赤線）．隅角も同様に近心が鋭角に戻る（緑破線）

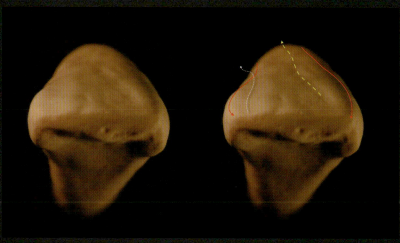

21 | 切縁から見ると近遠心隆線の落差がよくわかる．これは，近遠心の3面形成の違いとも言える（赤矢印）．近心隆線が大きくなり，唇側面溝（黄矢印・破線）が近心隆線に沿って中央部を越えようとしている

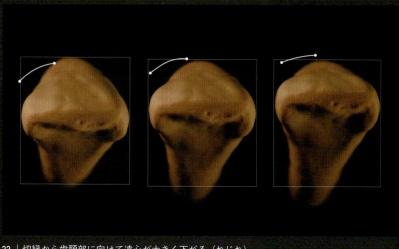

22 | 切縁から歯頸部に向けて遠心が大きく下がる（ねじれ）

PART 1 歯の形態をみる | 1-5 下顎側切歯

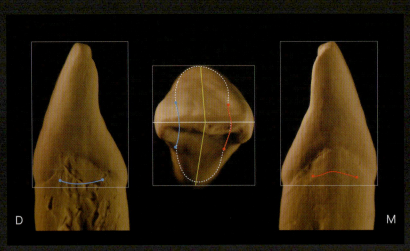

23 | 中切歯と比較した側切歯の特徴の一つとして，切縁観では切縁（白線）に対して歯根形態が「くの字」になっている（黄線），歯根の断面イメージ図（白破線），近心が凸（赤線）で遠心は凹になっている（青線）

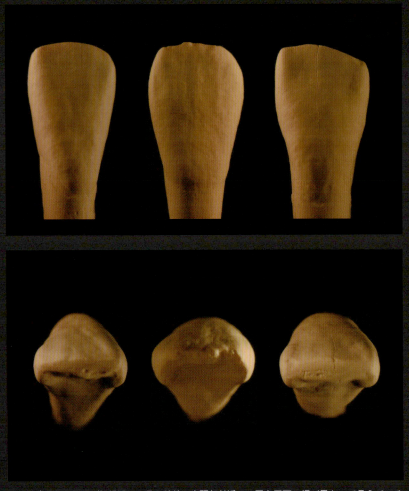

24, 25 | 唇側面観及び切縁観から見た稜線．歯頸部付近での固有唇面の幅が異なって見えている．切縁観では中切歯よりも近心隆線が大きくなり，中央隆線と重なり合うように見え，遠心隆線が小さく見える

1-5-4 隣接面観の外形

隣接面観では基本的に近遠心方向から見える3面形成を観る．下顎前歯は形態がシンプルで軽視していまいがちであるが，近遠心のわずかな差を見極め，決して逆の表現にならないように注意したい

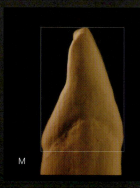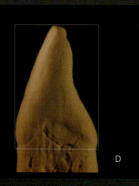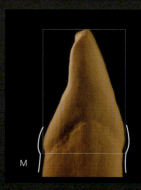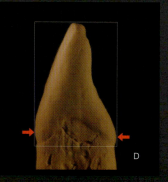

26，27｜カントゥア（白線）は中切歯に比べスムーズである．最大豊隆部は，中切歯に比べ突出は小さく，低い（注：唇舌側面の最大豊隆部と3面形成の変化点とは位置が異なる）

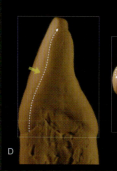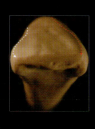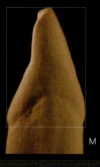

28｜3面形成の近遠心の落差．側切歯は中切歯に比べ3面形成は近遠心で落差が大きい．特に遠心の3面形成は中央から歯頸部にかけてストレート，もしくは少し凹む（黄矢印）こともある．この現象が「切縁から見たねじれ」と言われる

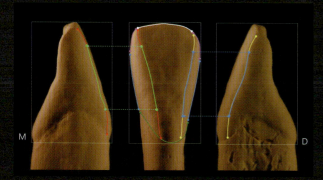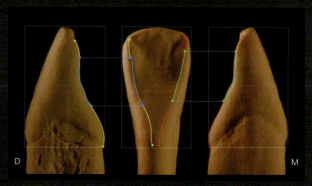

29｜3面形成の変化点は近心と遠心で中切歯よりも落差があり，唇側面観での曲線変化と隣接面観の3面形成とが似た位置になっている

30｜舌側面観での辺縁隆線の曲線変化点と，隣接面観の3面形成の変化点とが同じ位置関係を表す

1-5-5 稜線

下顎切歯は隆線の隆起が小さいので，稜線の流れが形に大きく影響する

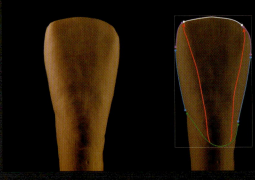

31｜中切歯に比べて稜線の位置が中央に寄ってくる．稜線が狭窄することで，移行面は広くなる．さらに，中切歯に比べて狭窄が大きく，根尖側に向かって遠心寄りに流れている（32の緑矢印）

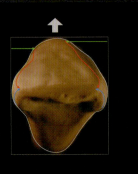
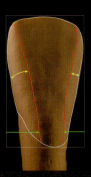

32｜歯頸部側で近遠心稜線（赤矢印）が中切歯よりも狭窄する．中央隆線が唇舌方向に厚くなり始めて突出する（白矢印）ことで，歯頸部付近は丸みを帯び始め，近心稜線が中央に寄り，さらに近心隆線も大きくなり，歯頸部付近では全体が遠心側に寄り始めている（緑矢印）．歯根幅よりも稜線が大きく内側に寄ることで移行面の幅が広くなる（黄矢印）

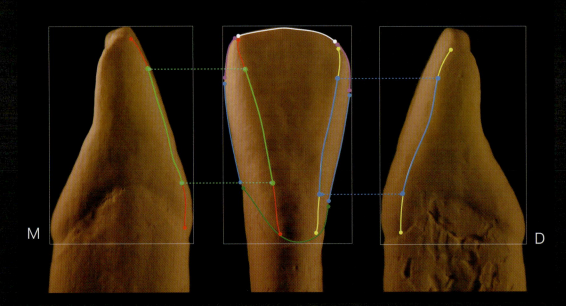

33｜稜線は3面形成と同じと言えるので，唇側面から見える近遠心的屈曲点と隣接面間での唇舌的屈曲点は似た位置になっているのがわかる

1-5-6 移行面

側切歯は中切歯と比べると，歯冠幅と歯根幅の比率は大きいので外形線の狭窄も大きく，近遠心隆線も中切歯よりも狭窄している．中央隆線が唇舌方向に厚くなり始め，突出することで歯頸部付近は丸みを帯び，近遠心稜線が中央に寄ってくる．歯根幅よりも稜線が大きく内側に寄ることで移行面の幅が広くなる

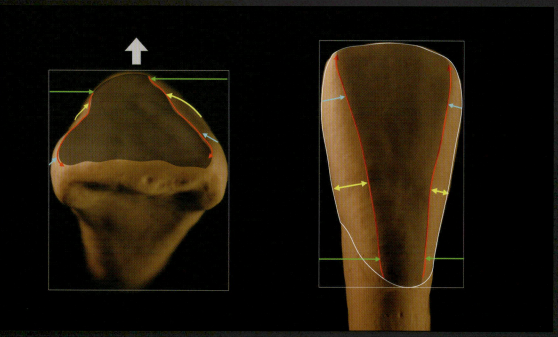

34｜歯頸部側で近遠心稜線（赤矢印）が中切歯よりも狭窄するため，近心の移行面の幅が大きくなる（黄矢印）．しかし，中央隆線の歯頸部側隆起（白矢印）による近遠心稜線が不明瞭になり，中央に寄ってきているように見えているとも言える．歯頸部付近は丸みを帯び始め，近心稜線が中央に寄ってくる（緑矢印）

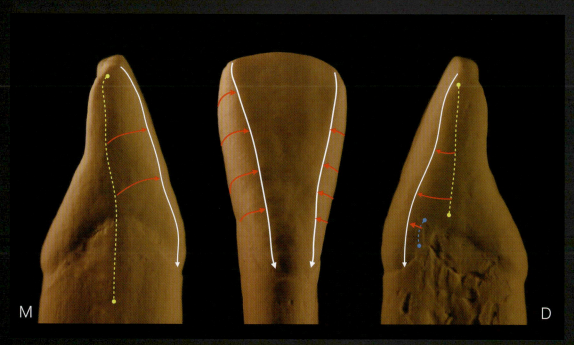

35｜唇側外形線（黄破線）から稜線（白矢印）までが移行面（赤矢印）で，その移行面の形態を再現することが隆線を表現することになる

PART 1 | 歯の形態をみる | 1-5 下顎側切歯

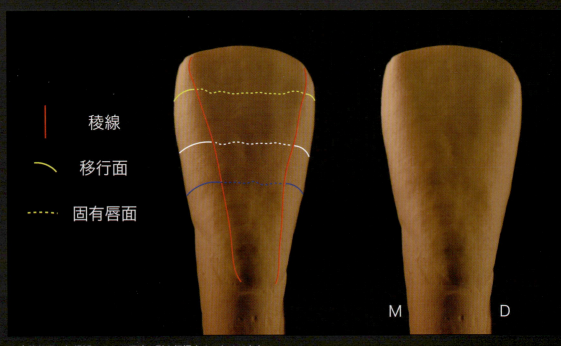

稜線
移行面
固有唇面

36 | 移行面は切縁観からしか正確に形を把握することはできない

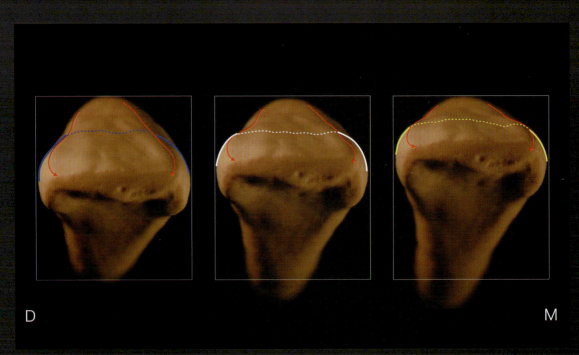

37 | 切縁観から見た移行面形態は，見る角度が異なると形態の見え方も大きく変化する．見たい移行面の位置と切縁観の角度を意識することが大切である

1-5-7 唇側面溝

唇側面溝は隆線が存在することで現れるもので，溝が主になって存在することはなく，隆線が生まれることで溝も生まれる．よって，溝は隆線に沿って流れる

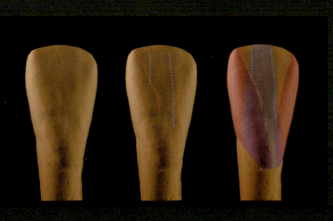

38｜唇側面溝．溝は隆線に沿って流れる

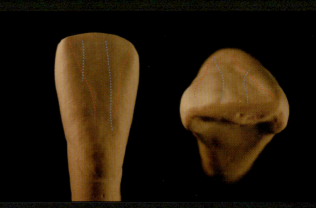

39｜切縁から見ると隆線の流れに沿って流れている溝がよくわかる

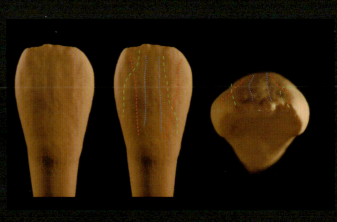

40｜近遠心隆線の隆起が小さく全体に丸みを帯び，唇側面溝の主溝と副溝の差がなくなっておりわかりにくい

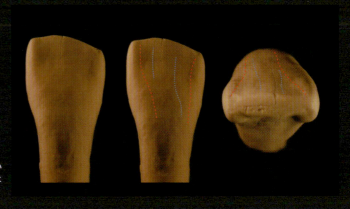

41｜切縁半分は隆線がはっきりしているので唇側面溝もはっきりしているが，歯頸側半分は狭窄が強く，中央隆線の隆起が大きいので唇側面溝はほぼ見えない

1-5-8 隣接面溝

側切歯の隣接面形態は，唇側面の近遠心綾線が歯根幅よりも大きく内側に入り込むので，
最大豊隆部が歯冠中央で，近心では歯根形態が中央の豊隆部と歯冠のスムーズな流れになっている．
遠心は近心よりも歯冠中央で丸みを帯びて溝はなく，歯頸部付近で唇舌隆線に分かれている

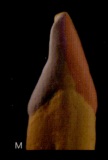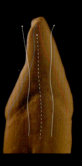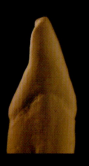 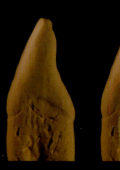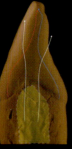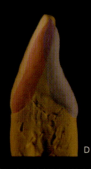

42｜近心では歯根形態の中央豊隆部と歯冠へのスムーズな流れになっている（白破線）．唇舌隆線が近心でも重なり合い（左図），溝はほぼ存在せず，中央豊隆部に沿って唇舌にぬける（白矢印）

43｜遠心は近心よりも唇舌隆線の重なりが大きくなり（右図），切縁から歯冠中央で丸みを帯び，溝はなく歯頸部付近で唇舌隆線に分かれ，中央豊隆部に沿って唇舌にぬける（白矢印）．隣接歯根面は近心ほどの縦の隆起はなく，中央が少し凹んでいる（黄エリア中央）

1-5-9 ぬけ

ぬけは，中切歯では切縁側の唇側面や舌側面等に現れる隆線を跨ぐような溝で，歯頸部側でのコンケイブラインと似ている．
コンケイブラインは中央隆線の影響が大きいが，ぬけは隆線の屈曲によって現れる．
側切歯では近心隆線が強く，太くなり，切縁側では隆線を跨ぐようなぬけは見えにくくなる．
遠心では，切縁側は隆線が退化傾向にあり，短く痩せていき，ぬけは遠心隆線と副隆線の間を通ることが多い

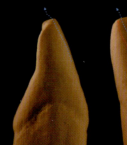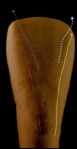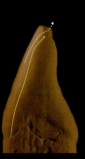 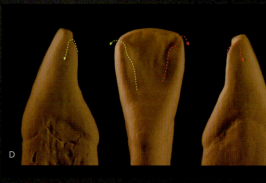

44｜遠心隆線は下がり，切縁側は細くなっている．隣接から見ると，3面形成が切縁側で舌側へ大きく屈曲する（右図，黄矢印）．その変化と同じところから隆線が細くなり，3面形成の屈曲が大きいとぬけが強く出やすい（白矢印・破線）．近心は切縁まで隆線がしっかり流れているのでぬけは見えない（青破線）

45｜舌側面のぬけは，内側から外側へ乗り越えていく．近心が高く遠心が低い位置でぬける（赤，黄破線）

1-5-10 隆線

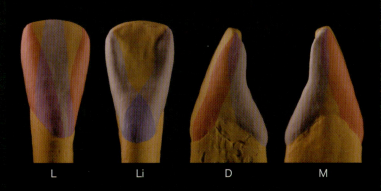

46 | 唇側面観では近心，中央，遠心の3つ，舌側は近心，遠心の2つがある

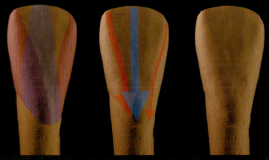

47 | 唇側面観．狭窄と共に遠心に少し流れている．隆線は3つで切縁から流れ歯頸部で重なり合うが，3つの隆線は歯頸部までしっかりと存在する．しかし，中切歯と比べると，側切歯は近遠心隆線の大きさに変化が現れる．近心隆線と中央隆線が大きくなって重なり合いつつあり，遠心隆線は細く，ねじれと共に遠心へ流れていく．この特徴が遠心に流れているように見せている

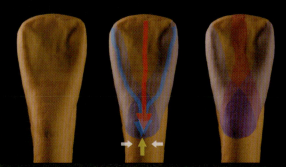

48 | 舌側の中央隆線と近遠心隆線は，基底部で一塊になる（右図）．唇側面と違って舌側の根形態も細く（白矢印），1つの隆起（角）しかない（黄矢印）

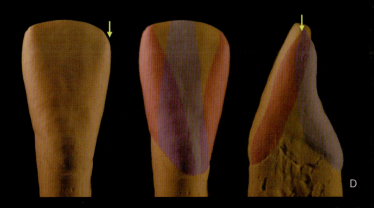

49 | 唇側の遠心隆線は，切縁隅角で細く，鋭くなって根尖側に下がり始める（黄矢印）

PART 1 歯の形態をみる　1-5 下顎側切歯

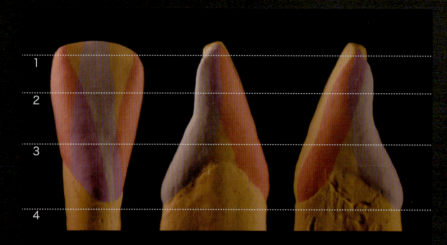

50 | 歯を輪切りにする．（1）〜（4）は 51 の断面形態に対応する

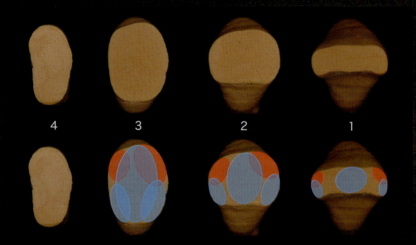

51 | 側切歯は中切歯に比べ，近遠心隆線に落差が生まれて遠心隆線が小さくなり始め（2），中央隆線と近心隆線との重なりが大きくなり始める（3）．歯根は「くの字」になり始め，隣接面は近心が凸，遠心が凹になっている（4）

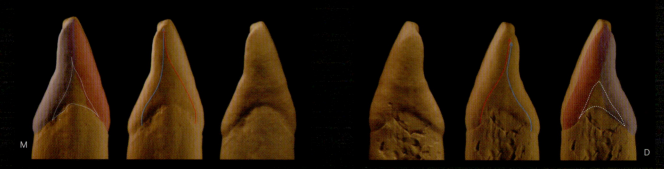

52, 53 | 同一被写体を異なるライティングで観察する．両図とも中央の歯は横からライトが当たっているので縦の隆線がよく見える．52 の右，53 の左の歯では上から当たっているので横の隆線がよく見える．唇舌隆線の重なりが丸みを生んでいる（52 の左，53 の右の歯における紫のエリア）．下部鼓形空隙が縦に長く見える（白破線）

1-5-11 コンケイブライン

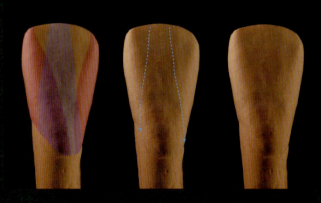

54｜コンケイブラインは複合的要素から現れるが，最も大きい要素が，中央隆線の存在とその大きさである．中央隆線の両端に現れ（青破線），近心側よりも遠心側に強く現れるのは，遠心隆線が近心隆線よりも細いので中央隆線に負けてしまうためである．中切歯に比べると中央隆線が唇舌に突出し大きいので，コンケイブラインが現れやすい

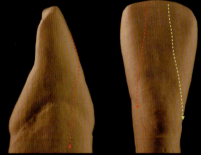 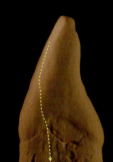

55｜コンケイブラインは中央隆線の突出，近遠心隆線の3面形成，狭窄等によってできている．特に，側切歯，犬歯と中央隆線の歯頸部側で唇舌径が厚く，太くなるにつれ，コンケイブラインは目立つようになる

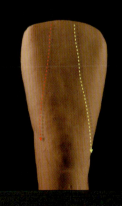 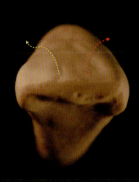

56｜切縁から中央隆線の流れと近遠心隆線の凹みを見ることで，コンケイブラインの流れを見ることができる

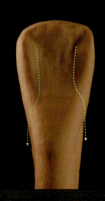 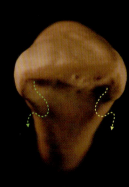

57｜舌側コンケイブライン．舌側の近遠心辺縁隆線は大きく屈曲しているのでその凹み部分を通り，基底部の両端を通っている

PART 1 | 歯の形態をみる | 1-5 下顎側切歯

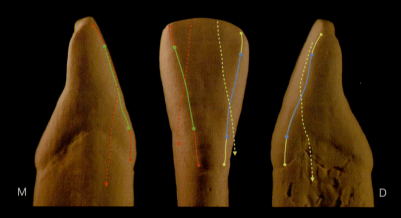

58 | 3面形成の変化点．コンケイブライン（赤，黄破線）は3面形成の中央部分の一面（近心：緑線，遠心：青線）の中を横切り，3面形成の境目（稜線の丸点部分）は横切りにくい

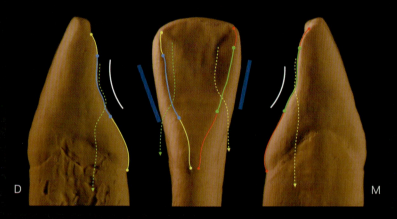

59 | 舌側のコンケイブラインは近遠心辺縁隆線のくぼみの部分を通っている．隣接面では辺縁隆線のくぼみ（白線），舌側面では基底部手前の狭窄のくぼみを通る（青線）

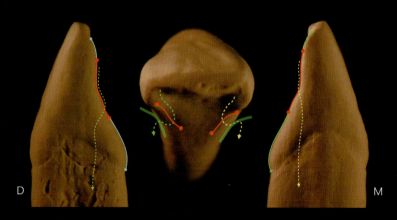

60 | 切縁観でも基底部手前の狭窄のくぼみを通っている（緑線）．舌側面での辺縁隆線の曲線変化と隣接面観の3面形成の変化とが同じ位置になっている．コンケイブラインは辺縁の中央部分の一面（赤線）の中を横切り，3面形成の境目（稜線の丸点部分）は横切りにくい．舌側面観での辺縁隆線の曲線変化と，隣接面観の3面形成変化とが同じ位置になっている．コンケイブラインは辺縁の中央部分の一面（赤線）の中を横切り，3面形成の境目（稜線の丸点部分）は横切りにくい

1-5-12 清掃性

隣接面における移行面を見る場合に唇側隆線（赤線）と舌側隆線（青線）にサベイングライン（赤，青線）を引き，そこから各移行面を見ることで清掃性のある形態が見えてくる．さらに，歯冠軸方向にサベイングラインを引くことで（白破線）カントゥアのアンダーカットを見ることができる

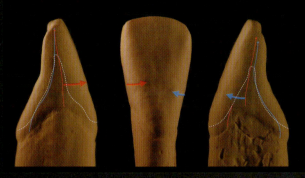
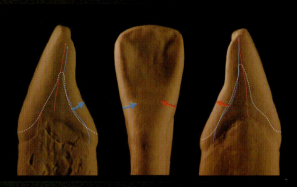

61 | 下部鼓形空隙では，近遠心の唇側隆線の最大豊隆部（赤線）はおおよそ唇側からは外形線として見える．この位置とそこからの移行面形態が重要になる（赤，青矢印）

62 | 下部鼓形空隙では，舌側隆線の最大豊隆部（青線）の位置とそこからの移行面形態が重要になる（赤，青矢印）

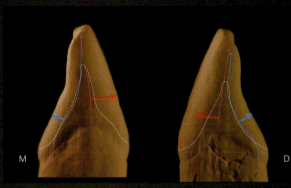

63 | 隣接面観の唇舌隆線のサベイングライン（唇側隆線：赤矢印，舌側隆線：青矢印）．唇舌隆線の間の下部鼓形空隙では，スペースは狭く歯頸部付近が少し広がっている．赤・青線，白破線の外側にアンダーカットはなく，唇舌鼓形空隙でオープンになっている．しかし，その内側にはアンダーカットが存在する

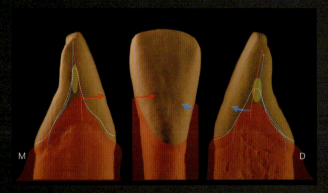
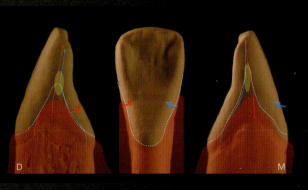

64, 65 | 隣接面観の唇舌隆線のサベイングライン（唇側隆線：赤矢印，舌側隆線：青矢印）．唇舌隆線の間の下部鼓形空隙は，スペースが狭く歯頸部付近が少し広がっている．しかし，アンダーカット部分は歯肉があり，それ以外の部分はさらに小さくコンタクトポイント（黄エリア）があるので，清掃性は優れている

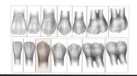

PART 1
歯の形態をみる
1-6 下顎犬歯

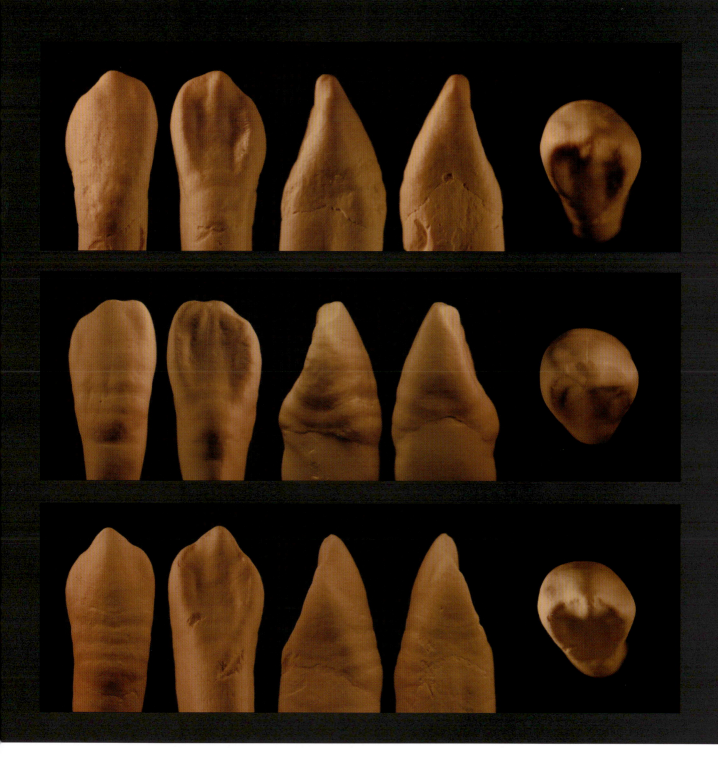

PART 1 歯の形態をみる　1-6 下顎犬歯

1-6-1 下顎犬歯の外形

犬歯は，切歯とも臼歯とも異なる形態を呈し，咬合関係においても前歯・臼歯を共に守る役割を持つ．さらに前歯（切歯）～臼歯への形態変化を取り持つ役割も兼ねており，形態の特徴もその役割に準じる．隣接面観での3面形成の傾斜角と尖頭の位置が，下顎では中央から舌側寄りにある場合がある．一概には言えないが，上下顎の咬合関係（干渉面）からも考えることができる

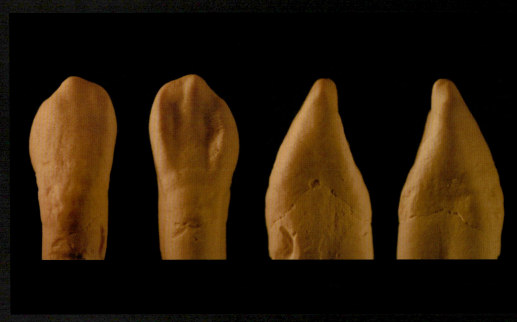

01 | 本項の解説に用いる下顎犬歯のサンプル模型

1-6-2 唇側面観の外形

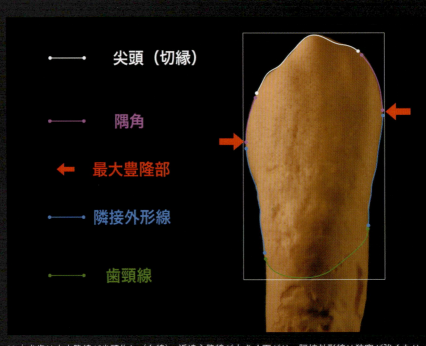

02 | 犬歯は中央隆線が尖頭化し（白線），近遠心隆線が大きく下がり，隣接外形線は狭窄が強くなり（青線），歯頸線最下点は中央付近からやや遠心にある

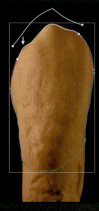
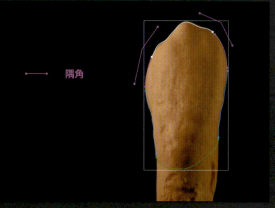

03 ｜尖頭は近心側が遠心側より短い．遠心側にはほとんどの場合，副隆線が存在し若干の突出が見られる．しかし，上顎犬歯とは異なり，遠心の副隆線は遠心隆線とが分離しきれていない状態がほとんどである．ここでは一応，副隆線と遠心隆線が2つとも存在した形で捉える（白矢印）

04 ｜中央隆線の尖頭化によって隅角が根尖側に大きく下がっていく．近心の位置が高く，遠心が近心よりも低い．隅角は切歯と同様に近心が鋭角で，遠心が近心よりも鈍角である

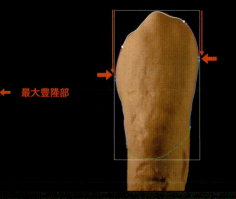
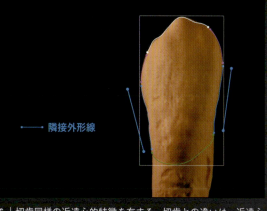

05 ｜最大豊隆部は近心が遠心よりも高い．近心が高い位置で始まり，遠心は低い位置で終わる（赤矢印）．中切歯同様の近遠心的特徴を有する．特に最大豊隆部の落差が大きい

06 ｜切歯同様の近遠心的特徴を有する．切歯との違いは，近遠心の特徴の落差と傾斜が大きいことである．隣接外形線の位置が大きく下がっている

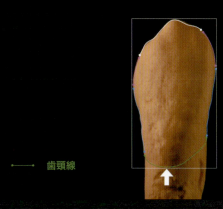

07 ｜歯頸線は近心の高い位置から遠心の低い位置にあり，最下点は中央付近で近心寄りや遠心よりにあり様々である．この歯では遠心寄りにある（後掲のサンプル写真でも様々であることがわかる）

PART 1 | 歯の形態をみる | 1-6 下顎犬歯

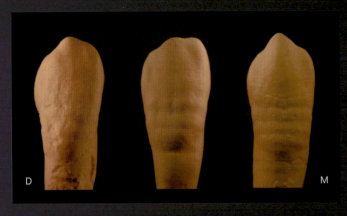

08 | 特徴は歯によって様々である．犬歯は意外と唇側正面観から形態を見られることが少なく，いわゆる正面観（フェイシャル）から見ることが多い

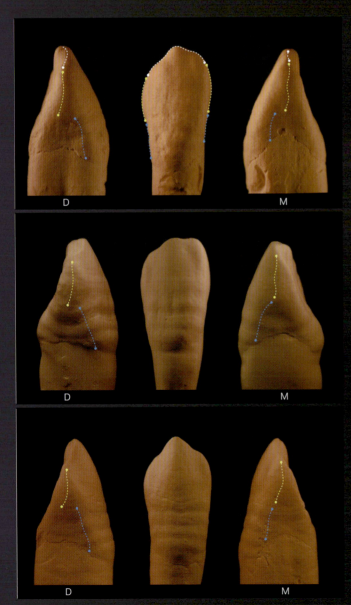

09〜11 | 唇側面観での外形線の見え方．切歯とは異なり，外形線は尖頭から隅角までが切縁（白破線）で，隅角からは，近心は唇舌隆線が重なっている中央付近まで中央を通り（黄破線），そこから歯頸部まで唇側隆線を通る（青破線）．遠心は隅角から最大豊隆部まで舌側隆線を通り（黄破線），最大豊隆部から歯頸部まで唇側隆線を通る（青破線）．近心と比べると，遠心のほうが唇舌方向に丸みを帯びるため，比較的中央寄りを通る

1-6-3　切縁観の外形

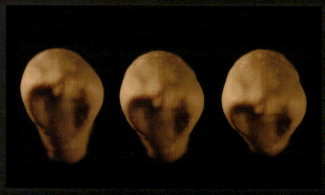

12｜切縁観から見る角度の違いから唇側中央隆線の近遠心斜面の変化を見ることができる

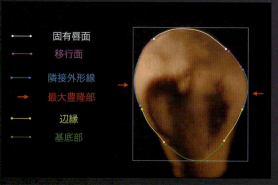

13｜切縁観からの外形線のポイント

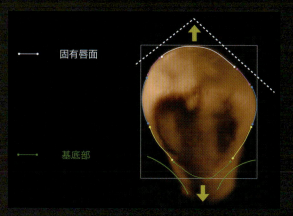

14｜唇舌径が長くなり，厚みが大きくなり（黄矢印），近遠心の形態に落差が目立つ．中央隆線の突出によって移行面も近遠心の差が大きくなる．移行面に近遠心斜面ができ始め，屋根のような形になり遠心斜面が長くなりやすい（白破線）

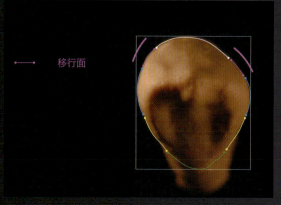

15｜移行面は，近心は縦になり，遠心は近心よりも傾斜している（紫線）

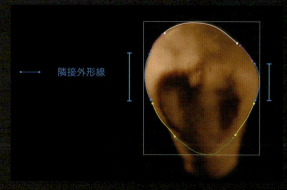

16｜唇舌の厚みは，近心が厚く，遠心が薄い（青線）

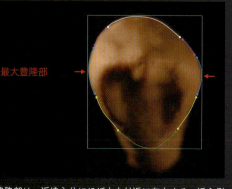

17｜最大豊隆部は，近遠心共にほぼ中央付近に存在する．近心側では唇舌隆線の大きいほうに最大豊隆部が移動する．比較的に唇側隆線が少し大きいことがあるが，大差はない．遠心側は，基本的に中央付近に位置するが，最大豊隆部は舌側隆線でできている

PART 1 　歯の形態をみる　　1-6　下顎犬歯

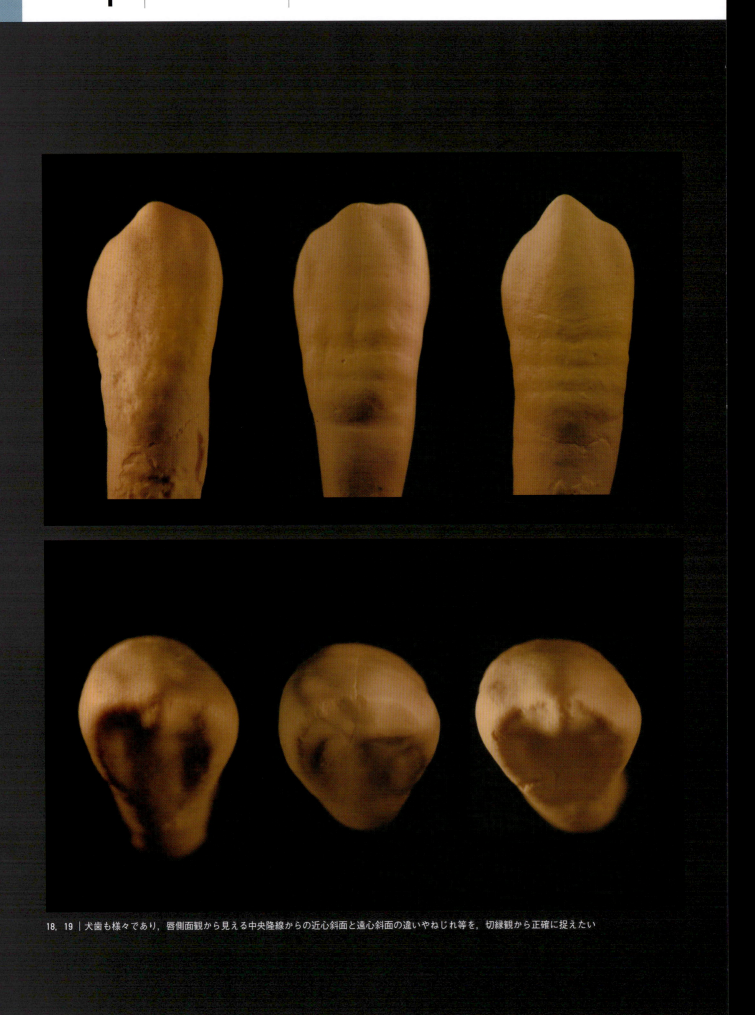

18, 19 | 犬歯も様々であり，唇側面観から見える中央隆線からの近心斜面と遠心斜面の違いやねじれ等を，切縁観から正確に捉えたい

1-6-4 隣接面観の外形

隣接面観では，犬歯になると唇側中央隆線が突出してくるので，中央隆線の3面形成も重要で，特に近遠心の3面形成を見ることが重要になる．これは非常に見分けにくい

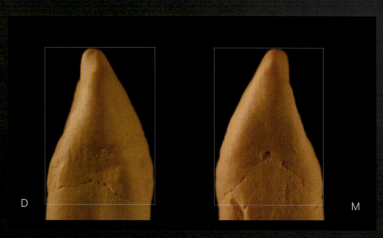

20｜近遠心隣接面観．外形線に差はないが，舌側の辺縁隆線に外形線の違いがある

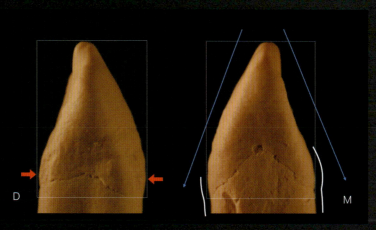

21｜犬歯は唇舌方向に厚くなる．歯頸部方向に底辺が広がる（青矢印）と，歯頸部のカントゥアは小さくなる（白線）．最大豊隆部の位置も低い（赤矢印）

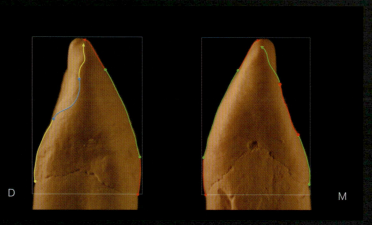

22｜唇側外形線は近遠心側のどちらから見ても中央隆線を現す．舌側は近遠心の辺縁隆線を現す．犬歯の近心側は側切歯，遠心側は第一小臼歯と隣接するため，近遠心の辺縁隆線の形態が大きく異なる．特に遠心の辺縁隆線（青線）は第一小臼歯と隣接するため大きく辺縁が下がり，ある程度横向きになり小臼歯と辺縁を揃えている

1-6-5　3面形成

近遠心隆線（稜線）の3面形成と位置関係を見る

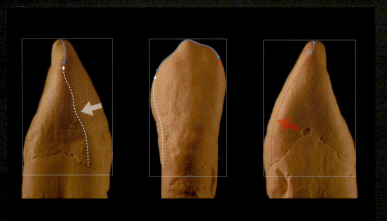

23 | 近遠心の3面形成は大きく異なる．近心は大きくなり，遠心は退化傾向にあって小さくなり，その差が下顎中切歯，側切歯よりも大きくなっている

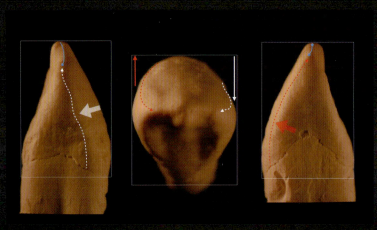

24 | 切縁から見ると近遠心の3面形成が大きく異なる．近心は唇側方向に張り出し（赤矢印），遠心は舌側に凹みやすい（白矢印）

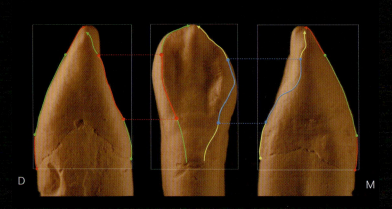

25 | 3面形成の変化点．舌側面観での辺縁隆線の曲線変化点と隣接面観の3面形成の変化点とが同じ位置になっている

1-6-6 舌側面観

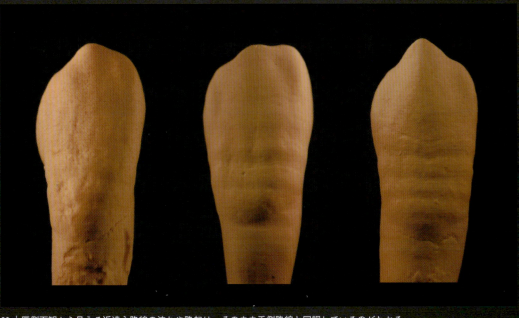

26 | 唇側面観から見える近遠心隆線の流れや隆起は，そのまま舌側隆線と同調しているのがわかる

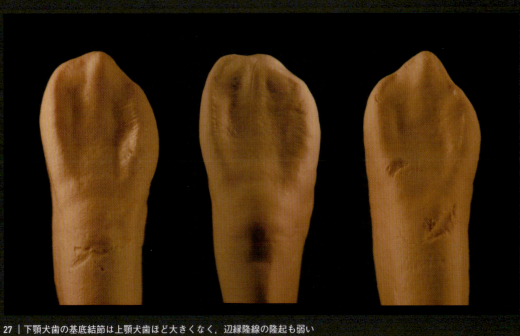

27 | 下顎犬歯の基底結節は上顎犬歯ほど大きくなく，辺縁隆線の隆起も弱い

1-6-7 稜線

犬歯は中央隆線の突出によって唇側面に丸みを帯び，稜線がわかりにくくなりやすい．特に遠心は注意したい

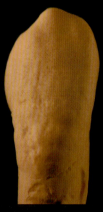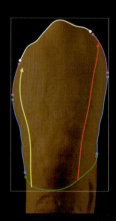

28 ｜ 近心稜線は外形と同じように狭窄する（赤矢印）．遠心稜線は，強い狭窄と3面形成のくぼみによるねじれによって，外形のように中央に向かっての狭窄は少ない（黄矢印）

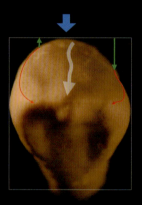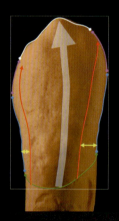

29 ｜ 歯頸部側で近遠心稜線（赤矢印）が切歯よりも狭窄するため近心移行面（黄矢印）の幅が大きくなるが，遠心は狭くなる．しかし，中央隆線の歯頸部側隆起（青矢印）による近遠心稜線が不明瞭になり，近心稜線は中央に寄ってきているよう見えているとも言える．切縁から見ると，歯頸部付近では近遠心稜線の近遠心的位置が全体に遠心方向にずれ，唇舌方向には近心は唇側方向へ，遠心は舌側へとなっており，近遠心でその差が大きい（緑矢印）

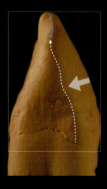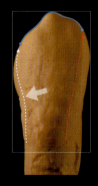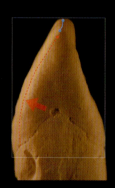

30 ｜ 近遠心稜線は3面形成と同様に隣接面から見ると大きく異なる．近心稜線は丸みを持つが（赤矢印），遠心稜線は，強い狭窄と3面形成のくぼみによるねじれによって，外形のように中央に向かっての狭窄は少ない．どちらかと言うと外側に押し出されている（白矢印）

1-6-8 移行面

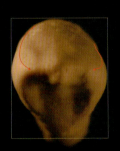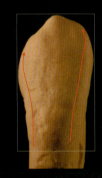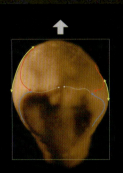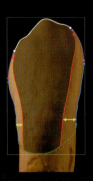

31, 32｜移行面（黄矢印）とは，稜線（赤線）の外側で，稜線から外形線までを指す．近心の移行面は幅があるが遠心は狭い．稜線の項でも述べたように，遠心稜線は強い狭窄と3面形成のくぼみによるねじれによって，外形のような中央に向かっての狭窄は少ない．どちらかと言うと外側に押し出されている．中央隆線が唇舌方向に厚くなり始め突出する（白矢印）ことで，歯頸部付近は丸みを帯び始め，中央隆線が頂点となって近心斜面と遠心斜面ができる

1-6-9 唇側面溝

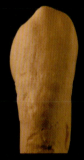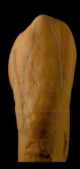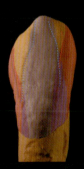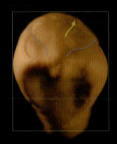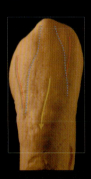

33｜溝は隆線に沿って流れる．中央隆線の遠心側の溝は，比較的強い溝が尖頭から歯頸部まで流れやすい

34｜唇側面溝．溝は隆線に沿って発生する．本図では近心隆線に沿っている（赤破線）．中央隆線の両端（青破線）が走る．隆線はあまり大きく広がってしまうと，その中央に潰れるような凹みや溝ができることがある（黄矢印）

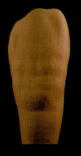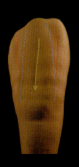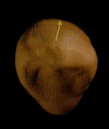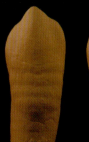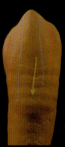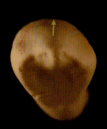

35, 36｜34のルールに則って観察する．切縁観からと一緒に見ることで中央隆線や近遠心斜面の形態がよくわかる

1-6-10 隣接面溝

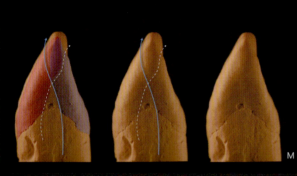

37｜近心面は唇舌隆線の大きさに差がない。さらに隅角での重なりが広いのでその部分は膨らみを作り，溝は目立たないが，どちらかと言うと本図の歯は舌側隆線がわずかに大きく，舌側隆線に沿って唇側に流れている（青矢印）。また唇舌隆線に沿って凹みが流れている．強く流れている溝（青矢印）と弱く流れている唇側隆線の溝（白破線）がある

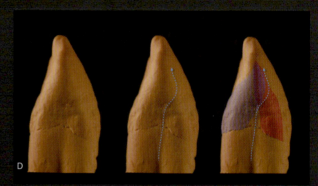

38｜遠心面はほとんどの場合，舌側隆線が強く唇側までせり出すように隅角を作っている（青色のエリア）ので，その隆線に沿って溝が見える（青破線）

1-6-11 ぬけ

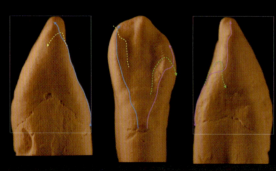

39｜舌側辺縁隆線とぬけ．辺縁に沿っての溝の流れが隅角にかかる部分（近心：青矢印，遠心：紫矢印），隣接に向けてぬけるように流れる凹み（黄矢印・破線，緑矢印・破線）

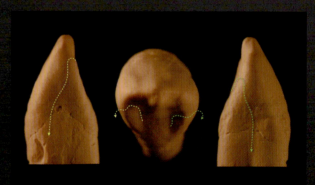

40｜舌側辺縁隆線から隣接面へのぬけが，切縁から見ると隣接面に流れるのがわかる（黄矢印・破線，緑矢印・破線）

1-6-12 隆線

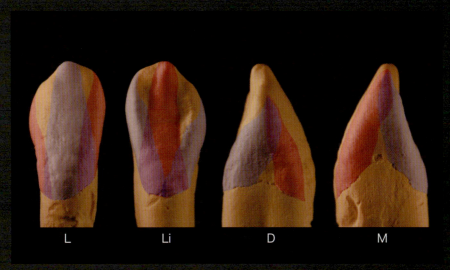

L　Li　D　M

41｜唇側面観では近心，中央，遠心の３つ，舌側面観でも近心，中央，遠心の３つがある

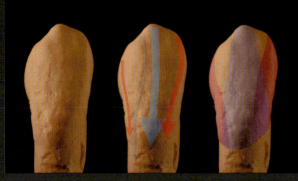

42｜唇側面観．狭窄と共に遠心に少し流れている．隆線は３つで切縁から流れ歯頸部で重なり合うが，３つの隆線は歯頸部までしっかりと流れが存在する．しかし，切歯と比べると，犬歯は近遠心隆線の大きさに変化が現れる．近心隆線と中央隆線が大きくなり重なり合いつつあり，遠心隆線は細くねじれと共に遠心へ流れ小さくなり，遠心隆線だけがほとんど重ならない

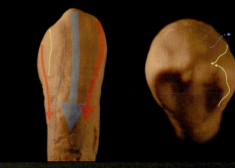

43｜遠心唇側面溝（青矢印・破線）．唇側面観では中央隆線の遠心側に沿って走り，切縁観では尖頭と副隆線（黄矢印）の間から中央隆線と遠心隆線の間を流れている．中央隆線の遠心側の溝は，比較的強い溝が尖頭から歯頸部まで流れやすい．近心隆線と中央隆線が歯頸部で重なり合うが遠心隆線だけがほとんど重ならない．第二小臼歯でも見られる強い裂け目（溝）で中央隆線と遠心隆線を分断するかのようで，大臼歯のような２咬頭化を思わせる

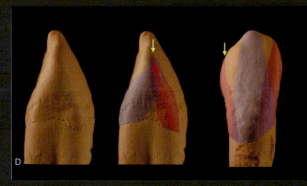

44｜唇側の遠心隆線は隅角で細く鋭くなって，その先は根尖側に下がる（黄矢印）

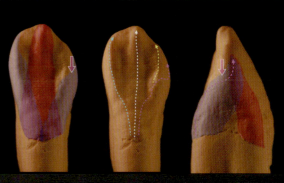

45｜近心，中央，遠心の３つの隆線が重なり合い，大きな基底部ができる（左図）．舌側隆線の特徴は遠心の辺縁隆線が大きく根尖側に下がる（紫矢印）．これは小臼歯と辺縁の高さを揃えるためだと言われているが，上顎犬歯ほど辺縁が水平になることはない．はっきりとした副隆線は上顎犬歯のようには見られず，辺縁隆線と副隆線が同化しかけている（黄破線）

PART 1 歯の形態をみる | 1-6 下顎犬歯

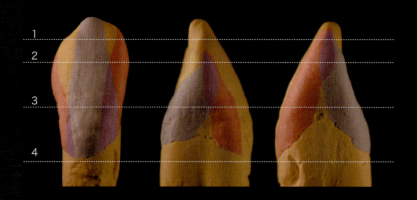

46 | 歯を輪切りにする．(1)〜(4)は **47** の断面形態に対応する

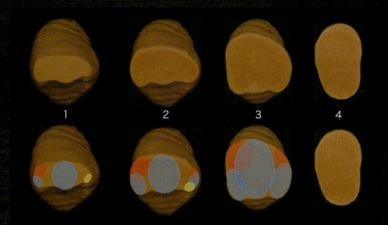

47 | 犬歯は，中央隆線の発達が著しい．さらに近遠心隆線に大きな落差が生まれ，近心の唇舌的厚みと遠心との差が大きく(2)，歯頸部付近(3)では，唇側の近心と中央の隆線が重なり合い，遠心はほとんど重ならない．しかし，上顎犬歯と比べると中央隆線が近遠心隆線と比較しても大きい．歯根(4)は近心面が凸で遠心面は凹になっている

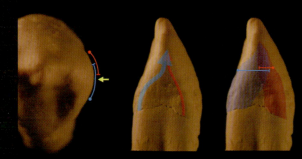 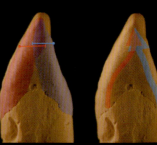 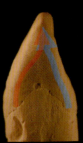 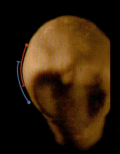

48 | 遠心面．唇舌隆線は最大豊隆部付近で少し重なり（右図），最大豊隆部は舌側隆線でできている（左図の黄矢印）

49 | 近心面は唇舌隆線の大きさに差がない．さらに隅角での重なりが広いのでその部分は膨らみを作り，溝は目立たないが，どちらかと言うと本図の歯は舌側隆線がわずかに大きく，舌側隆線に沿って唇側に流れている（青矢印）．切縁観から見ると形態から，唇側隆線（赤線）と舌側隆線（青線）の重なるところに外形線の変化を見ることができる

1-6-13 コンケイブライン

中央隆線を見ることでコンケイブラインが見えてくる

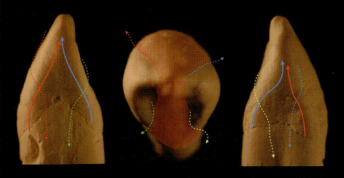

50 | 切縁から見える唇舌のコンケイブラインから隣接への流れが見える．コンケイブラインは複合的要素から現れるが，最も大きい要素が，中央隆線の存在とその大きさである（赤いエリア）．中央隆線が近遠心隆線よりも大きくなれば，コンケイブラインもより顕著になる（各矢印・破線）．犬歯は，唇舌方向に厚みが増すことで舌側にも隆線がはっきりと現れ，基底部も大きくなり，唇舌隆線の両端に現れる溝（各矢印・破線）が，唇舌の近遠心隆線を跨ぐように溝が走ることが一つの特徴と考える

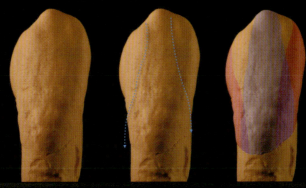

51 | コンケイブラインは複合的要素から現れるが，最も大きい要素が，中央隆線の存在とその大きさである．コンケイブラインは中央隆線の両端に現れ（青破線），近心側よりも遠心側に強く現れる．遠心隆線の弱さがそれを物語る中切歯に比べると中央隆線が唇舌的に突出していて大きいのでコンケイブラインが現れやすい

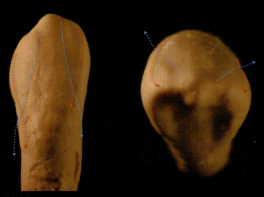

52 | 切縁から見ると，中央隆線と唇側面溝との流れが見える．コンケイブラインは中央隆線，近遠心隆線の3面形成，狭窄等によってできている．特に，側切歯，犬歯と中央隆線の歯頸部側では唇舌径が厚く，太くなるにつれ，コンケイブラインは目立つようになる（青矢印）

PART 1 　歯の形態をみる　　1-6　下顎犬歯

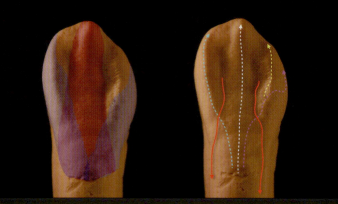

53 ｜舌側隆線の特徴として，遠心の辺縁隆線が大きく根尖側に下がる点がある．これは小臼歯と辺縁の高さを揃えるためだと言われている（紫矢印）．副隆線が存在する（黄破線）

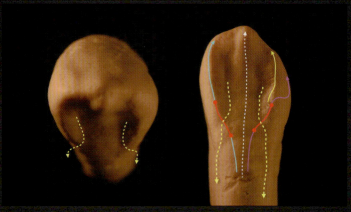

54 ｜舌側コンケイブライン．舌側の近遠心辺縁隆線は大きく屈曲しているのでその凹み部分（赤線）を通り，基底部の両端を通っている（黄破線）

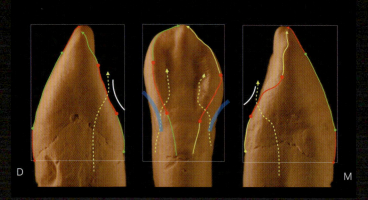

55 ｜3面形成の変化点．舌側のコンケイブラインは近遠心辺縁隆線のくぼみの部分を通っている．隣接面観では，辺縁隆線のくぼみ（白線），舌側面では基底部手前の狭窄のくぼみを通る（青線）．舌側面観での辺縁隆線の曲線変化と隣接面観の3面形成の変化とが同じ位置になっている．コンケイブラインは辺縁の中央部分の一面（赤線）の中を横切り，3面形成の境目（稜線の丸点部分）は横切りにくい

1-6-14 清掃性

隣接面における移行面を見る場合に唇側隆線（赤線）と舌側隆線（青線）にサベイングライン（赤，青線）を引き，そこから各移行面を見ることで清掃性のある形態が見えてくる．さらに，歯冠軸方向にサベイングラインを引くことで（白破線）カントゥアのアンダーカットを見ることができる

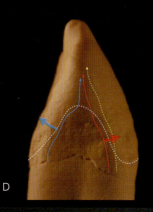
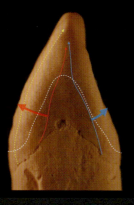

56｜隣接面観から見た下部鼓形空隙における近遠心の唇側隆線の最大豊隆部（赤線）は，おおよそ唇側から外形線として見える．この位置とそこからの移行面形態が重要になる（赤，青矢印）．しかし，犬歯の遠心側（左図）には移行面（赤矢印）はほとんどないので中央隆線の遠心側から外形までを考慮した移行面形態になりやすい

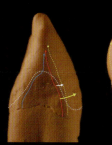
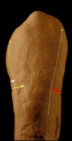
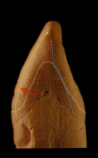
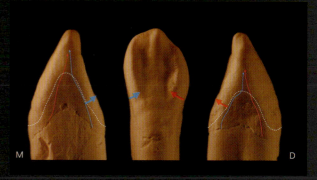

57｜隣接面観の唇舌隆線のサベイングライン（唇側隆線：赤矢印，舌側隆線：青矢印）．唇舌隆線の間の下部鼓形空隙はスペースが狭く，歯頸部付近が少し広がっている．赤・青線，白破線の外側にアンダーカットはなく，唇舌鼓形空隙でオープンになっている．しかし，その内側にアンダーカットが存在する．犬歯の場合，そのアンダーカットエリアは近遠心隅角が根尖側に下がり，その代わり唇舌方向に広がる

58｜下部鼓形空隙では，舌側隆線の最大豊隆部（青線）の位置とそこからの移行面形態が重要になる（赤，青矢印）．その舌側の最大豊隆部の位置が清掃性に関係する

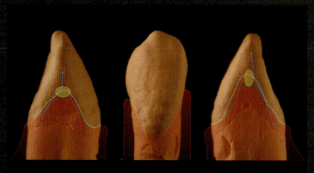
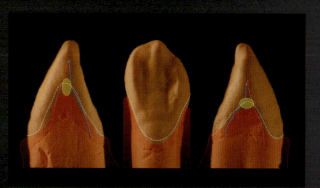

59, 60｜隣接面観の唇舌隆線のサベイングライン（唇側隆線：赤矢印，舌側隆線：青矢印）．唇舌隆線の間の下部鼓形空隙は，スペースが狭く歯頸部付近が少し広がっている．しかし，アンダーカット部分は歯肉があり，それ以外の部分はさらに小さくコンタクトポイント（黄円形）があるので清掃性は優れている

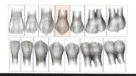

PART 1
歯の形態をみる
1-7 上顎第一小臼歯

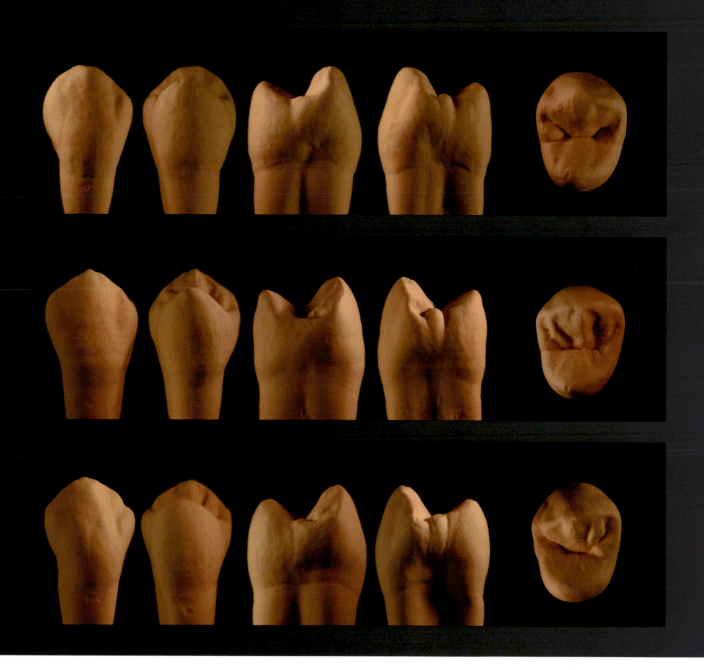

PART 1 歯の形態をみる 1-7 上顎第一小臼歯

1-7-1 上顎第一小臼歯の外形

上顎第一小臼歯は，犬歯と隣接し頬側と舌側の2咬頭になる歯である．近心の形態が犬歯の遠心とスムーズな流れになるように形態が変化し，近心の最大豊隆部の位置（辺縁隆線）が低い

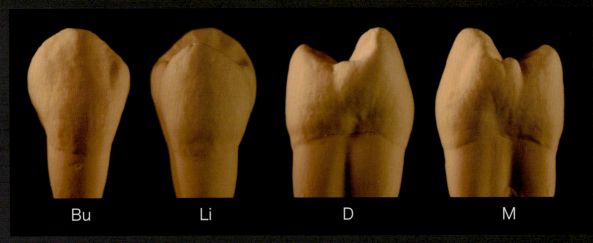

01｜本項の解説に用いる上顎第一小臼歯のサンプル模型

1-7-2 頬側面観の外形線

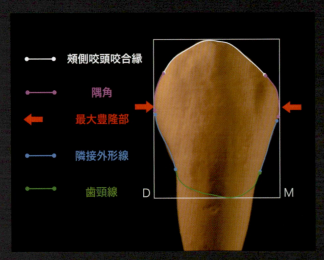

02｜頬側面観の外形線では咬頭頂から頬側咬頭咬合縁（白線），隅角（紫線），最大豊隆部（赤矢印），隣接外形線（青線），歯頸線（緑線）に分けて特徴を見ていきたい

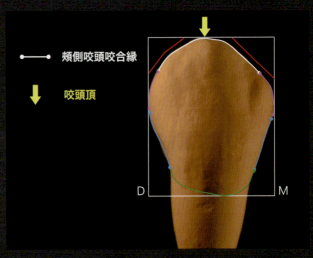

03｜頬側咬頭の外形線では，咬頭頂はほぼ中央部や，やや遠心よりに存在することがある（黄矢印）．咬頭頂から近遠心咬合縁は近心が長く，遠心が短い（白線）．形は近心が直線的で，遠心は副隆線の存在なので凸になりやすい（赤線）

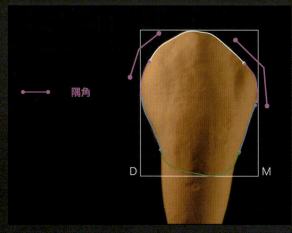

04｜隅角は前歯同様に近心が鋭角で，遠心が近心よりも鈍角である．しかし，前歯のように近心が高く遠心が低いと言うほどの落差がない．あえて低いのは，犬歯の遠心の辺縁と高さを揃えるためとも言われている．これは，最大豊隆部にも同じことが言える

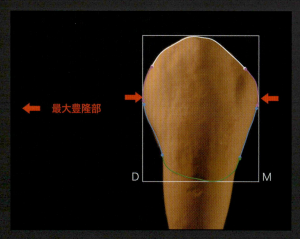

05｜近遠心の最大豊隆部にはあまり落差が見られない（赤矢印）

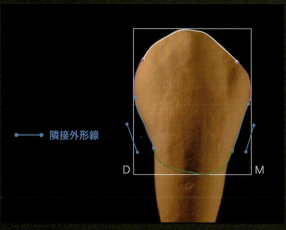

06｜近遠心の隣接外形線は通常，近心が垂直的で遠心は近心よりも傾斜しているが，上顎第一小臼歯はその差が小さい（青矢印）

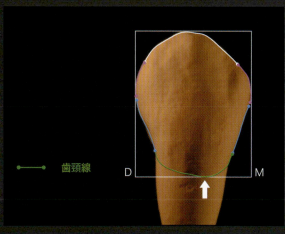

07｜歯頸線の最下点は中央付近から近心寄りにある（白矢印）

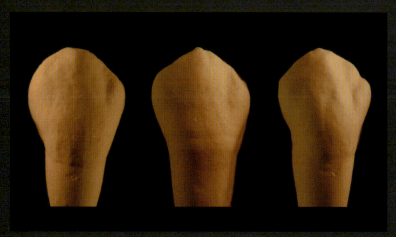

08｜上顎左側第一大臼歯のサンプル．左から，スクウェア型（方形），テーパー型（尖形），オボイド型（卵形）．小臼歯にも様々な表情がある．基本的特徴に大きな変化はないが，中央隆線の大きさや近遠心の落差の違いが表情を変える

PART 1　歯の形態をみる　｜　1-7　上顎第一小臼歯

1-7-3　隣接面観の外形線

上顎第一小臼歯は犬歯から臼歯へと変化する位置にあり，舌側咬頭が出現し咬合面が生まれる．
歯根もはっきりと2根になる（完全に分離はしていないが，明らかに芯は2本あるようにくびれが存在する）．
このくびれが，咬頭と歯根の流れを見る大切な形態である．歯根形態は歯頸線形態を作ることにつながる点で重要である

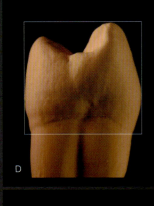
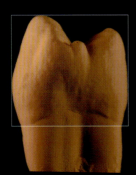

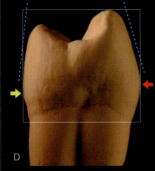
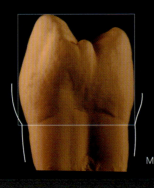

09, 10｜隣接外形線．頬側最大豊隆部（赤矢印）は犬歯と比べるとかなり上方に位置し，そこから咬頭頂に向かって狭窄している（青破線）．舌側最大豊隆部（黄矢印）はかなり歯頸部寄りにあり，そこから咬頭頂に向かって狭窄する（青破線）．カントゥア（白線）では頬側は犬歯と異なり大きく，頬粘膜や食物の流れからの保護や犬歯からの3面形成の流れ等の理由が考えられる．舌側は，機能咬頭でカントゥアが低く，食物の流れと歯槽堤とのスムーズな流れが考えられる

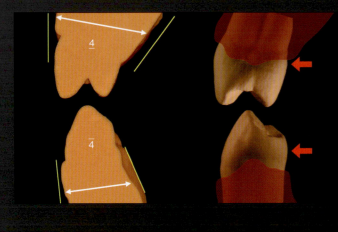

11｜上顎と下顎では歯槽堤の幅が異なる（白矢印）．歯冠形態は歯肉形態との調和，つまり歯槽堤との調和である（黄線）．上下顎の最大の違いは舌側のカントゥアで，最大豊隆部の位置が大きく異なり，上顎は歯頸部に近い．下顎は歯冠中央部に位置する（赤矢印）

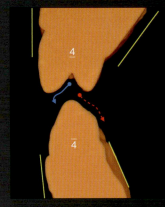
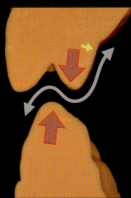

12｜食片は上下顎第一小臼歯の機能咬頭（赤矢印）から頬舌方向に流れるが，機能咬頭外側形態が歯肉（歯槽堤）と調和したスムーズな形をしていることで食片がスムーズに流れ（白矢印），歯頸部付近にあるカントゥアが歯肉への干渉から守っている（黄矢印）．非機能咬頭は，咬頭頂付近に咬合縁があることで食片を外側に流れにくくしているが（青矢印），下顎第一小臼歯では舌側咬頭と近心側固有咬合面が小さく，下顎犬歯に似ていることが多いことから歯頸側に流れやすい（赤破線）

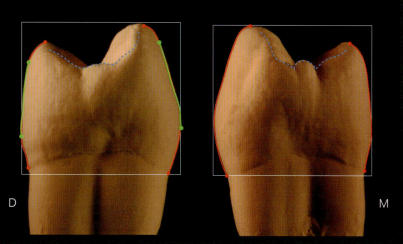

13｜3面形成は近遠心のどちらから見ても中央隆線が見えてしまうので差がない．第一小臼歯では3面形成がはっきりとわかる（赤，緑線）．臼歯の隣接外形線は，近遠心の辺縁隆線（青破線）の形態も重要である．特に高さを誤ると咬合面の咬頭間腔が浅くなり，咬合関係の安定に影響する

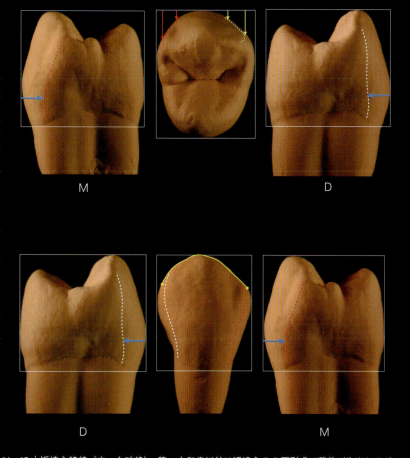

14，15｜近遠心稜線（赤，白破線）．第一小臼歯以外は近遠心の3面形成で落差が生まれるが，ここでは頬側咬合縁も通常のルールに反し，近遠心の特徴がやや逆になっている（黄線）ことが影響し，近遠心の3面形成の位置に変化が少ない（青矢印）．通常，近心稜線の位置は遠心に比べて外側にあるが，これもあまり大差がない．頬側咬合縁と同様に，犬歯の形態に合わせていると考えられる．頬舌的位置も近遠心の差が小さく（14の赤，黄矢印），わずかに近心が舌側寄りにある（赤矢印）

| PART 1 | 歯の形態をみる | 1-7 上顎第一小臼歯 |

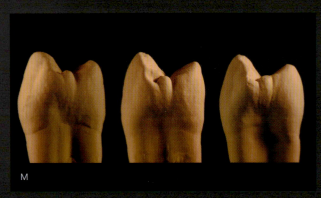 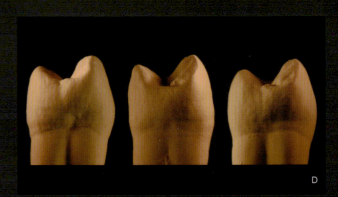

16, 17｜サンプル天然歯の隣接面観．16は近心面，17は遠心面．左から，スクウェア型（方形），テーパー型（尖形），オボイド型（卵形）

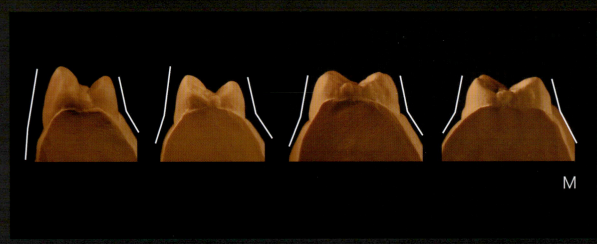

18｜歯槽堤は後続歯に向かうほど広くなり，歯の形態もそれに沿ったスムーズなものになる．ただ，小臼歯も大臼歯も第一歯よりも第二歯のほうが歯は小さいので，頬側面と歯肉との流れが第一歯に比べると少し屈曲している．大臼歯は第一歯と第二歯とで大きさに差がない場合も多いが，代わりに歯槽堤が遠心方向に広がりを持つので，第二大臼歯は流れがやや屈曲している

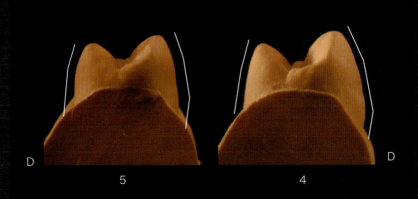

19｜第一小臼歯（右）は第二小臼歯（左）と比べると第一小臼歯のほうが歯頸部方向に広がりが大きく，全体のサイズも大きい

1-7-4　舌側面観の外形

臼歯の舌側面観は，前歯とは異なり舌側咬頭の外形線を見ることが大変重要になる

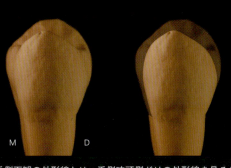

20｜舌側面観の外形線とは，舌側咬頭側だけの外形線を見ることである

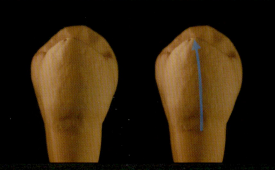

21｜舌側咬頭の咬頭頂は近心側へ傾斜している

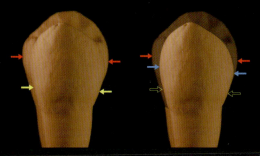

22｜舌側から見た場合，最大豊隆部は頰側咬頭と舌側咬頭に1つずつある．頰側咬頭最大豊隆部を赤矢印，舌側咬頭最大豊隆部を黄矢印で示す．さて，図中右の舌側咬頭最大豊隆部は正しいだろうか？一見すると青矢印の部分が最大豊隆部に見えると思われる……

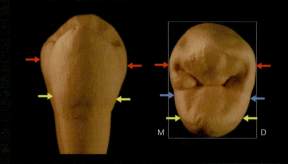

23｜……同じ歯を咬合面から見ると，舌側から見えている舌側咬頭最大豊隆部（青矢印）は，頰側咬頭と舌側咬頭の境目の舌側咬頭部分である

舌側咬頭　サベイングライン

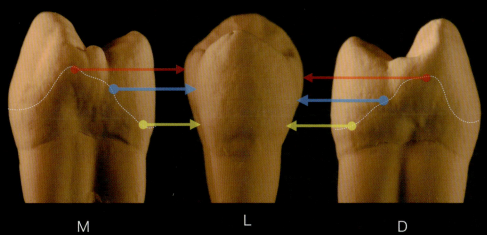

M　　　　　　　　　　L　　　　　　　　　　D

24｜白破線はサベイングラインを示し，最大豊隆部を表す．近遠心の歯冠最大豊隆部（赤矢印）で頰側にあり，舌側咬頭外形は一見すると最大豊隆部が高い位置（青矢印）にありそうだが，舌側に向かうにつれて最大豊隆部が下がっていく（黄矢印）

| PART 1 | 歯の形態をみる | 1-7　上顎第一小臼歯 |

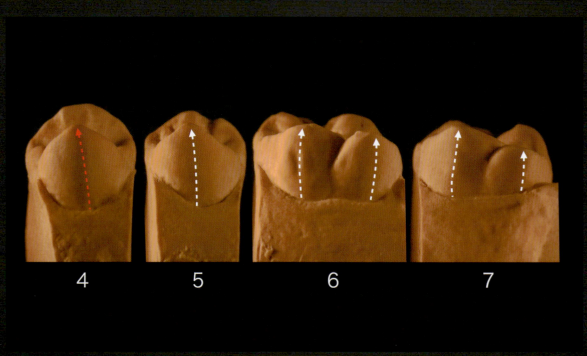

25 ｜ 第一小臼歯の舌側咬頭は，咬頭頂が近心側に位置し，舌側咬頭は近心傾斜している（赤矢印）

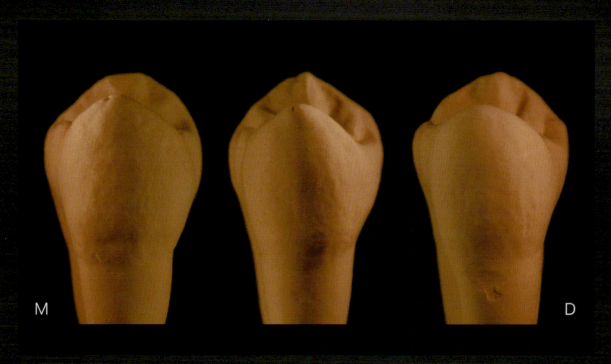

26 ｜ 舌側咬頭の咬頭頂は近心側へ傾斜している．左から，スクウェア型（方形），テーパー型（尖形），オボイド型（卵形）

1-7-5 咬合面観の外形線

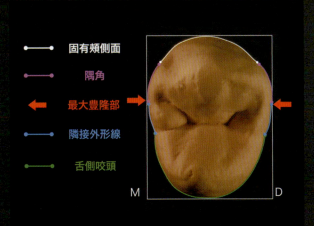

27 | 臼歯咬合面観では，外形線と固有咬合面の2つの外形線として捉える必要がある．前歯唇側面観の外形と稜線の関係も同様と言えるので，咬合面観では形態を捉える場合に前歯と同様に外形線と固有咬合縁を分けて見ることが重要である．ここではまず外形線を見ていく

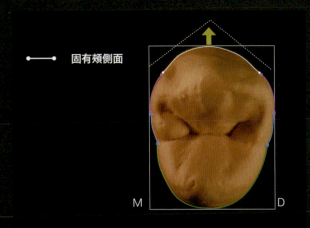

28 | 頬側中央隆線の厚みが大きくなり，近遠心の形態に落差が目立つ（黄矢印）．移行面に近遠心斜面ができ始め，屋根のような形になり，遠心斜面が長くなりやすい（白破線）

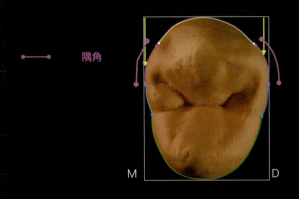

29 | 近心が鋭角で，遠心が鈍角である（紫線）．隅角の位置は，近心では遠心よりも舌側にあることが多い（黄矢印）

PART 1 歯の形態をみる | 1-7 上顎第一小臼歯

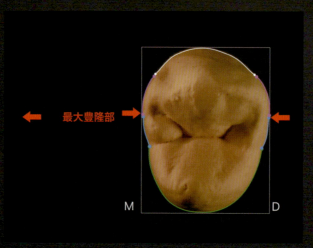

30 | 最大豊隆部は，近遠心の辺縁部分にもあり近心がわずかに頬側寄りで，遠心が中央に近い

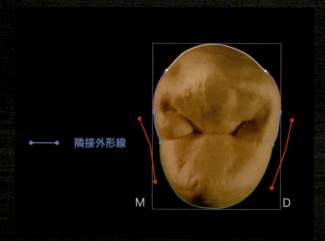

31 | 隣接外形線（青線）は，最大豊隆部から舌側咬頭外形線までを結んだ線（赤線）で見ると，近心は頬舌咬頭の境目から「くの字」に凹み，遠心は頬舌咬頭を境に凸に彎曲する

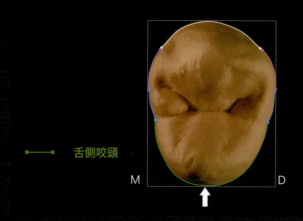

32 | 舌側咬頭最大豊隆部は中央よりも近心側にある（白矢印）ことで，舌側咬頭全体が近心側にある（緑線）

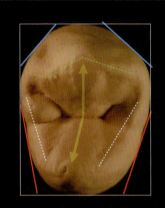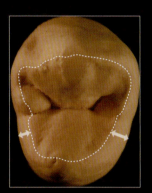

33｜頬側外形線の歯頸部付近の傾斜を見ると近遠心の変化が様々である．本例では近心が立っていて，遠心が近心よりも倒れている（青線）．舌側は全体が近心に傾斜している（赤線）．咬合面頬舌主隆線は主溝を境に近心へと「くの字」に曲がっている（黄矢印）．ここで重要なのは固有咬合縁の位置で，頬側では遠心よりも近心のほうが内側に入り込み（緑破線），舌側は外形線と同様だが，咬合縁から外形線までの移行面は遠心の幅が大きい（白矢印）

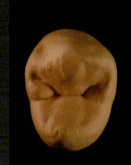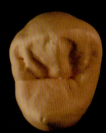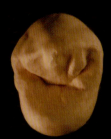

34｜咬合面の形態も様々である．外形では近遠心の頬舌径の落差が大きいものや，副隆線が目立つもの等，頬側咬頭の内斜面は犬歯の舌面とよく似ている．左から，スクウェア型（方形），テーパー型（尖形），オボイド型（卵形）

1-7-6 稜線

稜線は前歯に比べるとわかりづらくなりやすい．犬歯からの後続歯は中央隆線が発達し，中央が突出するので近遠心の稜線（角）が目立たなくなる

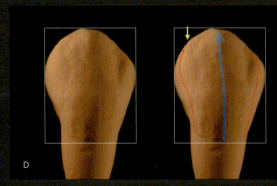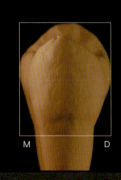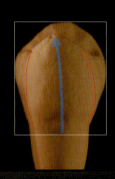

35｜近遠心稜線（赤線）は近心が低く，遠心が高い．しかし，遠心稜線が高いのは犬歯でも同じような現象が見られるが，稜線として見た場合にほぼ副隆線のほうに流れやすく（黄矢印）高い位置になってしまうが，遠心隆線の流れのすべてが副隆線に向かっているわけではない．ゆえにあくまでも稜線として考えたい．中央隆線はやや遠心側に傾くことが多い（青矢印）

36｜舌側咬頭に稜線を引くためには近遠心隆線の存在が必要であるが，名称になるほどの存在としては弱いものの，流れを見ることはできる（赤矢印）．舌側咬頭の咬頭頂は近心側へ傾斜している（青矢印）

1-7-7 移行面

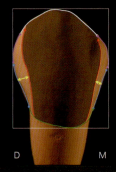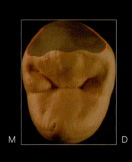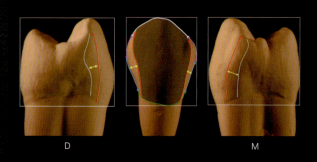

37 | 移行面（黄矢印）とは，稜線（赤線）の外側で，稜線から外形線までを指す．小臼歯になると犬歯よりも中央隆線が歯頸部側でさらに大きくなり，近遠心隆線は目立たなくなるので，咬合面から見ても移行面はほとんど見えない．したがって，稜線なる部分がはっきりせず，中央隆線に押し出される形で固有頰側面が広くなるが，中央隆線の突出により歯頸部付近は全体が移行面とも言える

38 | 頰側から見ると移行面は少ないが，隣接から見ると移行面は隆線の隆起（白線）と共にしっかりとした存在として見ることができる（黄矢印）

1-7-8 頰側面溝

頰側面溝は隆線が存在することで現れるもので，溝が主になって存在することはない．隆線が生まれることで，溝も生まれる．よって，溝は隆線に沿って流れる

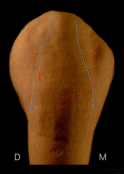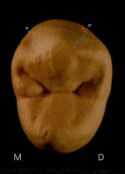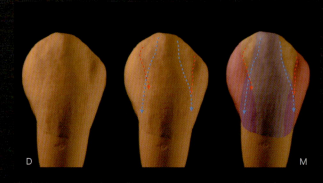

39 | 頰側面溝は隆線に沿って走る．近心（赤矢印）は近心隆線に沿っている．中央は中央隆線の両端に沿って走る（青矢印）．遠心は遠心隆線に沿っている（赤矢印）．溝は隆線に沿って走るので隣り合った隆線の強いほう（太い隆線）に沿って溝が存在することができるので，いかに中央隆線が強いかがわかる

40 | 頰側面観．中央隆線は歯頸部で全体を覆うほど大きく太くなる．しかし，近遠心隆線がなくなるのではなく隆線は存在する．隣接面から見るとよくわかる（44, 45）

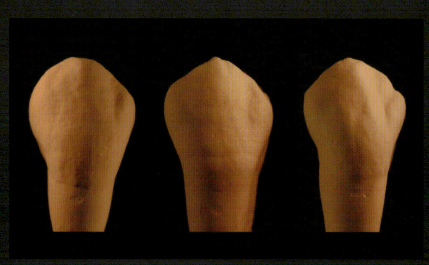

41 | 歯によって頬側面溝の流れの強弱があるのがわかる

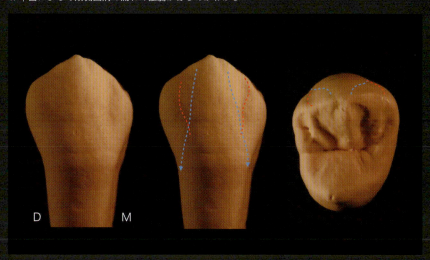

42 | 頬側面溝は隆線に沿って走る．近心は近心隆線に沿っている（赤矢印）．中央は中央隆線の両端に沿って走る（青矢印）．遠心は遠心隆線に沿っている（赤矢印）

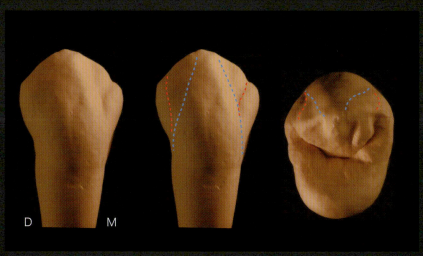

43 | 頬側面溝は隆線に沿って走る．近心は近心隆線に沿っている（赤矢印）．この歯は中央隆線が大きいので両端に沿って走る溝も確認しやすい（青矢印）．近遠心隆線に沿っている頬側面溝（赤破線）は短く弱い．遠心は遠心隆線に沿っている（赤矢印）

| PART 1 | 歯の形態をみる | 1-7 上顎第一小臼歯 |

1-7-9 隣接面溝

上顎小臼歯は頬側と舌側の2咬頭になり，歯根も1根であるが（2根に分かれているものもある）芯は2つに分かれ，咬頭から歯根までの流れを見ることができる

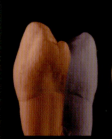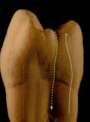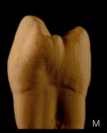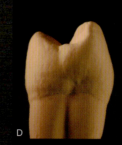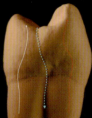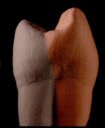

44 | 近心隣接面観．隣接面溝は頬側咬頭と舌側咬頭の境目になっている（黄破線）

45 | 遠心隣接面観．近心ほどではないが境目がわかる

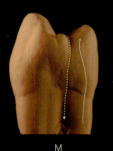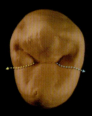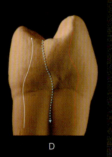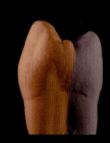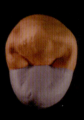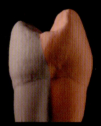

46, 47 | 咬合面から見ると，頬側咬頭と舌側咬頭の境目は隣接面溝までつながり，そのまま歯根まで溝（境目）が流れている

1-7-10 ぬけ

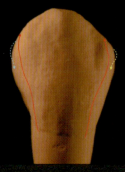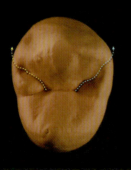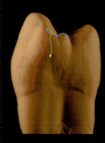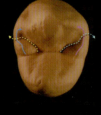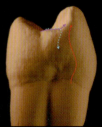

48 | 咬合面観の頬側咬頭内斜面からのぬけ．ぬけは前歯と同様に舌側から隣接面にぬける流れがある．これは，特に上顎犬歯のそれとよく似ている．近心は黄矢印，遠心は青矢印で示す

49 | 舌側辺縁隆線とぬけ．辺縁に沿っての溝の流れが隅角にかかる部分（近心：青矢印，遠心：紫矢印）で隣接面に向かい，近遠心の頬側隆線（赤矢印）に沿って隆線の舌側を隣接面に流れる溝となる（黄矢印・破線，青矢印・破線）．この流れは犬歯と同じような流れである

1-7-11 隆線

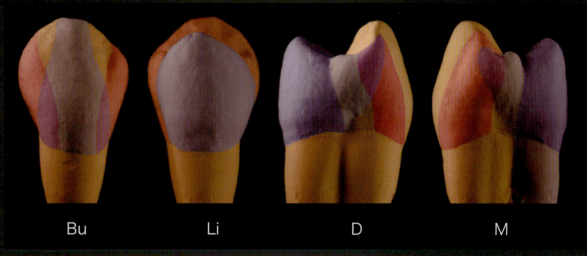

50 | 各隆線を表す．隆線は頬側に中央隆線と近遠心隆線の3つ，舌側咬頭と近遠心辺縁隆線が3つある

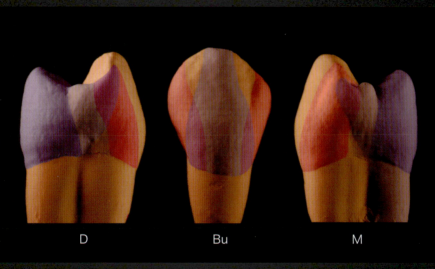

51 | 近遠心隆線（赤エリア）が頬側面観と隣接面観からわかる

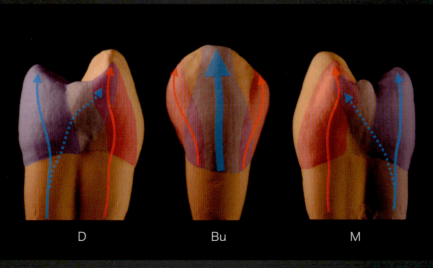

52 | 舌側は，咬頭（青矢印）と辺縁隆線のような隆線の流れが特徴的で，大変重要な隆線となる（青破線）

PART 1 歯の形態をみる　1-7 上顎第一小臼歯

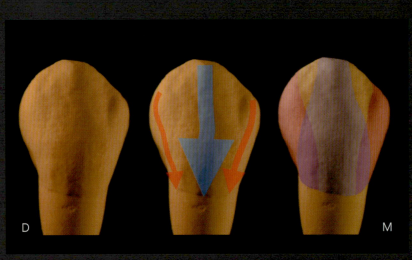

53 | 頬側面観．中央隆線は歯頸部で全体を覆うほど大きく太くなる．しかし，近遠心隆線がなくなるのではなく隆線は存在する

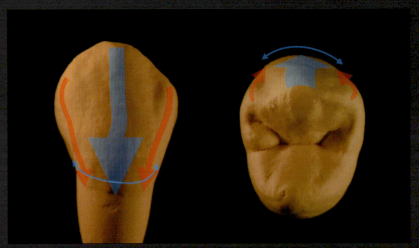

54 | 頬側面観では，隆線は中央が大きく歯頸部付近ではほぼ幅いっぱいになり，近遠心隆線は頬側面がほとんど覆われてしまう．咬合面から見ると，中央隆線（青矢印）が広がっているのがわかる

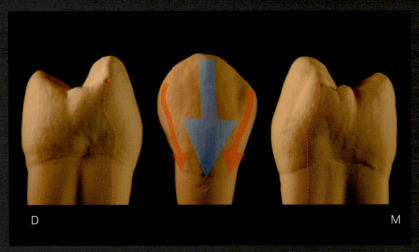

55 | 近遠心隆線（赤矢印）がなくなるのではなく，隆線は存在する．隣接面から見るとよくわかる．頬側面では歯頸部付近に隆起を見ることはほとんどないが，隣接面では隆線があるのがはっきりわかる（赤破線）

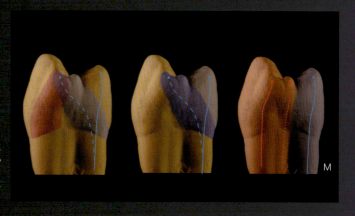

56｜隣接面観では，頬側咬頭と舌側咬頭の2咬頭が歯根までスムーズに流れるのが見られるが，もう1つ，辺縁隆線が見られる（中央図の濃い青く斜めに走る部分．青破線）．近心の辺縁に現れる介在結節は，歯根まで流れが見える（赤破線）．この辺縁は上顎大臼歯では大きな辺縁隆線になる

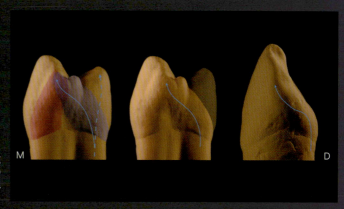

57｜図中左は隣接面観，中央は小臼歯の舌側咬頭を犬歯に見えるように消したもの，右は犬歯の遠心隣接面観．上顎第一小臼歯は犬歯の舌側基底部が咬頭化したと言われているので，小臼歯の舌側咬頭を削ると，犬歯のように辺縁隆線が走っているのがわかる．そして隣り合う両歯は，よく似た辺縁隆線形態を持つ（青矢印）

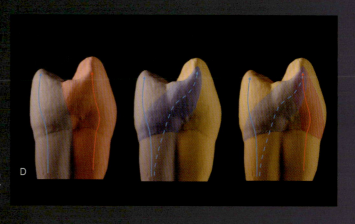

58｜遠心も同様に，隣接面観では頬側咬頭と舌側咬頭の2咬頭で歯根までのスムーズな流れが見られるが，もう1つ，辺縁隆線が見られる（中央図の濃い青く斜めに走る部分）．ただ，遠心のほうが辺縁隆線の発達が大きい（青破線）

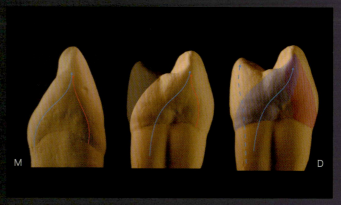

59｜図中左は犬歯の近心隣接面間，中央は小臼歯の舌側咬頭を犬歯に見えるように消したもの，右は小臼歯の遠心隣接面観．上顎第一小臼歯は犬歯の舌側基底部が咬頭化したと言われているので，小臼歯の舌側咬頭を削ると，犬歯のように辺縁隆線が走っているのがわかる（青矢印）

1-7-12 咬合面観

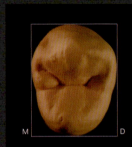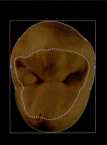

60｜臼歯咬合面観では外形線と固有咬合面（白破線）の２つの外形線として固有咬合縁を捉える必要がある．前歯での唇側面観の外形と稜線の関係も同様と言える．臼歯咬合面でも前歯唇側面観での稜線から外形線までの移行面と同様に，固有咬合縁（白破線）から外形線までの間を移行面と呼び，大変重要な役割を持つ

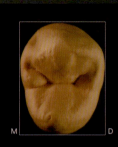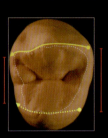

61｜上顎第一小臼歯の特徴の一つが，頬側咬頭咬合縁の変化である．咬合面観でも近心が内側に凹み（黄矢印），咬合面全体で見ても遠心から近心へと狭窄している（赤・黄線，白破線）．この狭窄はやはり，犬歯との唇舌径の差を小さくするための特徴と考えられている

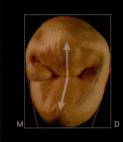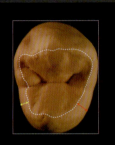

62｜咬合面は舌側咬頭が「くの字」に曲がり（白矢印），頬側から舌側に向けて大きく狭窄する（赤線）が，もう一つ重要なのは，固有咬合縁は外形よりも舌側咬頭頂に向かって大きく狭窄する点である（青破線）．よって，移行面の幅も近心は狭く（黄矢印），遠心は広い（赤矢印）

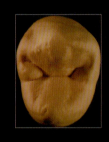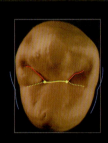

63｜溝は咬頭間に接する部分を中心溝（黄線）と呼び，そこから近遠心に伸びる溝または凹み（黄破線）は頬側咬頭と舌側咬頭の境目になる．その境目は，外形線では近心は凹みがはっきりと見られるが，遠心でもくびれは見られる．これはほとんどの臼歯に現れる（青線）．つまり，咬頭間の境目には凹みが見られる．赤線は頬側三角隆線と辺縁隆線の境目になり，切歯や犬歯で同じように見られる

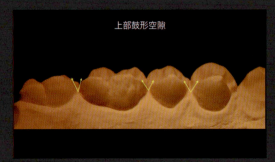

64｜上部鼓形空隙と移行面．隣接面での最大豊隆部（65の赤線）から固有咬合縁（白破線）までの移行面でコンタクトから上部に開いた部分である（黄矢印）．移行面形態は鼓形空隙を作り出す重要な形態で，清掃性を高めることができる（80参照）

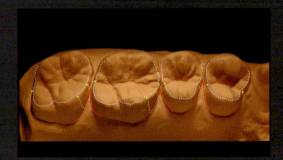

65｜咬合面観での最大豊隆部（赤線）から固有咬合縁（白破線）までの移行面（黄矢印・破線）

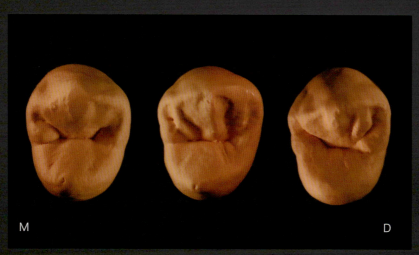

66｜咬合面の形態も様々である．外形では近遠心の頰舌径の落差が大きいものや，副隆線が目立つもの等があり，頰側咬頭の内斜面は犬歯の舌面とよく似ている

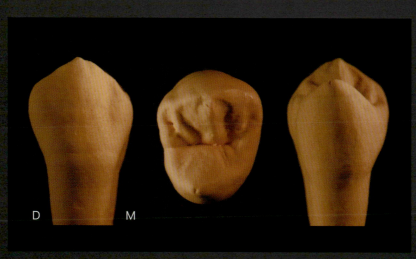

67｜スクウェア型の上顎第一小臼歯の頰側面観，咬合面観，舌側面観

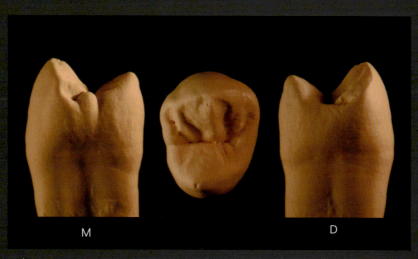

68｜スクウェア型の上顎第一小臼歯の近心隣接面観，咬合面観，遠心隣接面観

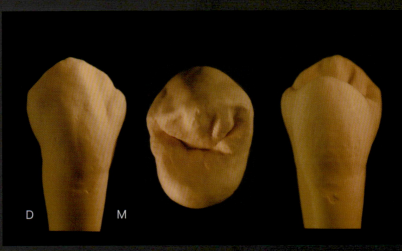

69 | テーパー・オボイド型の上顎第一小臼歯の頰側面観，咬合面観，舌側面観

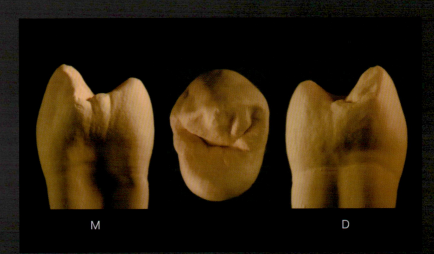

70 | テーパー・オボイド型の上顎第一小臼歯の近心隣接面観，咬合面観，遠心隣接面観

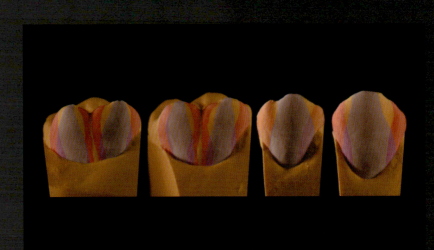

71 | 小臼歯になると中央隆線の大きさがよくわかる

1-7-13 コンケイブライン

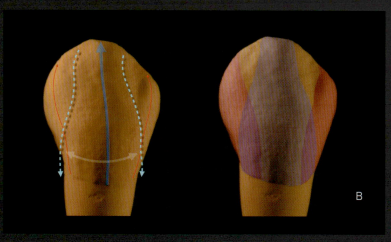

72 | 頬側コンケイブライン（青破線）．中央隆線は歯頸部で全体を覆うほど大きく太くなる．しかし，近遠心隆線がなくなるのではなく隆線は存在する．隣接面から見るとよくわかる

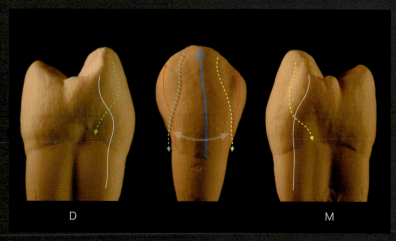

73 | 中央隆線は咬頭頂でやや遠心側に傾くことが多い．中央隆線が歯頸部付近で大きくなり（白矢印），近遠心隆線が目立たなくなり，中央隆線の境目が近遠心隆線（白線）を乗り越えるように隣接面にコンケイブラインとして流れている（黄，緑矢印・破線）．隣接面から見ると近遠心隆線はあり，コンケイブラインによって切られているわけではない

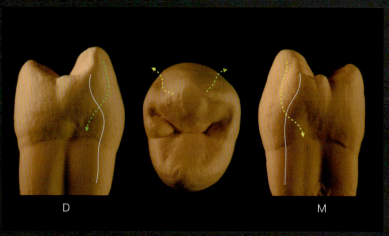

74 | 頬側コンケイブライン．咬合面から見ると，頬側咬頭の中央隆線が歯頸部に向かって広がって見えるのがよくわかり，中央隆線に沿ってコンケイブラインがあることがわかる（黄・緑矢印，破線）

PART 1 　歯の形態をみる　│　1-7 　上顎第一小臼歯

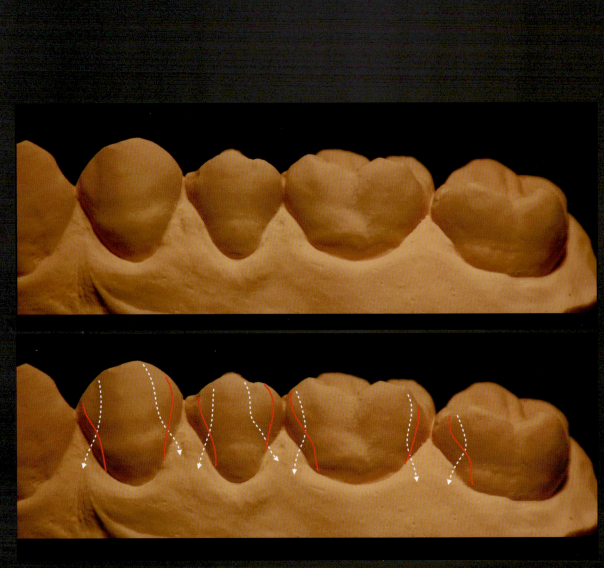

75, 76 │ コンケイブライン（白破線）は頬側下部鼓形空隙を作り，歯冠乳頭のスペースや移行面をオープンにしてアンダーカットをなくし，清掃性を高めている（赤線は稜線）．白破線部に歯肉が入り込んでいるのがわかる

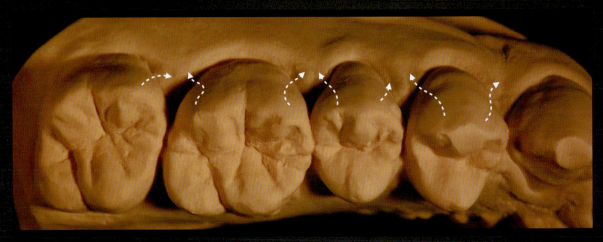

77 │ 咬合面観から見た頬側コンケイブライン．中央隆線に沿って走っているのがわかる（白矢印・破線）

1-7-14 清掃性

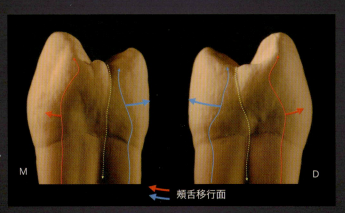

78｜隣接面観での頬舌の近遠心隆線サベイングライン（最大豊隆部ライン：赤，青線）．各サベイングラインの外側（太い矢印）方向に移行面となり，移行面にはアンダーカットがないので清掃性は高い．同じく頬舌隆線のサベイングライン（頬側隆線：赤矢印，舌側隆線：青矢印）を見ると，頬舌隆線の間の下部鼓形空隙はスペースが狭く，歯頸部付近が少し広がっている．赤，青線，黄破線（79）の外側にアンダーカットはなく頬側鼓形空隙でオープンになっている．しかし，その内側にはアンダーカットが存在する

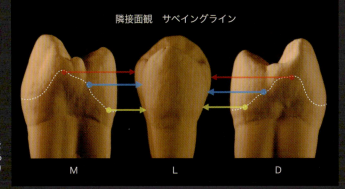

79｜隣接面観から見たサベイングライン．白破線はサベイングラインを示し，最大豊隆部を現す．近遠心の歯冠最大豊隆部（赤矢印）で頬側にあり，舌側咬頭外形は，一見すると最大豊隆部が高い位置（青矢印）にありそうだが，舌側に向かうにつれて最大豊隆部が下がっていく（黄矢印）

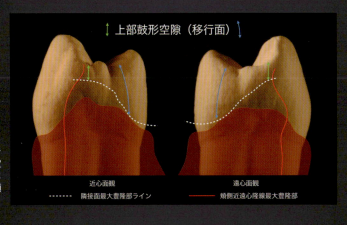

80｜上部鼓形空隙（移行面）と隣接面観の頬舌隆線のサベイングライン（頬側近遠心隆線：赤線，頬舌方向：白破線）．頬舌隆線の間の下部鼓形空隙はスペースが狭く，歯頸部付近が少し広がっている．白破線から上部は移行面ですべてオープンになり清掃性が高い．下部鼓形空隙には歯間乳頭があり，アンダーカットは小さい

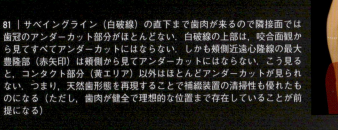

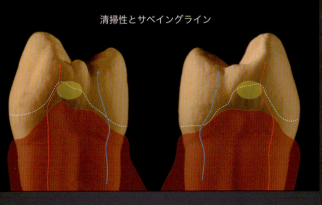

81｜サベイングライン（白破線）の直下まで歯肉が来るので隣接面では歯冠のアンダーカット部分がほとんどない．白破線の上部は，咬合面観から見てすべてアンダーカットにはならない．しかも頬側近遠心隆線の最大豊隆部（赤矢印）は頬側から見てアンダーカットにはならない．こう見ると，コンタクト部分（黄エリア）以外はほとんどアンダーカットが見られない．つまり，天然歯形態を再現することで補綴装置の清掃性も優れたものになる（ただし，歯肉が健全で理想的な位置まで存在していることが前提になる）

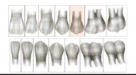

PART 1
歯の形態をみる
1-8 上顎第二小臼歯

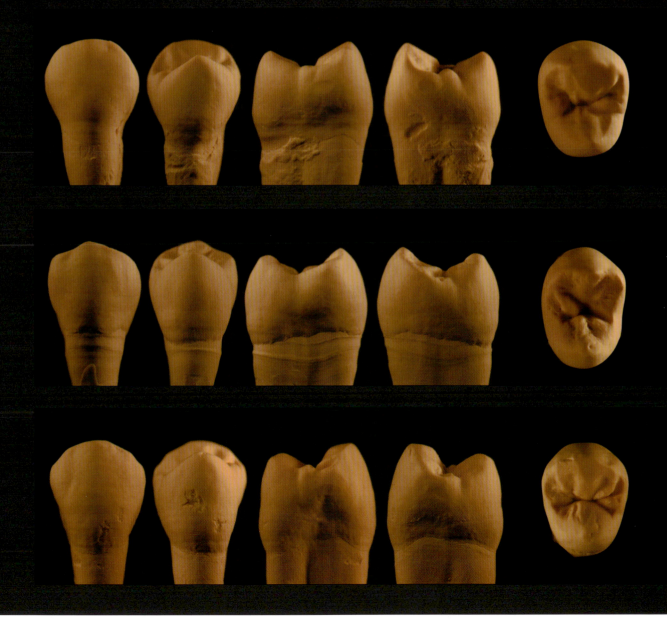

PART 1 歯の形態をみる　1-8 上顎第二小臼歯

1-8-1 上顎第二小臼歯の外形

上顎第二小臼歯は，下顎小臼歯とは異なり上顎第一小臼歯よりも小さく，特徴も全体的に弱い

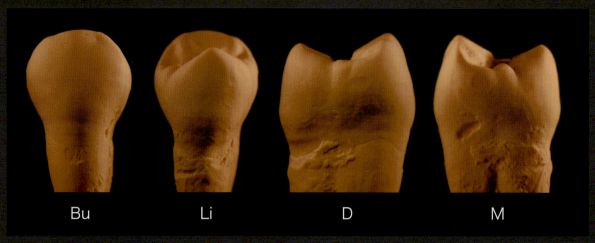

01 ｜本項の解説に用いる上顎第二小臼歯のサンプル模型

1-8-2 頬側面観の外形線

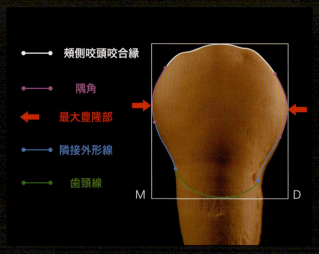

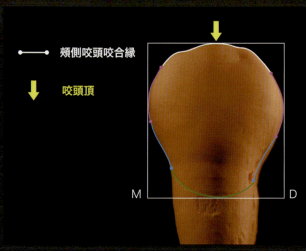

02 ｜頬側面観の外形線では咬頭頂から頬側咬頭咬合縁（白線），隅角（紫線），最大豊隆部（赤矢印），隣接外形線（青線），歯頸線（緑線）に分けて特徴を見ていきたい

03 ｜咬頭頂はほぼ中央部や，やや近心寄りにあることが多い（黄矢印）

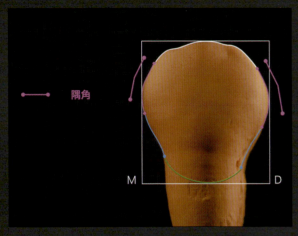

04｜隅角は前歯と同様に近心が鋭角で，遠心が近心よりも鈍角である．しかし，前歯のように近心が高く，遠心が低いと言うほどの落差がない

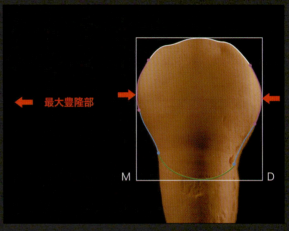

05｜近遠心の最大豊隆部にはあまり落差が見られない（赤矢印）．前歯のように近心が高く，遠心が低いと言うほどの落差もない．全体に丸みがあり最大豊隆部も根尖側に下がっている

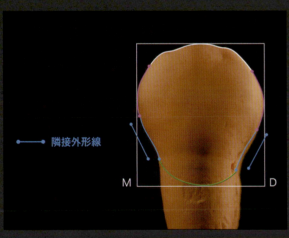

06｜近遠心の隣接外形線は通常，近心が垂直的で，遠心は近心よりも傾斜しているが，その差が小さい（青線）

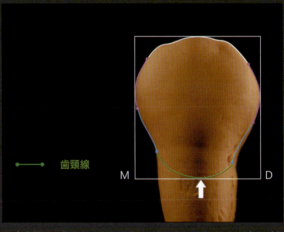

07｜歯頸線の最下点は中央付近から遠心寄りにあることが多い（白矢印）

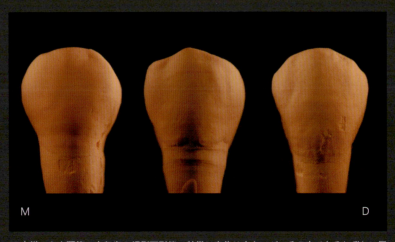

08｜様々な上顎第二小臼歯の頬側面形態．特徴に変化は少ないが，その中でもそれぞれに個性がある

1-8-3 隣接面観の外形線

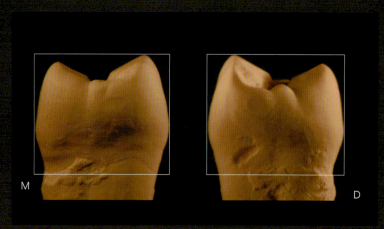

09 | 第一小臼歯と比べて頬舌咬頭の高さや大きさの差が小さい

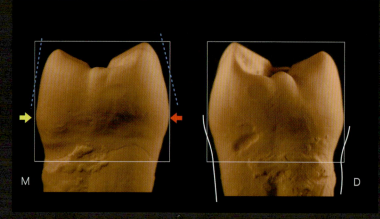

10 | 頬側最大豊隆部（赤矢印）は第一小臼歯と比べるとやや上方に位置し，そこから咬頭頂に向かって狭窄しているが，第一小臼歯よりは小さい（青破線）．舌側最大豊隆部（黄矢印）は歯頸部寄りにあるが第一小臼歯よりは高く，そこから咬頭頂に向かって狭窄する（青破線）．カントゥア（白線）は頬側では第一小臼歯よりもスムーズで，狭窄が小さい分だけ最大豊隆部が高いのか，あるいは頬粘膜の保護や3面形成の流れ等の理由が考えられる．舌側の機能咬頭でカントゥアが少し高いのは，歯が小さいのでスキャロップを揃えることで食物の流れを良くしていることや，歯槽堤とのスムーズな移行等の理由があると考えられる

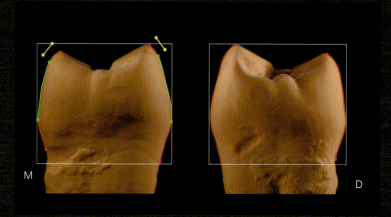

11 | 3面形成は近遠心のどちらから見ても中央隆線が見えてしまうので差がない．第二小臼歯は，3面形成が第一小臼歯と比べてあまりはっきりせず，特に咬頭頂側の1面がはっきりしない（黄線）．臼歯の隣接外形線は，近遠心の辺縁隆線（青破線）の形態も重要であり，特に高さを誤ると咬合面の咬頭間腔が浅くなり，咬合関係の安定に影響する

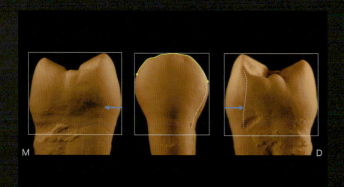

12｜頬側咬合縁は近遠心の特徴が犬歯と似ていて，近心よりも遠心が丸みを帯びている（黄線）．近遠心隆線の3面形成（白，赤破線）の位置の変化はルール通りで，近心よりも遠心が舌側寄りにある（青矢印）が，その差は少ない

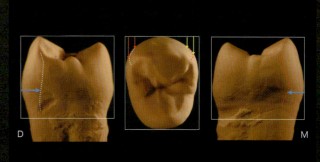

13｜第二小臼歯は第一小臼歯と比べて形態的特徴は弱い．近遠心の3面形成では落差が生まれるがその差は小さい．3面形成の位置も変化が少ない（青矢印）．通常は，近心の稜線位置が遠心と比べると外側にあるが，あまり大差がない（赤，黄矢印）

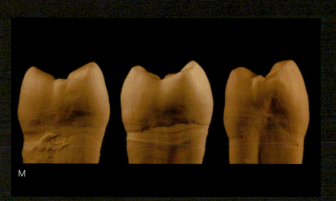

14｜近心隣接面観での様々な上顎第二小臼歯の隣接面形態．特徴に変化は少ないが，その中でもそれぞれに個性がある

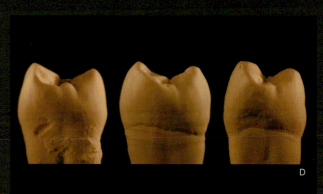

15｜遠心隣接面観．中央はオボイド・テーパー型，右はテーパー・スクウェア型（すべて右側歯）

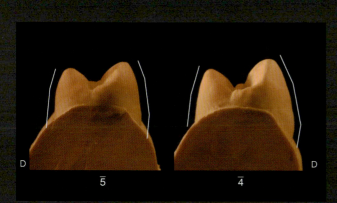

16｜隣接面観，遠心側．第二小臼歯（左図）は第一小臼歯（右図）と比べると，歯頸部方向に広がりが小さく全体のサイズも小さい

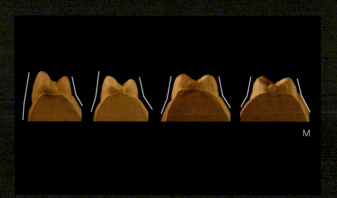

17｜歯槽堤が後続歯に向かうほど広くなり，形態もそれに沿ったスムーズな形態になる．ただ，小臼歯でも第一歯より第二歯のほうが小さいので，頬側面と歯肉との流れが第一歯に比べると少し屈曲している（白線）

1-8-4 舌側面観の外形線

臼歯の舌側面観は前歯と異なり，舌側咬頭の外形線を見ることが大変重要になる

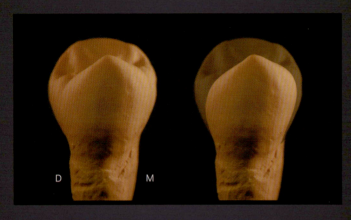

18 | 舌側面観の外形線とは，舌側咬頭側だけの外形線を見ることである．第二小臼歯の舌側咬頭は垂直からやや近心に傾斜するが，第一小臼歯よりも傾斜しない

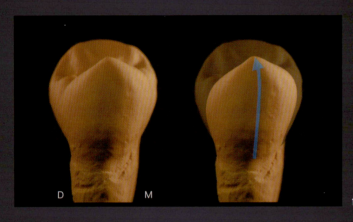

19 | 歯根からスムーズに流れている（青矢印）

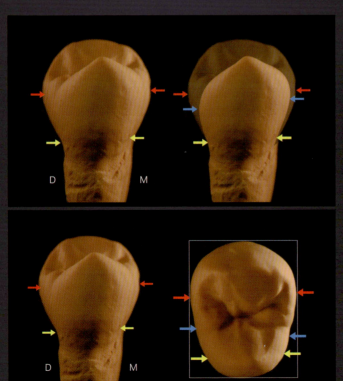

20, 21 | 舌側から見た場合，最大豊隆部は頬側咬頭と舌側咬頭に 1 つずつある．頬側咬頭最大豊隆部を赤矢印，舌側咬頭最大豊隆部を黄矢印で示す．20 の右の舌側最大豊隆部は正しいだろうか？ 青矢印の部分が最大豊隆部に見えると思われるが，実は咬合面から見ると（21），舌側から見えている舌側咬頭最大豊隆部は，頬側咬頭と舌側咬頭の境目の舌側咬頭部分である（青矢印）

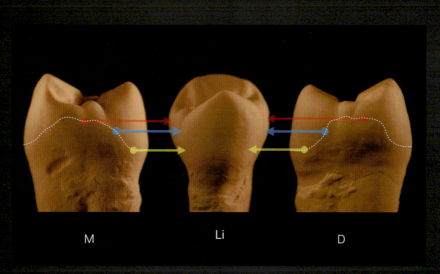

M　　　　　Li　　　　　D

22｜白点線はサベイングラインを示し，最大豊隆部を表す．近遠心の歯冠最大豊隆部（赤矢印）は頬側にある．舌側咬頭外形は一見すると最大豊隆部が高い位置（青矢印）にありそうだが，舌側に向かうにつれ，最大豊隆部が下がっていく（黄矢印）

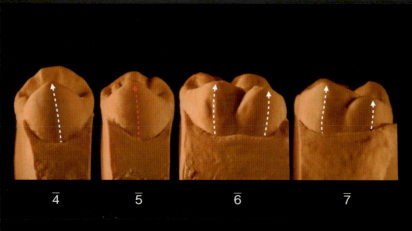

$\overline{4}$　　$\overline{5}$　　$\overline{6}$　　$\overline{7}$

23｜第一小臼歯の舌側咬頭は，咬頭頂が近心側に位置し，舌側咬頭は近心傾斜している．第二小臼歯も同じような特徴を持つが，その傾向は第一小臼歯よりも小さい（赤矢印）．ただ歯列模型では配列の状態なので近遠心方向への傾斜があることを考慮する

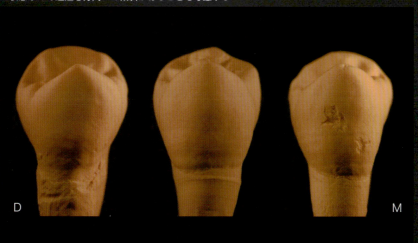

D　　　　　　　　　　　　　　　　M

24｜垂直に近いものや傾斜しているもの等，舌側咬頭の近心傾斜は様々である

1-8-5 咬合面観の外形線

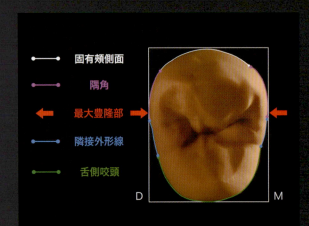

25 | 臼歯咬合面観では外形線と固有咬合面の2つの外形線として固有咬合縁を捉える必要がある．前歯唇側面観の外形と稜線の関係も同様と言えるので，咬合面観では形態を捉える場合に，前歯と同様に外形線と固有咬合縁を分けてみることが重要である

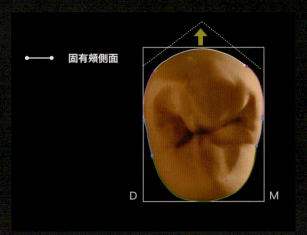

26 | 第一小臼歯と比べると頬側中央隆線の厚みが大きくなり（黄矢印），近遠心の形態の落差が小さくなる（白破線）

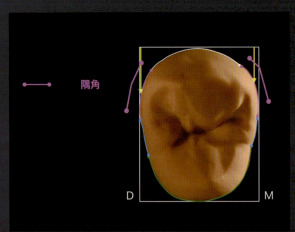

27 | 近心が鋭角で遠心が鈍角である（紫線）．第一小臼歯と異なり，隅角の位置について，近心では遠心よりも外側にあることが多い（黄矢印）

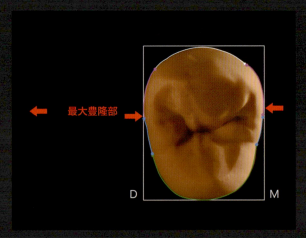

28 | 第二小臼歯は第一小臼歯と比べて丸みを帯び，最大豊隆部（赤矢印）も歯冠中央付近に近づき，遠心はさらに中央付近に来る

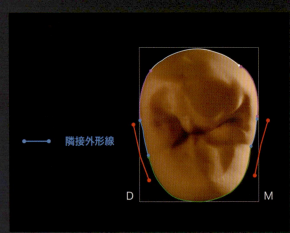

29 | 隣接外形線（青線）は，最大豊隆部から舌側咬頭外形線までを結んだ線（赤線）で見ると，近心は舌側咬頭の境目から「くの字」に凹み，遠心は舌側咬頭を境に凸に彎曲する．第一小臼歯と比べると彎曲は小さく，近遠心の差も小さい

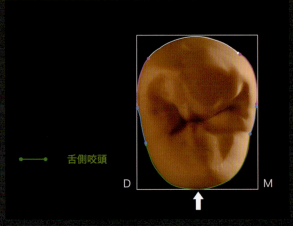

30 | 舌側咬頭最大豊隆部は中央か近心側にある（白矢印）が，その位置は第一小臼歯のほうがより近心にある．その位置と相まって，舌側咬頭全体が中央付近からやや近心側にある（緑線）

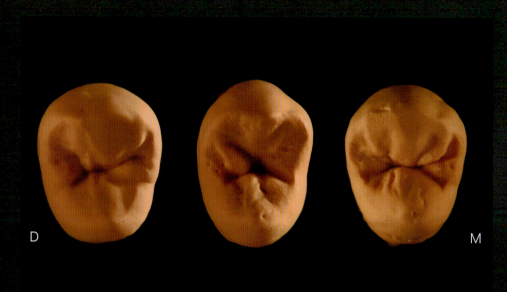

31｜上顎第二小臼歯は特徴が小さく丸みを帯びているようだが，よく観察すれば意外に個性を持っている

1-8-6 稜線

稜線は前歯に比べるとわかりづらくなりやすい．犬歯からの後続歯は中央隆線が発達し中央が突出するので，
近遠心の稜線（角）が目立たなくなる．第二小臼歯は全体の特徴が弱くなり，より丸みが出るので稜線もよりわかりづらくなる

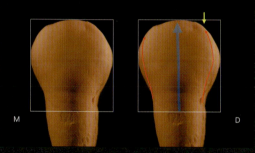

32｜近遠心稜線（赤線）は近心が低く，遠心が高い．遠心稜線が高いのは犬歯でも同じような現象が見られるが，稜線としてみた場合にほぼ副隆線のほうに流れやすく（黄矢印），高い位置になってしまう．遠心稜線の流れのすべてが副隆線に向かっているわけではないので，あくまでも稜線として考えたい．中央隆線は，ほぼ垂直からやや近心側に傾くことが多い

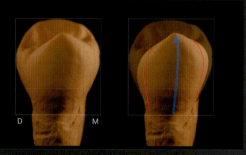

33｜舌側咬頭に稜線を引くためには近遠心隆線の存在が必要である．名称になるほどの存在とするには弱いが流れを見ることはできる．第二小臼歯は第一小臼歯よりもさらに特徴が弱い（赤矢印）．舌側咬頭の咬頭頂は近心側へ傾斜しているが，第二小臼歯は第一小臼歯よりも傾斜が弱い（青矢印）

1-8-7 移行面

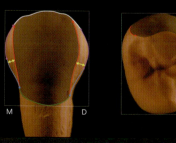

34｜小臼歯になると犬歯よりも中央隆線が歯頸部側でさらに大きくなり，近遠心隆線は目立たなくなるので，咬合面から見ても移行面はほとんど見えない．第二大臼歯になるとさらに丸みを帯びてぼやけてくる．したがって，稜線になる部分がはっきりせず中央隆線に押し出される形で固有頬側面が広くなるが，移行面は中央隆線の突出により歯頸部付近では多少広くなる

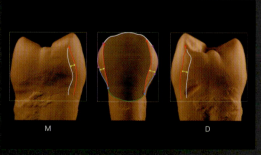

35｜頬側面から見ると，移行面は少ない．隣接面から見ると移行面は隆線の隆起と共に存在を見ることができるが，第一小臼歯よりも移行面，稜線の隆起は共に弱い（黄矢印）

1-8-8 頰側面溝

頰側面溝は隆線が存在することで現れるもので，溝が主になって存在することはなく，隆線が生まれることで，溝も生まれる．
よって，溝は隆線に沿って流れる

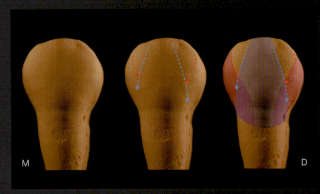

36｜中央隆線は歯頸部で全体を覆うほど大きく太くなる．しかし，近遠心隆線がなくなるのではなく隆線は存在する．隣接面から見るとよくわかる．少なからず，咬頭付近にそれなりにはっきりした溝が存在する（41, 42参照）

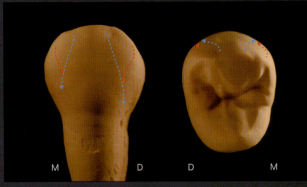

37｜頰側面溝は隆線に沿って走る．近心（赤矢印）は近心隆線に沿っている．中央隆線がこれほど大きくなると，近遠心隆線による溝（赤破線）は中央隆線をまたぐほどのものは見られない．中央は中央隆線の両端に沿って走る（青矢印）．遠心は遠心隆線に沿っている（赤矢印）

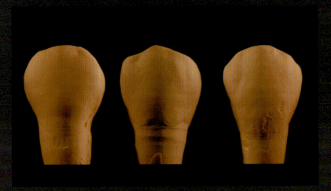

38｜歯によって頰側面溝の流れに強弱がある

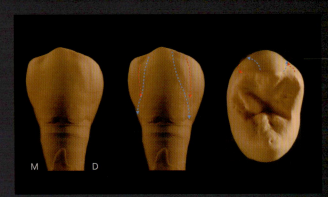
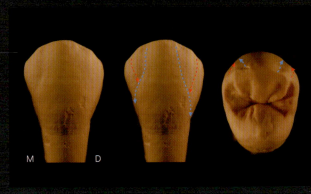

39, 40｜中央隆線が発達しているので，中央隆線の両端の頰側面溝が歯頸部まで流れているのがはっきりとわかる（青破線）．逆に近遠心隆線の溝は中央隆線に消されてしまっている

1-8-9　隣接面溝

隣接面溝は基本的に頬側咬頭と舌側咬頭の間に現れる溝で，基本的に縦の流れである．
縦の流れを見るということは，縦の隆線（隆起）を見ることにもなる

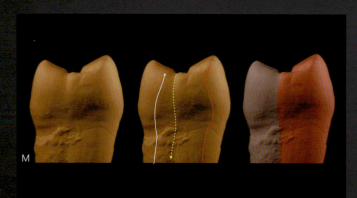

41｜近心隣接面観．頬側咬頭と舌側咬頭の境目になっている（黄破線）．
各咬頭と歯根との流れが見える（矢印）

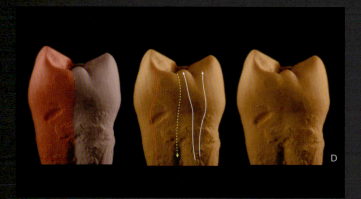

42｜遠心隣接面観．頬側咬頭と舌側咬頭の境目になっている（黄破線）

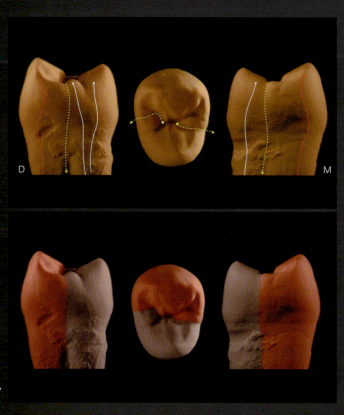

43，44｜咬合面から見ると頬側咬頭と舌側咬頭の境目は隣接までつながり，
そのまま歯根まで溝（境目）が流れている（黄破線）

1-8-10 ぬけ

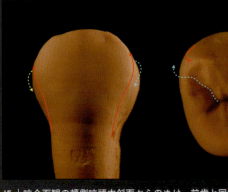
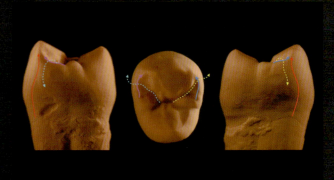

45｜咬合面観の頬側咬頭内斜面からのぬけ．前歯と同様に舌側から隣接面にぬける流れがある．これは，特に上顎犬歯の遠心とよく似ている．近心は青矢印，遠心は黄矢印で示す．つまり，犬歯の遠心から臼歯の形態が始まっている

46｜舌側辺縁隆線とぬけ．辺縁に沿っての溝の流れが隅角にかかる部分（近心：青矢印，遠心：紫矢印）で隣接に向かい，頬側隆線（赤矢印）に沿って隆線の舌側をぬけるように隣接面へ流れる溝になる（黄，水色矢印・破線）．この流れは犬歯と同じような流れである

1-8-11 隆線

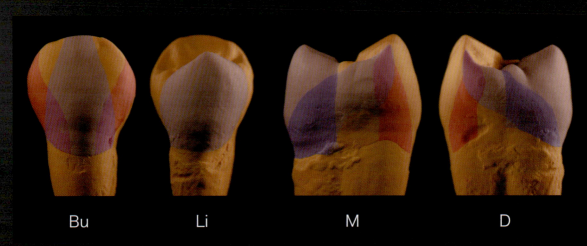

47｜臼歯の場合，隆線は頬側で中央隆線と近遠心隆線の3つ，舌側で舌側咬頭と近遠心辺縁隆線の3つがある

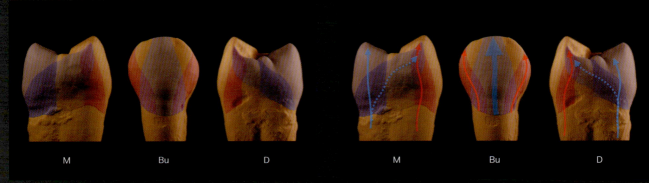

48, 49｜舌側は咬頭（青矢印）と辺縁隆線のような隆線の流れが特徴的で，大変重要となる（青破線）

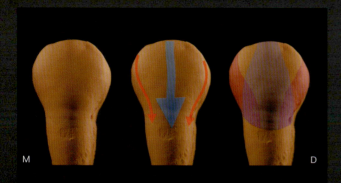

50｜頬側面観．第一小臼歯よりも歯頸部では近遠心隆線の狭窄が強くなり，中央隆線は全体を覆うほど大きくなる．しかし，近遠心隆線がなくなるのではなく隆線は存在する．隣接面から見るとよくわかる

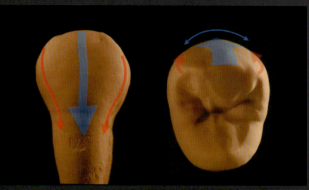

51｜頬側面観では，隆線は中央が大きく歯頸部付近ではほぼ幅いっぱいになり，近遠心隆線は頬側面がほとんど覆われてしまう．咬合面から見ると中央隆線（青矢印）が広がっているのがわかる

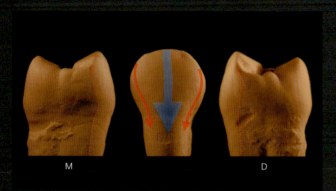

52｜近遠心隆線（赤矢印）がなくなるのではなく隆線は存在する．隣接面から見るとよくわかる．頬側面では近遠心隆線は歯頸部付近に隆起はほとんど見ることがないが，隣接面では隆線があるのがわかる（赤破線）．しかし，第一小臼歯よりは隆線が目立たない

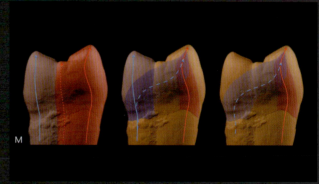

53｜近心隣接面観では頬側咬頭と舌側咬頭の2咬頭で歯根までスムーズな流れが見られるが，もう1つ，辺縁隆線が見られる（青破線，図中右の青く斜めに走る部分）．近心の辺縁に現れる介在結節は，歯根まで流れが見える（赤破線）．この辺縁は上顎大臼歯では大きな辺縁隆線になる

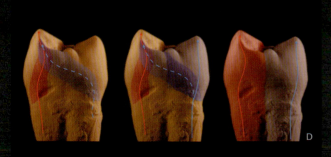

54｜遠心も同様に，隣接面観では頬側咬頭と舌側咬頭の2咬頭で歯根までスムーズな流れが見られるが，もう1つ，辺縁隆線が見られる（青破線，図中央の濃い青く斜めに走る部分）．遠心のほうが辺縁隆線の発達が大きい

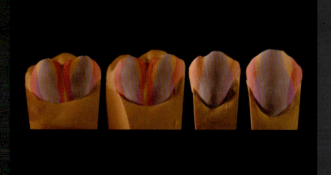

55｜小臼歯になると，中央隆線の大きさがよくわかる

1-8-12 咬合面観

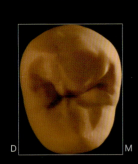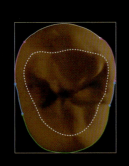

56｜臼歯咬合面観では外形と固有咬合面（白破線）の2つの外形線として固有咬合縁を捉える必要がある．前歯での唇側面観の外形と稜線の関係も同様と言える．臼歯咬合面でも前歯唇側面観での稜線から外形線までの移行面と同様に，固有咬合縁（稜線）から外形線までの間を移行面と呼び，大変重要な役割を持つ

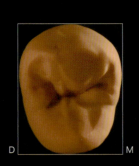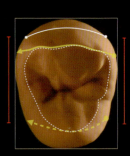

57｜外形は遠心に向かって狭窄する傾向にあるが，固有唇面（白線）に狭窄はほとんどなく頰舌径も変化はない（赤線）．固有咬合縁（白破線）は，第一小臼歯と同様にわずかではあるが頰側咬合縁が遠心に向かって広がりを見せている（黄矢印）．歯自体が小さいが，遠心に第一大臼歯があることが考えられる

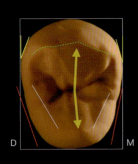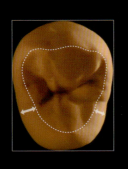

58｜頰側鼓形空隙（黄線）は近心が狭く，遠心が広い（黄線）．舌側は，全体が近心に傾斜している（赤線）．咬合面頰舌側主隆線は主溝を境に近心へと「くの字」に曲がっている（黄矢印）．ここで重要なのは固有咬合縁の位置で，頰側では遠心よりも近心のほうが内側に入り込み（緑破線），舌側は外形線と同様だが，咬合縁（白破線）から外形線までの移行面幅は遠心のほうが広い（白矢印）

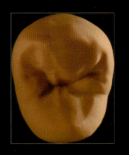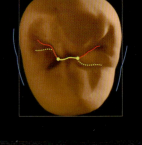

59｜溝は咬頭間に接する部分を中心溝（黄線）と呼び，そこから近遠心に伸びる溝または凹み（黄破線）は頰側咬頭と舌側咬頭の境目になる．その境目は外形線では近心で凹みがはっきりと見られるが，遠心でもくびれは見られる（青線）．これはほとんどの臼歯に現れる．つまり咬頭間の境目には凹みが見られる．赤い線は頰側三角隆線と辺縁隆線の境目になり，切歯や犬歯で同じように見られる

上部鼓形空隙

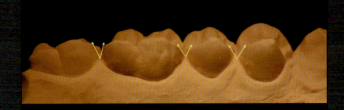

60｜上部鼓形空隙と移行面．隣接面での最大豊隆部（61の赤線）から固有咬合縁（白破線）までの移行面でコンタクトから上部に開いた部分である（黄矢印）

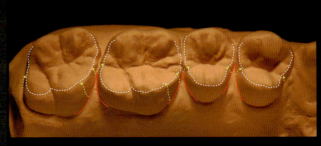

61｜隣接面での最大豊隆部（赤線）から固有咬合縁（白破線）までの移行面（黄矢印）を作ることで，上部鼓形空隙が付与される

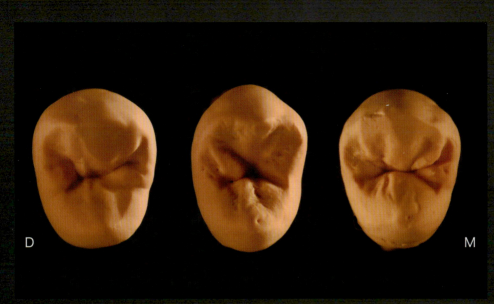

62 | 他の歯でも咬合面から頬舌，近遠心面への流れを見る

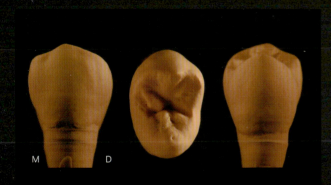

63 | オボイド・テーパー型の歯．左は頬側面観，右は舌側面観

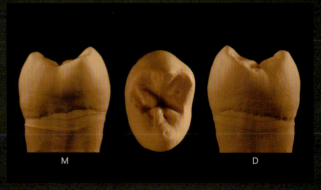

64 | オボイド・テーパー型の歯．左は近心隣接面観，右は遠心隣接面観

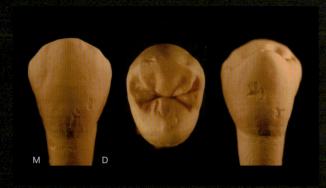

65 | テーパー・スクウェア型の歯．左は頬側面観，右は舌側面観

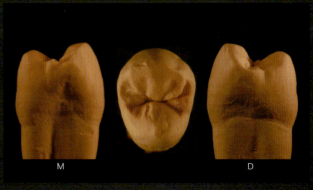

66 | テーパー・スクウェア型の歯．左は近心隣接面観，右は遠心隣接面観

PART 1 歯の形態をみる | 1-8 上顎第二小臼歯

1-8-13 コンケイブライン

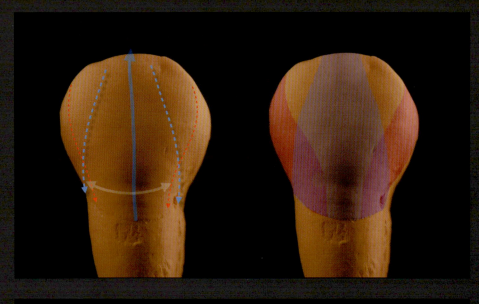

67 | 頬側面観．中央隆線は歯頸部で全体を覆うほど大きく太くなる．コンケイブラインが中央隆線に沿って隣接まで流れている（青破線）

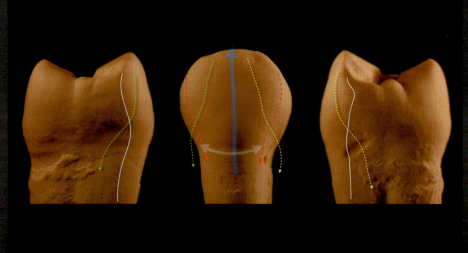

68 | 中央隆線は咬頭頂でやや近心側に傾くことが多い．中央隆線が大きくなり（白矢印），歯頸部付近は近遠心隆線が目立たなくなり，中央隆線の境目が近遠心隆線（白線）を乗り越えるように隣接面にコンケイブラインとして流れている（黄，緑矢印・破線）．隣接面から見ると近遠心隆線は存在し，コンケイブラインによって切られているわけではない

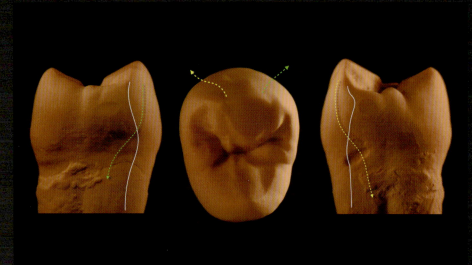

69 | 咬合面から見ると，頬側咬頭の中央隆線が歯頸部に向かって広がって見えるのがよくわかり，中央隆線に沿ってコンケイブラインがわかる．しかし，歯頸部の狭窄が強くなり中央隆線だけが目立ち，近遠心隆線が目立たなくなってきている．隣接面観でも近遠心隆線が目立たなくなってきている

1-8-14 隣接面における唇舌隆線と移行面による清掃性

隣接面における移行面を見る場合，頬側隆線（赤線）と舌側隆線（青線）にサベイングライン（赤，青線）を引き，そこから各移行面を見ることで清掃性のある形態が見えてくる．
さらに，歯軸方向にサベイングラインを引くことで（白破線），カントゥアのアンダーカットを見ることができる

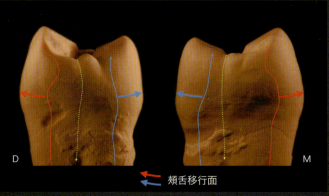

70｜隣接面観での，頬舌側の近遠心隆線サベイングライン（最大豊隆部ライン：赤・青線）．各サベイングラインの外側（太い矢印）方向に移行面となり，移行面にはアンダーカットがないので清掃性は高い．その内側にはアンダーカットが存在する

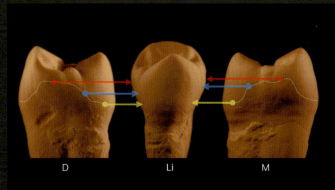

71｜隣接面観サベイングライン．白点線はサベイングラインを示し，最大豊隆部を表す．近遠心の歯冠最大豊隆部（赤矢印）は頬側にあり，舌側咬頭外形は，一見すると最大豊隆部が高い位置（青矢印）にありそうだが，舌側に向かうにつれ，最大豊隆部が下がっていく（黄矢印）

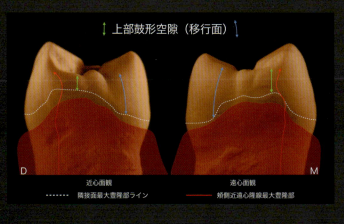

72｜上部鼓形空隙（移行面）．隣接面観の頬舌側隆線のサベイングラインも示す（頬側近遠心隆線：赤線，頬舌方向：白破線）．頬舌側隆線の間の下部鼓形空隙はスペースが狭く歯頸部付近が少し広がっている．白破線から上部は移行面ですべてオープンになり清掃性が高い．下部鼓形空隙には歯間乳頭があり，アンダーカットは小さい

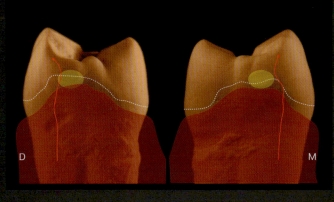

73｜サベイングライン（白破線）の直下まで歯肉が来るので口腔内ではほとんど歯冠のアンダーカット部分がない．白破線の上部は咬合面観から見てすべてアンダーカットにはならない．しかも頬側近遠心隆線の最大豊隆部（赤矢印）は頬側から見てアンダーカットにはならない．こう見ると，コンタクト部分以外はほとんどアンダーカットが見られない．つまり，天然歯形態を再現することで清掃性の優れた補綴装置になる（ただし，歯肉が健全で理想的な位置まで存在していることが前提になる）

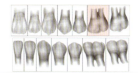

PART 1

歯の形態をみる
1-9 上顎第一大臼歯

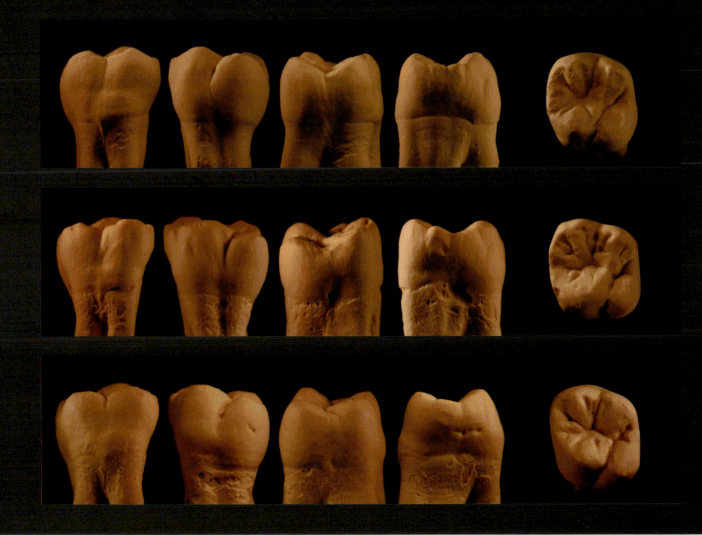

1-9-1 上顎第一大臼歯の外形

臼歯の形態には2つの機能があり，咬合（咀嚼）と清掃性（食物の流れ）が重要になる．咬合に関しては様々な考えがあり，天然歯形態は長い進化の過程を経て現在に至っているが完成されたものではなく，個人差もあり千差万別である．ただ，その中に"答え"があることも事実である．軸面形態については清掃性が重要で，清掃性の低い形態は不適切な咬合と同様，歯の破折や動揺等による欠損につながる．臼歯を見る時はどうしても咬合面形態に意識が集中して軸面形態を見失いやすい．ゆえに，咬合に関しては様々な考えで症例に応じて対応していただくこととし，ここでは，天然歯の軸面形態を今一度観察したい．

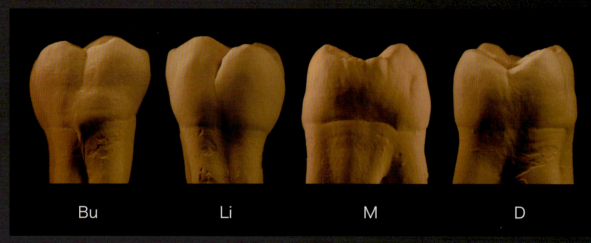

01 | 本項の解説に用いる上顎第一大臼歯のサンプル模型

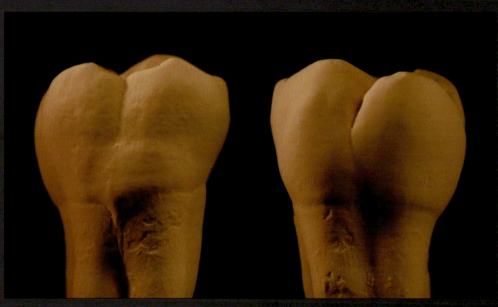

02 | 左は頬側面観，右は舌側面観．歯頸部の近遠心径は頬側で狭い．頬側咬頭は非機能咬頭となるので舌側と比べて歯頸部側が狭窄している

1-9-2 頬側面観の外形線

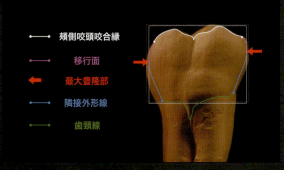

03 | 大臼歯の場合，基本的に上顎は4咬頭，下顎は5咬頭で，頬舌側面観から見る咬頭が頬側と舌側で異なって見えることから形態に違いがある．外形線を見る場合，頬側面観からの外形線は頬側の2咬頭からなる外形線を見る．頬側面観の外形線では，咬頭頂から頬側咬頭咬合縁（白線），隅角（紫線），最大豊隆部（赤矢印），隣接外形線（青線），歯頸線（緑線）に分けて特徴を見ていきたい

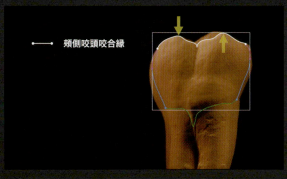

04 | 頬側咬頭は，近心が高く遠心が低い（黄矢印）

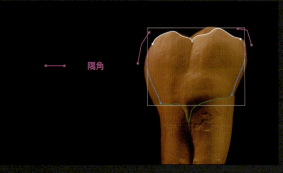

05 | 隅角は前歯と同様，近心が鋭角で遠心が近心よりも鈍角である

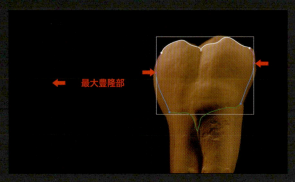

06 | 近遠心の最大豊隆部には落差が見られる（赤矢印）．前歯のように「近心が高く遠心が低い」と言うほどの落差がない．全体に丸みがあり最大豊隆部も根尖側に下がっている

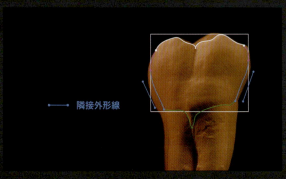

07 | 近遠心の隣接外形線は通常，近心が垂直的で遠心は近心よりも傾斜しているが，その落差が小さい（青線）

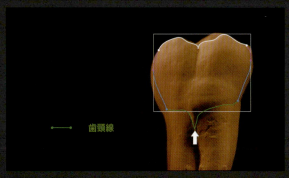

08 | 頬側の歯頸線は近心が高く，遠心が低い．歯根分岐部に向かう小突起も見られる（白矢印）

PART 1 | 歯の形態をみる | 1-9 上顎第一大臼歯

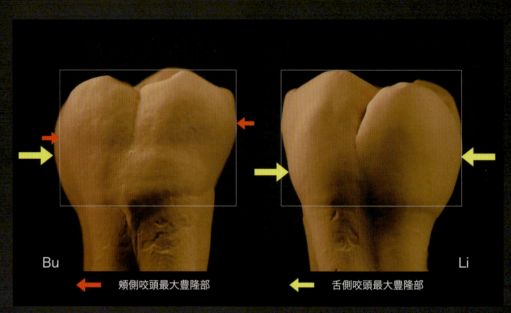

09 | 臼歯は頬側と舌側に咬頭が分かれるので，頬側面観では頬側咬頭最大豊隆部，舌側面観では舌側咬頭最大豊隆部が近遠心共に別々に存在する

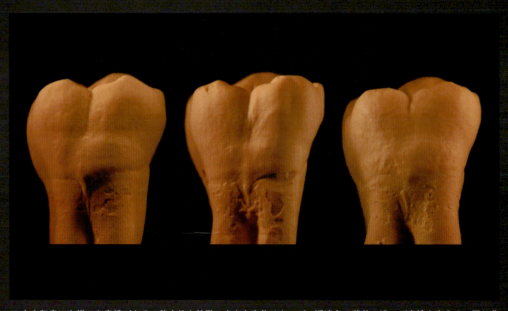

10 | 大臼歯にも様々な表情がある．基本的な特徴に大きな変化はないが，近遠心の落差の違いが表情を変える．同じ非機能咬頭で言えば，下顎の第一大臼歯の舌側咬頭に似ているようにも見える

1-9-3　隣接面観の外形線

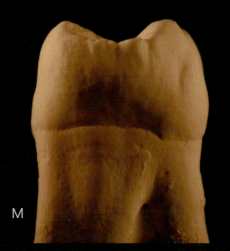

11｜左は近心面観，右は遠心面観

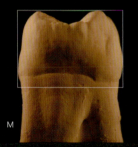

12｜隣接面観．大臼歯の場合，基本的に上顎は4咬頭，下顎は5咬頭で，隣接面観から見える咬頭が近遠心で異なって見えることから形態に違いがある

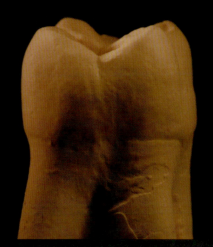

13｜隣接から見た頬側の最大豊隆部は近遠心共に位置はほぼ同じで（赤矢印），舌側は最大豊隆部が近心と遠心で分かれるので最大豊隆部の位置が異なる（黄矢印）

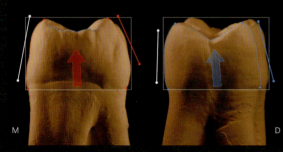

14｜左図の近心頬舌咬頭の3面形成は舌側咬頭が傾斜している（赤線）．右図の遠心頬舌咬頭は全体的に頬側に傾斜している（青線）．隣接面観での近心は，歯軸がほぼ垂直かやや頬側寄りだが（赤矢印），遠心は明らかに舌側に傾斜している（青矢印）

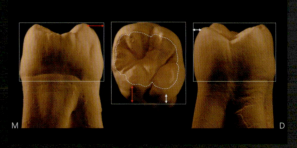

15｜近心舌側咬頭は内側に入り（赤矢印），遠心舌側咬頭は近心に比べると外側にある

PART 1 歯の形態をみる | 1-9 上顎第一大臼歯

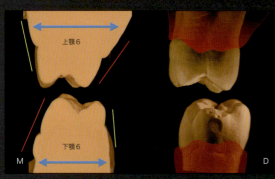

16 | 上下顎堤で幅が異なり，上顎は根尖方向に広く，下顎は狭く薄い（青矢印）．上下顎とも，機能咬頭側外形から歯槽堤を結んだ線（赤線）が傾斜し，非機能咬頭（黄線）は機能咬頭と比べて垂直的である．特に，下顎舌側歯頸部のカントゥアがなく歯槽堤も薄くスムーズである（黄線）

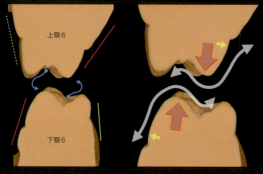

17 | 上下顎第一大臼歯の機能咬頭（赤矢印）から頬舌方向に食片が流れるが，機能咬頭外側形態が歯肉（歯槽堤）と調和したスムーズな形をしていることで食片が流れ（白矢印），歯頸部付近にあるカントゥアが歯肉への干渉から守っている（黄矢印）．非機能咬頭は，咬頭頂付近に咬合縁があり，食片を外側に流れにくくしている（青矢印）

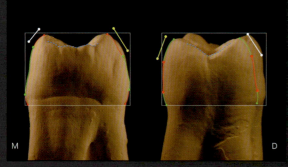

18 | 3面形成は，頬側では舌側と比べると近遠心共に直線的で，遠心は曲線的である．3面形成の咬頭側も舌側咬頭は機能咬頭になるので外斜面（黄線）は傾斜している．臼歯の隣接外形線は，近遠心の辺縁隆線（青破線）の形態も重要である．特に高さを誤ると咬合面の咬頭間腔が浅くなり，咬合関係の安定に影響する

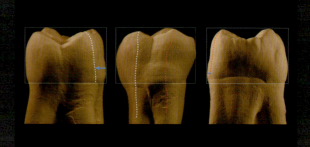

19 | 近遠心隆線の3面形成（白・赤破線）の位置の変化は基本的なルール通り，近心よりも遠心が舌側寄りにある（青矢印）

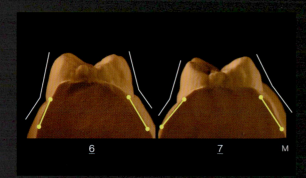

20 | 歯槽堤が後方に向かうほど広くなり，形態もそれに沿ったスムーズな形態になる（白・黄線）

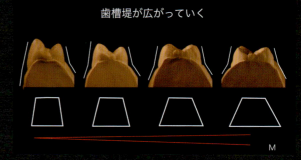

歯槽堤が広がっていく

21 | 歯槽堤が後続歯に向かうほど広くなり，形態もそれに沿ったスムーズな形態になる．ただ，小臼歯は第一歯より第二歯のほうが小さいので，頬側面と歯肉との流れが第一歯に比べると少し屈曲している．大臼歯は第一歯と第二歯で大きさに差がない場合も多いが，その代わりに歯槽堤が遠心方向に広がりを持つので，第二大臼歯は流れが少し屈曲している

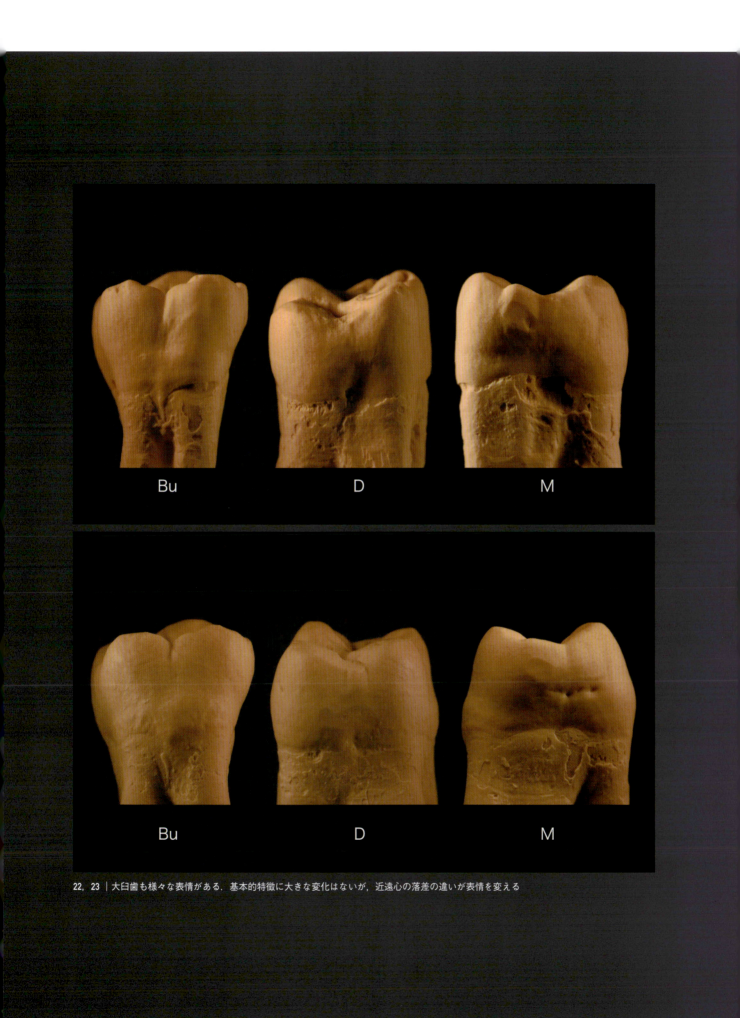

22, 23 | 大臼歯も様々な表情がある．基本的特徴に大きな変化はないが，近遠心の落差の違いが表情を変える

1-9-4 舌側面観の外形線

上顎の舌側面は機能咬頭になるので，頬側のように歯頸の狭窄はなく，台形の形態が特徴的である．歯根も含めた流れを見たい

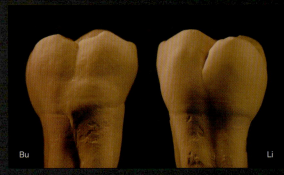

24｜左は頬側面観，右は舌側面観．歯頸部の近遠心径は舌側が広い．舌側咬頭は機能咬頭となるので，頬側と比べて歯頸部側が大きくどっしりしている

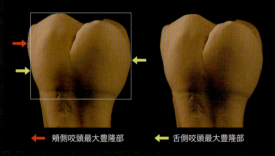

25｜舌側から見た場合，最大豊隆部は頬側咬頭と舌側咬頭に1つずつある．頬側咬頭最大豊隆部を赤矢印，舌側咬頭最大豊隆部を黄矢印で示す

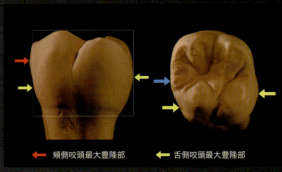

26｜咬合面から見ると，舌側から見えている舌側咬頭最大豊隆部は頬側咬頭と舌側咬頭の境目の辺縁隆線部分である（青矢印）

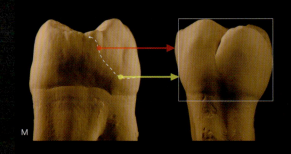

27｜近心最大豊隆部を赤矢印，近心舌側咬頭最大豊隆部を黄矢印で示す．隣接からサベイングライン（白破線）を引く．このラインを舌側から見ると最大豊隆部の位置を示している

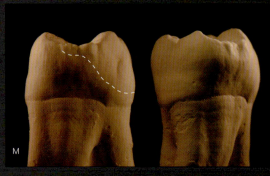

28｜隣接からサベイングライン（白破線）を引く．（左）右図では隣接形態より，辺縁隆線から舌側への隆起がよくわかる

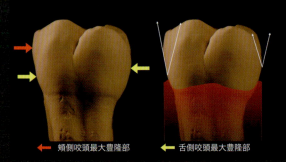

29｜舌側最大豊隆部は低く（黄矢印），上部鼓形空隙（白矢印）が大きい

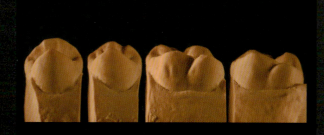

30｜舌側は最大豊隆部が低いので，上部鼓形空隙がしっかりと開いている

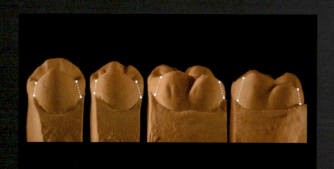

31｜上部鼓形空隙がしっかりと開いている（白破線）

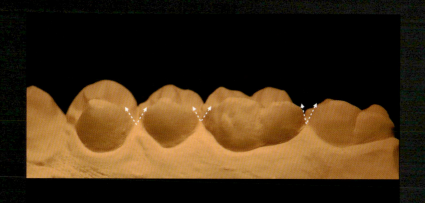

32｜上部鼓形空隙（白破線）

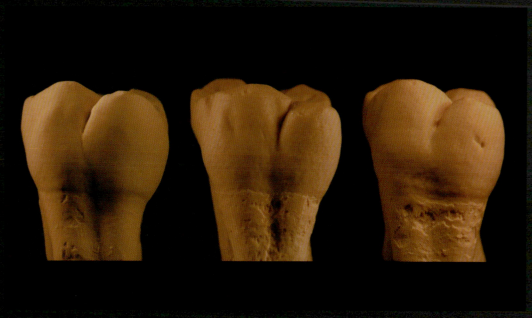

33｜大臼歯にも様々な表情がある．基本的特徴に大きな変化はなく，共通しているのは，舌側面2咬頭の外形が台形のように底辺が広くどっしりとして咬合圧を受け止め，また食片が歯肉に当たらないように，広がるように流れる形態を呈する点である

1-9-5 咬合面観の外形線

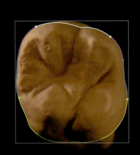

34 | 咬合面観の外形線を見ることは形の特徴を把握することである．固有咬合縁との混乱を避ける

― 固有頬側面
― 頬側移行面
― 隣接外形線
― 舌側移行面
― 固有舌側面

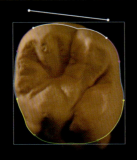

35 | 舌側の水平に対して頬側面は近心から遠心へ下がっている

36 | 隅角は近心では鋭角で，遠心は鈍角になる

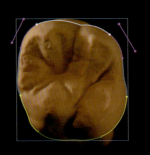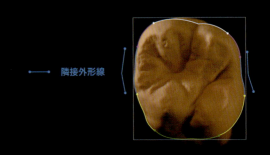

37 | 移行面は近心が垂直的で遠心が傾斜している

38 | 近心は辺縁が発達し凸になり，遠心は遠心頬側咬頭と遠心舌側咬頭との咬頭間になり凹むことが多い

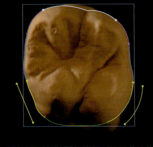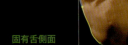

39 | 舌側移行面は近心では意外に傾斜があり，遠心は曲線的であるが傾斜がある．共にしっかりとした傾斜があり清掃性を備えている

40 | 舌側移行面（黄線）がしっかりとあるので固有舌側面は比較的狭い

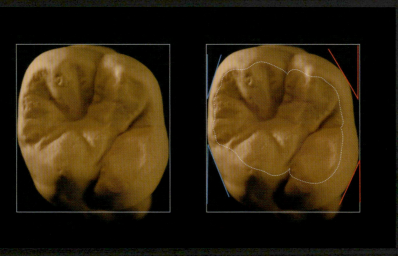

41 | 外形は近遠心の頰舌鼓形空隙がしっかりと開いている（赤青線）

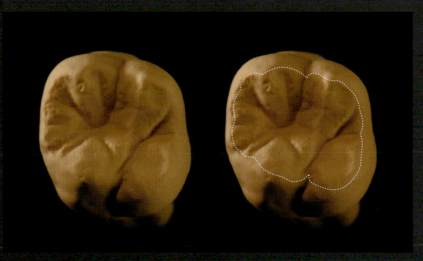

42 | 咬合面観は外形線と固有咬合縁（白破線）の2つの線から成り立つ．外形線は咬頭では膨らみ，咬頭間には溝があり凹んでいる．これは咬合縁も同じである．さらに重要なのは，外形線と固有咬合縁との間（移行面）が最大豊隆部から咬頭頂側への上部鼓形空隙（移行面）を表している点である

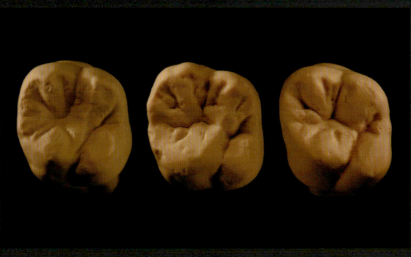

43 | 小さな違いはあっても，基本的なルールに変わりない．固有咬合縁はしっかりとした菱形をしているが，外形は固有咬合縁ほどの菱形にはならない

1-9-6 稜線

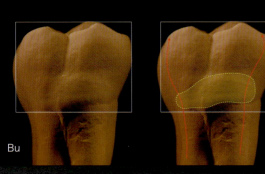 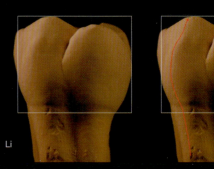

44｜大臼歯の場合，近遠心稜線は単純に頬側面と隣接面との境目を意識したものになる．頬側近遠心咬頭は歯頸部側で狭窄するが，歯根も2根で分かれたままで，歯頸に沿って横走する頬側面歯頸隆線（黄エリア）が膨らむと稜線間はより狭まる．特に，近心側で膨らみが強く，遠心側は近心ほど膨らまない．各咬頭ごとの中央・近遠心隆線を意識するほどの表情は小さいので，稜線として見る．最終的な細かな表現は隆線の項で見ていきたい

45｜舌側咬頭に稜線を引くためには近遠心稜線の存在が必要だが，名称になるほどの存在が見えにくい．それでも近心では流れを見ることはできる（赤線）．遠心はほぼ円に近く，はっきりとした稜線は見つけにくい（白破線）

1-9-7 隆線

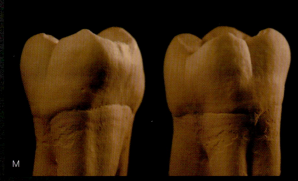 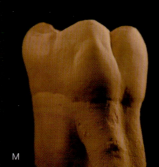 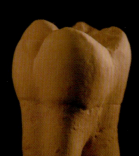

46｜左は近心頬側面観，右は遠心頬側面観

47｜左は近心舌側面観，右は遠心舌側面観

1-9-8 頬側面観の隆線

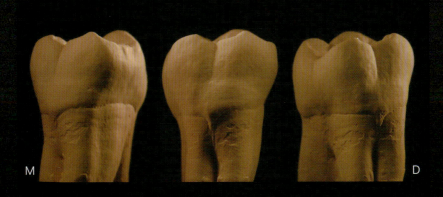

48 | 頬側面観

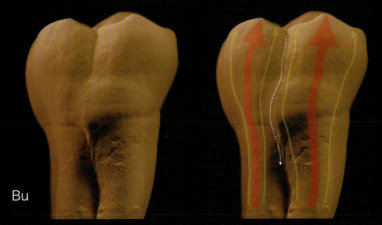

49 | 臼歯は咬頭から歯根まで柱のようで，流れるようにつながりを持つ．頬側では，隆線は1咬頭に中央隆線（赤矢印）と近遠心隆線（黄矢印）があり，1咬頭が犬歯に例えられる．ただし小臼歯とは異なり，4つの角に咬頭が存在するので咬頭単位で隆線の流れを見ていく．頬側面観では，近遠心頬側咬頭の境目をはっきりと溝が歯根間に向けて流れている（白矢印・破線）

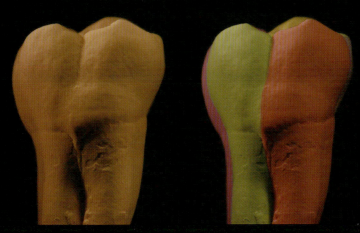

50 | 近心頬側咬頭を赤で，遠心頬側咬頭を黄で示す．咬頭と歯根の流れがイメージできる

各咬頭に対する中央隆線（青）と近遠心隆線（赤）を表すイメージ

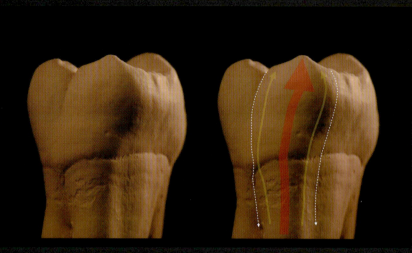

51 ｜ 近心頬側咬頭の流れと範囲（白破線）．近心頬側咬頭は中央隆線（赤矢印）と近遠心隆線（黄矢印）が見られるが，近遠心隆線は隆線と呼べるほどの隆起はなく副隆線のようでもある．この存在を無視してしまうと，咬頭間の境目の凹み（白破線）がわかりにくくなる

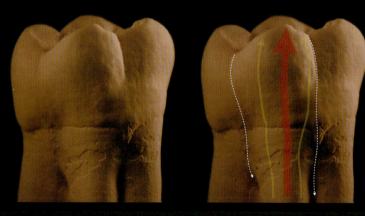

52 ｜ 遠心頬側咬頭も同様に中央隆線（赤矢印）と近遠心隆線（黄矢印）が見られるが，近遠心隆線は隆線と呼べるほどの隆起はなく副隆線のようでもある．この存在を無視してしまうと，咬頭間の境目の凹み（白破線）がわかりにくくなる．遠心頬側咬頭の流れと範囲もわかる（白破線）

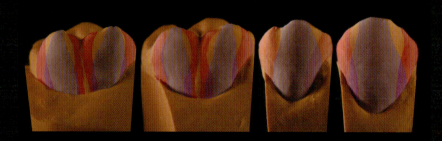

53 ｜ 各咬頭に対する中央隆線（青）と近遠心隆線（赤）を表すイメージ

1-9-9 舌側面観の隆線

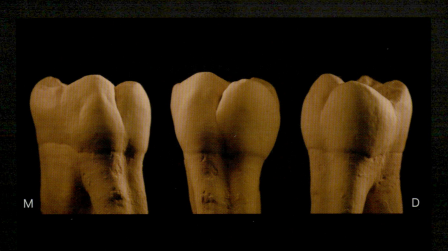

54 | 舌側面観

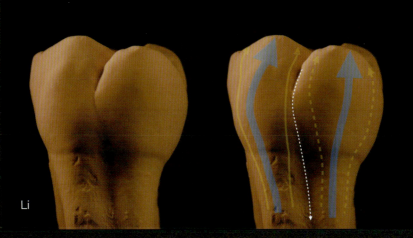

55 | 舌側咬頭は2咬頭で近心と遠心で大きく異なり，歯根も1根であるが根の中では2根に分かれ，各咬頭とつながっている．近心は機能咬頭として歯冠中央（青矢印）の近くに咬頭頂が位置し，歯頸部はどっしりと広くなる．遠心は上顎小臼歯舌側咬頭のような丸みを持ち，隆線が目立つことはなく（青矢印），その両端の近遠心隆線のようなもの（黄破線）も目立たない．舌側面溝はほぼ中央付近を通り，舌根中央付近を通る（白破線）

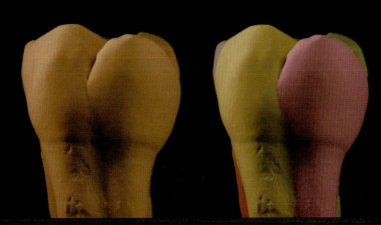

56 | 近心舌側咬頭（黄）と遠心舌側咬頭（紫）．咬頭と歯根の流れがイメージできる

PART 1 歯の形態をみる　1-9 上顎第一大臼歯

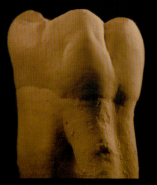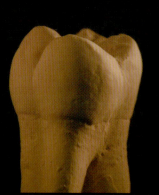

57 左は近心舌側咬頭，右は遠心舌側咬頭

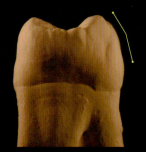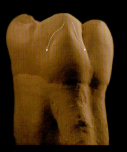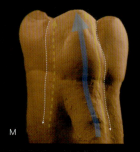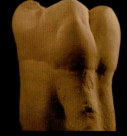

58 近心舌側咬頭は中心になる機能咬頭で，咬頭頂は中心にあり最大である．この咬頭の特徴に，カラベリー結節（第5咬頭）が見られることがある．大きさによって名称に違いがあるが，日本人ではおよそ3割程度に見られる．結節が現れると両サイドに凹みが現れる（白矢印）．この現象は，3面形成が強く変化した場合（黄線）によく現れ，上顎中切歯の遠心隅角や切縁付近のぬけ，コンケイブライン等の現象と似ている

59 近心舌側咬頭は舌側根（近心側）とつながり流れているが（青矢印），機能咬頭の役割は最大で，咬頭の範囲が舌側根にとどまらず，近心頰側根にまで関与している（黄矢印・破線）．上顎第一大臼歯の近心頰側根は頰舌方向に幅があり，その舌側寄りは近心舌側咬頭とつながっていることがある．白矢印・破線は咬頭間の境界線を表す

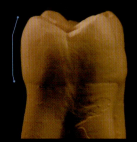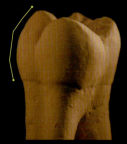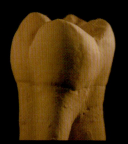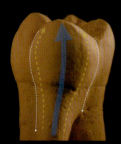

60 近心舌側咬頭の3面形成（黄線）は丸みが大きい．遠心舌側咬頭の3面形成（青線）は，丸みが小さい

61 遠心は，上顎小臼歯舌側咬頭のような丸みを持ち，中央隆線が目立つことはなく（青矢印），その両端の近遠心隆線のようなもの（黄破線）も目立たない

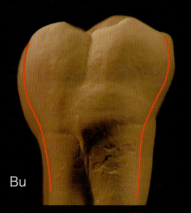
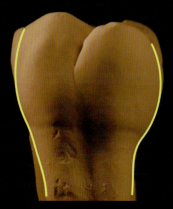

62｜頬側面は非機能咬頭で歯冠幅も舌側より狭く，歯頸部狭窄も強いことから（赤線），咬合圧を受ける形態とは言えない．舌側面は機能咬頭で歯冠幅も大きく，歯頸部が広く台形のように大きいことから（黄線），咬合圧を受け止めることができる

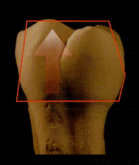
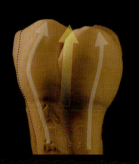
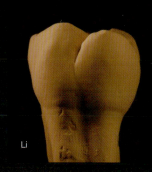
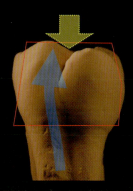

63｜舌側面観は機能咬頭であり，特に近心舌側咬頭は主になる咬頭であるので，下部がどっしりとした台形のような形で咬合圧を受け止め（赤矢印），食片が歯肉に当たらないように，広がるように流れる形態を呈する（赤線）．近遠心舌側咬頭は少し遠心に傾きを持つ場合がある（黄矢印）．これは咬合面観での菱形が強い場合にその傾向が見られる．チューイングサイクルとの関係性も考えられるかもしれない．舌側隆線の流れを白矢印，近心舌側咬頭の外形線を黒点線で示す

64｜舌側面観は機能咬頭で特に近心舌側咬頭は主になる咬頭なので，下部がどっしりとした台形のような形をしている（赤線）．中心窩に対合歯が噛み込み（黄矢印），近心舌側咬頭頂が中心部付近にある（青矢印）

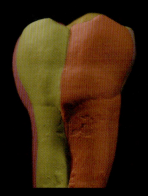
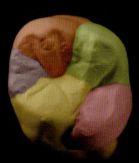
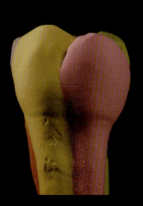

65｜左は頬側面，中央は咬合面，右は舌側面．各咬頭から歯根への流れ（つながり）を見ることができる

1-9-10 隣接面観の隆線

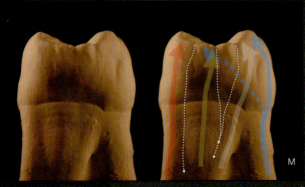

66｜近心面観は，遠心とは異なり辺縁隆線が存在し，その大きさに合わせるように近心頬側根が広い．根の中は3つに分かれ，近心（赤矢印）は頬側咬頭とつながり，中央（黄矢印）は辺縁隆線とつながり，舌側（白矢印）は舌側へ流れている．舌側は舌側根と舌側咬頭がつながりを持ち（青矢印），上顎の犬歯や小臼歯のように辺縁隆線（青破線）が流れている

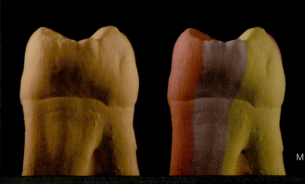

67｜頬側咬頭（赤），辺縁隆線（青），舌側咬頭（黄）

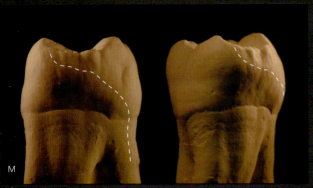

68｜近心隣接面最大豊隆部（サベイングライン）が上部と下部の鼓形空隙を分けている．辺縁隆線は，犬歯や小臼歯のように舌側からの流れが見える（白破線）

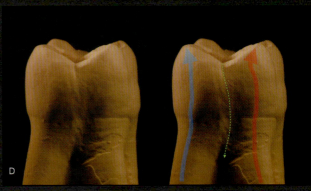

69｜遠心側は頬側咬頭（赤矢印）と舌側咬頭（青矢印）の境目に，歯根間に向けてはっきりとした溝（凹み）が流れている（緑破線）

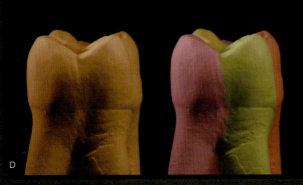

70｜舌側咬頭（紫），頬側咬頭（緑）

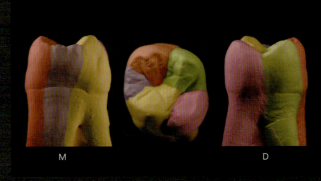

71｜咬頭ごとに色分けすると咬頭間の凹みがわかりやすく，咬頭や辺縁から，隣接面〜歯根への流れを見ることができる

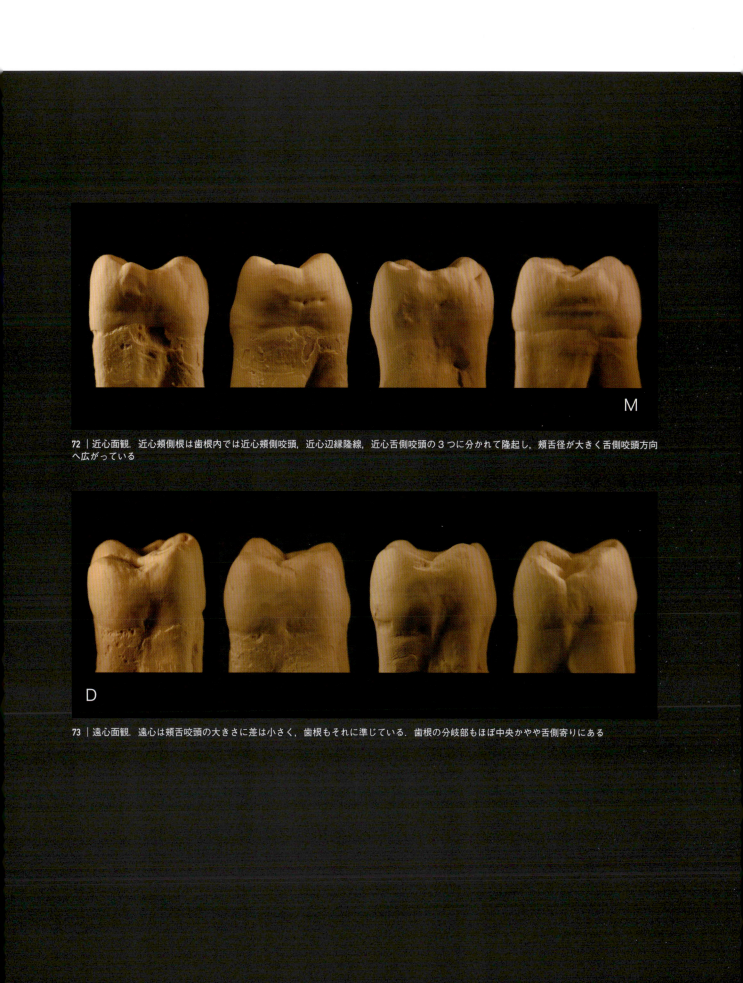

72 近心面観．近心頬側根は歯根内では近心頬側咬頭，近心辺縁隆線，近心舌側咬頭の3つに分かれて隆起し，頬舌径が大きく舌側咬頭方向へ広がっている

73 遠心面観．遠心は頬舌咬頭の大きさに差は小さく，歯根もそれに準じている．歯根の分岐部もほぼ中央かやや舌側寄りにある

1-9-11 咬合面観の隆線

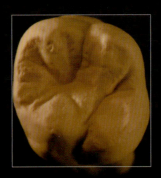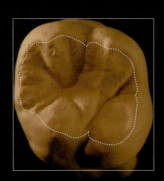

74 | 咬合面形態は外形線と固有咬合縁（白破線）の２つの線から成り立つ．咬頭は膨らみ，咬頭間には溝があり凹んでいる．これは咬合縁も同じである．咬合面形態を表現したそのふちに固有咬合縁が関係している

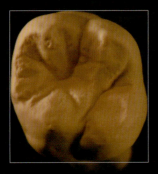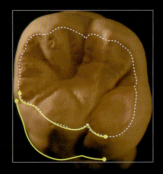

75 | 上顎第一大臼歯の外形線と固有咬合縁の違い（ずれ）は近心舌側咬頭（黄線）の一箇所で，これが重要な特徴である．黄線は機能咬頭部分の外形線と固有咬合縁のずれを表し，清掃性等に大きく影響している

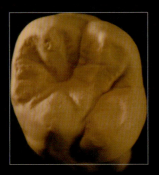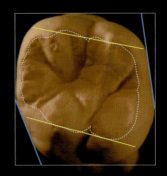

76 | 外形は頰舌鼓形空隙が菱形を作り（青線），固有咬合縁は頰舌咬合縁（黄線）が菱形を作っている

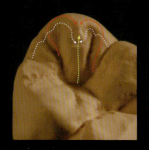 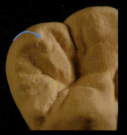 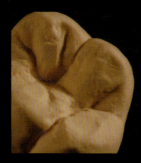 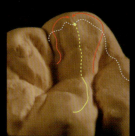

77｜近心頰側咬頭三角隆線（黄矢印）の両端で近遠心副隆線（赤矢印）が咬頭頂に集まっている．固有咬合縁の内側に凹み（白破線）があり，特に非機能咬頭側にはっきりと存在して食片の流出を防ぐ．咬頭頂は，咬頭付近から咬頭頂にかけて内方に丸みを持つ（青矢印）

78｜遠心頰側咬頭三角隆線（黄矢印）の両端で近遠心副隆線（赤矢印）が咬頭頂に集まっている．固有咬合縁の内側に凹み（白破線）があり，特に非機能咬頭側にはっきりと存在して食片の流出を防ぐ

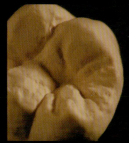 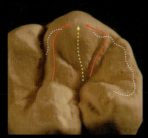 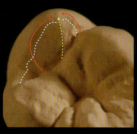 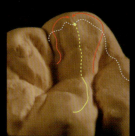

79｜近心舌側咬頭三角隆線（黄矢印）の両端で近遠心副隆線（赤矢印）が咬頭頂に集まっている．固有咬合縁の内側に凹み（白破線）があり，特に非機能咬頭側にはっきりと存在するが，機能咬頭側はそれほどでもない

80｜遠心舌側咬頭三角隆線（黄矢印）の両端で近遠心副隆線（赤矢印）が咬頭頂に集まっている．固有咬合縁の内側に凹み（白破線）があり，特に非機能咬頭側にはっきりと存在するが，機能咬頭側はそれほどでもない．ただ，遠心咬頭は近心と比べるとはっきりとしている場合もある

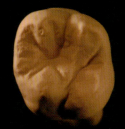 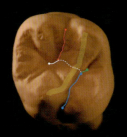 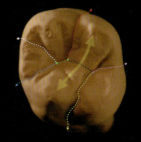 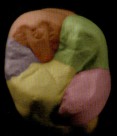

81｜臼歯咬合面の主溝は各咬頭間に存在し裂けている．つまり，咬頭同士が接している状態である．頰側咬頭の近心と遠心とが接する裂溝（赤線），舌側咬頭の近心と遠心とが接する裂溝（青線），近心頰側咬頭と近心舌側咬頭とが接する裂溝（白線），遠心頰側咬頭と遠心舌側咬頭とが接する裂溝（緑線）を示す．斜走隆線（黄線）は，遠心頰側咬頭と近心舌側咬頭との接触部では隆線としてのつながりがあり，接する裂溝にはなりにくく，溝になっている（白破線）．その他の副溝は主隆線と副隆線の間に現れる溝で（凹み），接触したような裂溝にはならない

82｜主溝とは，咬頭と咬頭が接する面が主溝となる．主溝は基本的に副溝のような凹みではなく，離れているもの同士が接しているようなイメージである．よって主溝は咬頭間を軸面へ向かって流れ出ている．近心面は辺縁があり，その両端から流れている（白，青破線）．中央窩と遠心小窩を結ぶ主溝（黒点線）は，斜走隆線（黄矢印）の存在があるときは主溝とは呼べなくなる

PART 1 歯の形態をみる | 1-9 上顎第一大臼歯

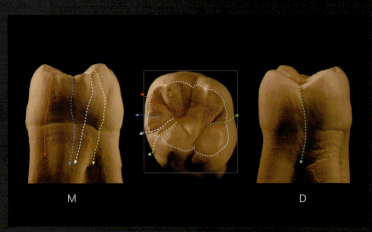

83｜歯は歯冠と歯根との関係が大変重要になる．咬合面の溝が近心隣接面から歯根へと流れている．近心辺縁と近心舌側咬頭頂の間で溝（白矢印・破線）が生まれて，固有咬合縁（白破線）でくびれが生じ，固有咬合縁が菱形らしくなり，上部鼓形空隙が大きくなることで清掃性に優れる

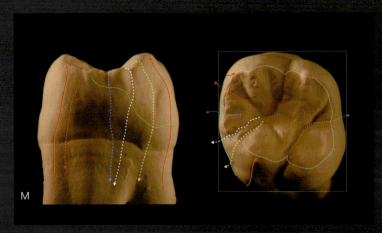

84｜近心隣接面と咬合面形態との関係を見ると，近心頬舌咬頭から歯根へ流れている（赤矢印）．その内側を，隆線に沿って咬合面の溝から隣接，歯根へと流れている．（赤，黄矢印・破線）．上顎大臼歯の最大の特徴の一つが近心舌側咬頭で，隣接からサベイングラインを引くと緑線が引ける．この線は舌側方向へ最大豊隆部が下がっていく

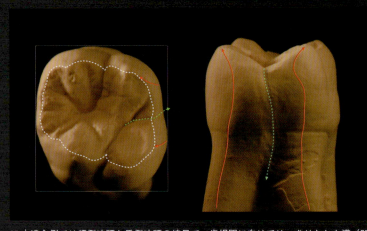

85｜遠心側では頬側咬頭と舌側咬頭の境目で，歯根間に向けてはっきりとした溝（凹み）が流れている（緑矢印・破線）

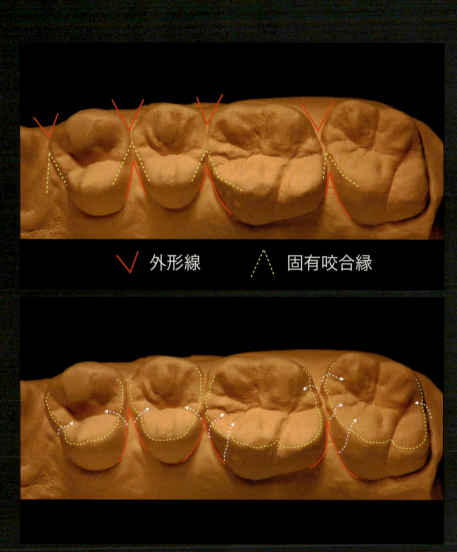

86, 87 | 外形線による頬舌鼓形空隙（赤線）と舌側固有咬合縁（黄破線）の移行面（白矢印・破線）．鼓形空隙があるのがわかる

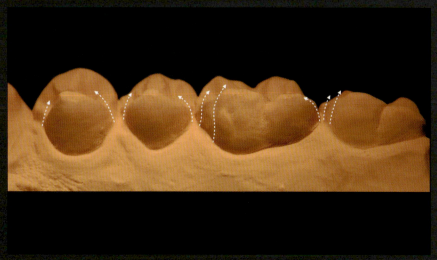

88 | 移行面の上部鼓形空隙があるのがわかる（白破線）

| PART 1 | 歯の形態をみる | 1-9　上顎第一大臼歯 |

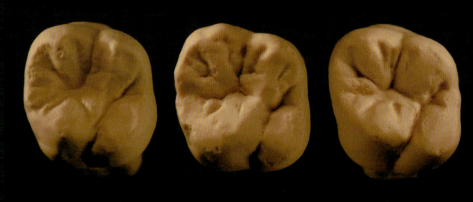

89 | 各咬頭間の溝の位置が固有咬合縁と外形線のアクセント（凹み）になっているのがわかる

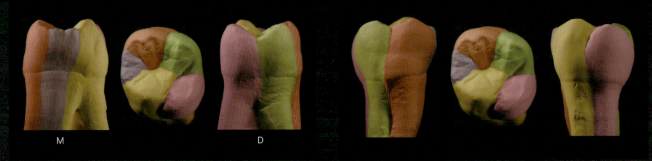

90, 91 | 左は近心隣接面観，中央は咬合面観，右は遠心隣接面観．咬頭ごとに色分けすると咬頭間の凹みがわかりやすい

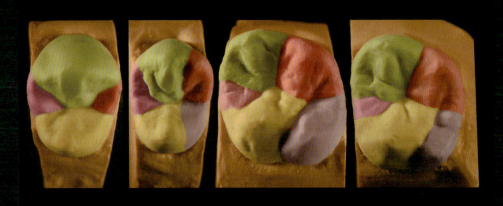

92 | 各咬頭の後続歯への変化がわかる（色分けはあくまで筆者の個人的なイメージである）

1-9-12 コンケイブライン

コンケイブラインは隆起した隆線の両サイドに現れるが，それだけでは見えにくく，
その隆起が３面形成の変化を大きくさせたり，狭窄が関係する箇所ではっきりと現れたりする

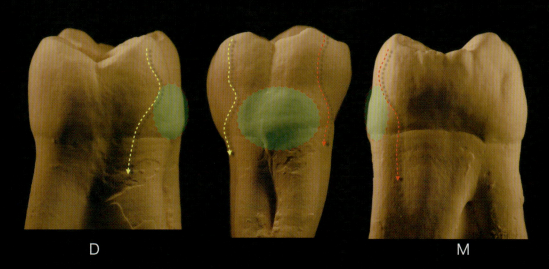

93 | 頬側面歯頸隆線（緑円），近心コンケイブライン（赤矢印），遠心コンケイブライン（黄矢印）を示す．頬側面のコンケイブラインは大臼歯に見られる頬側面歯頸隆線により（緑円），その外側を隣接面に流れる．頬側から見ると，コンケイブラインが頬側面歯頸隆線の両サイドから狭窄することで隣接へ流れる

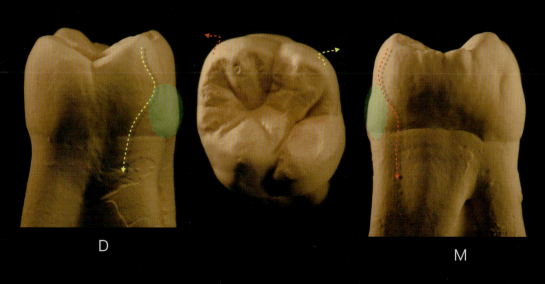

94 | 咬合面から見るとコンケイブラインは頬側面歯頸隆線の両サイドから隣接へ流れる

PART 1 歯の形態をみる　1-9 上顎第一大臼歯

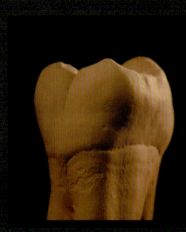

95 ｜ 近心頰側コンケイブライン（黄破線）

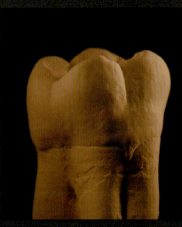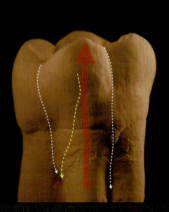

96 ｜ 遠心頰側コンケイブライン（黄破線）

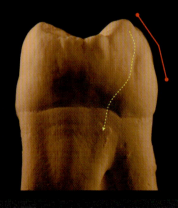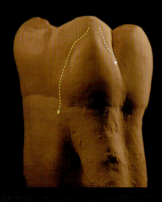

97 ｜ 結節とコンケイブライン．近心舌側咬頭は中心になる機能咬頭で，咬頭頂は中心にあり最大である．この咬頭の特徴として，カラベリー結節（第 5 咬頭）と呼ばれる結節が見られることがある．結節が現れると両サイドに凹みが現れる（白矢印・破線）．この現象は，3 面形成が強く変化した場合（赤線）によく現れ，上顎中切歯の遠心隅角や切縁付近のぬけ，下顎第一大臼歯の近心頰側咬頭頰側面等にも見られる．コンケイブライン等の現象（黄矢印・破線）とも言える

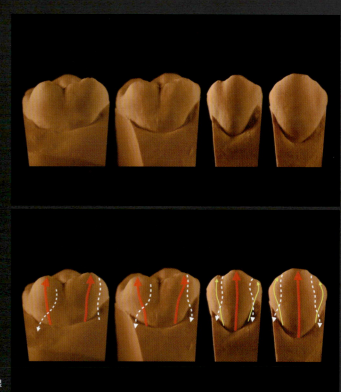

98, 99｜頬側面観でのコンケイブラインが見える（白矢印・破線）．隆線は赤矢印，近遠心隆線は黄矢印で示す

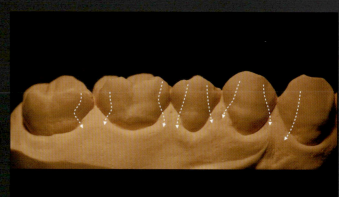

100｜頬側面観のコンケイブライン．歯間乳頭がコンケイブを埋めているのがわかる

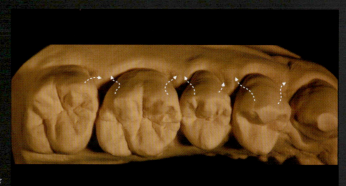

101｜咬合面観の頬側コンケイブライン．頬側隣接面形態のコンケイブがわずかに見える

1-9-13 サベイングライン

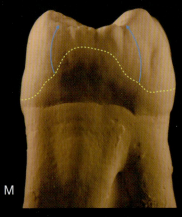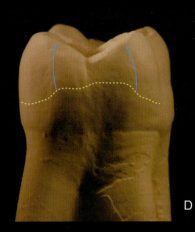

102 | 近遠心隣接面のサベイングライン（黄破線，最大豊隆部）．サベイングラインより上は上部鼓形空隙になりアンダーカットは存在しない（青矢印）

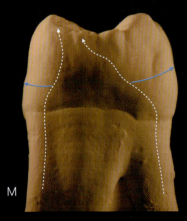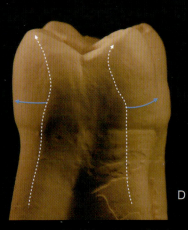

103 | 近遠心頬舌隆線に沿って隣接面にサベイングラインを入れた（白破線）．サベイングラインの外側は頬舌的鼓形空隙になりアンダーカットがない（青矢印）

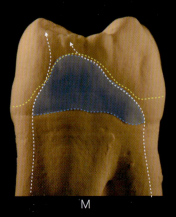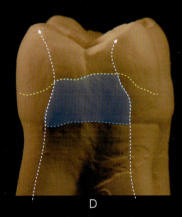

104 | 縦と横の2本のサベイングラインを合わせて再現してみた．アンダーカットになるエリアがわかる．ここは歯間乳頭が入るエリアとも言える．補綴歯ではほとんど場合に歯肉の減少が考えられるので，青いエリアの下部鼓形空隙（アンダーカット）をなくすことを考えたい

1-9-14 清掃性

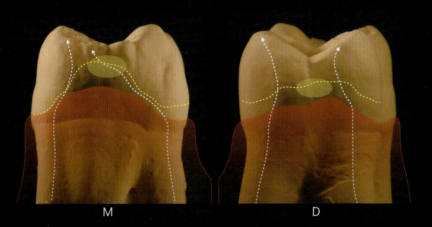

105 | 縦と横の2本のサベイングラインを合わせて歯肉（歯冠乳頭）を再現してみた．白破線は隣接面観で頬舌隆線を歯冠軸方向にサベイングラインとして引いたもの，黄破線は咬合面方向から隣接面にサベイングラインとして引いたもの．2本のラインの内側がアンダーカットになる下部鼓形空隙で，コンタクトエリア（黄色エリア）と歯肉を除くとそのスペースは小さい．2本の線の外側のスペースを作る（開く）ことが重要である

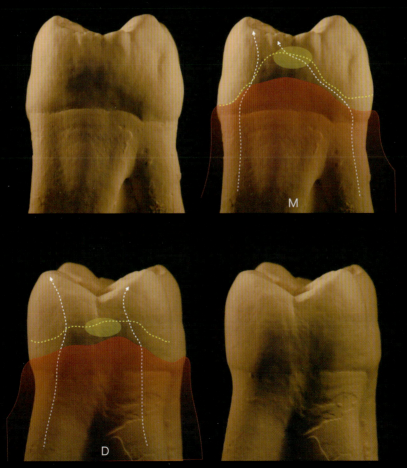

106, 107 | 隣接面観をサベイングすると黄破線のようになる．白破線は頬舌隆線の最大豊隆部で内側はアンダーカットであり，その外側は頬舌側，咬合面側ですべてオープンになっている

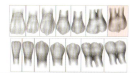

PART 1

歯の形態をみる
1-10 上顎第二大臼歯

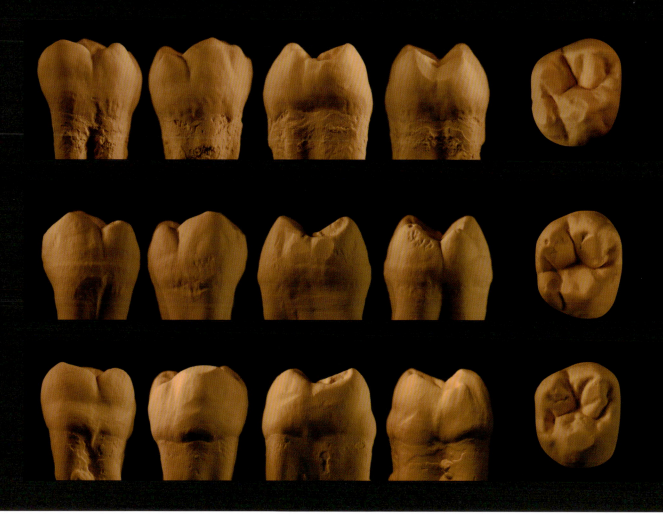

1-10-1 上顎第二大臼歯の外形

上顎第一大臼歯と上顎第二大臼歯の違いとして，遠心舌側咬頭が第一大臼歯よりも小さく，咬合面観の近心半と遠心半の大きさの比が第一大臼歯よりも大きく，遠心半が小さい

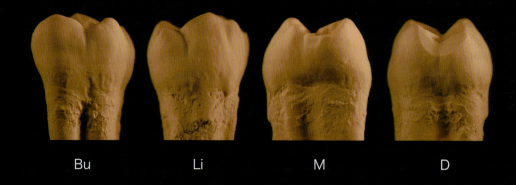

Bu　　　　Li　　　　M　　　　D

01 ｜ 本項の解説に用いる上顎第二大臼歯のサンプル模型

1-10-2 頬側面観の外形線

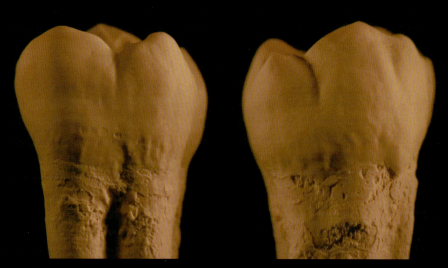

02 ｜ 左は頬側面観，右は舌側面観．頬側咬頭は非機能咬頭となるので舌側と比べて歯頸部側が狭窄しているが，第一大臼歯と比べるとその差は小さい

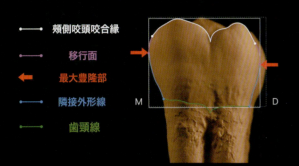

- ― 頬側咬頭咬合縁
- ― 移行面
- ← 最大豊隆部
- ― 隣接外形線
- ― 歯頸線

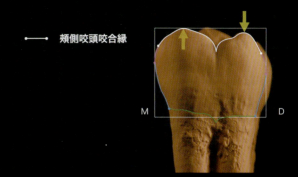

- ― 頬側咬頭咬合縁

03 ｜大臼歯の場合，基本的に上顎は4咬頭，下顎は4〜5咬頭で，頬側面観から見て頬側と舌側で異なった咬頭が見えるので形態に違いがある．外形線を見る場合，頬側面観からの外形線は頬側の2咬頭からなる外形線を見る．頬側面観の外形線では，咬頭頂から頬側咬頭咬合縁（白線），隅角（紫線），最大豊隆部（赤矢印），隣接外形線（青線），歯頸線（緑線）に分けて特徴を見ていきたい

04 ｜頬側咬頭は，近心が高く遠心が低い（黄矢印）．近心咬頭と遠心咬頭の大きさ（幅）が大きく異なり，遠心咬頭が小さくなる

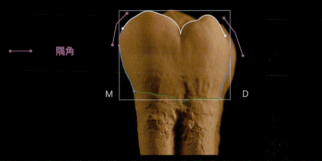

― 隅角

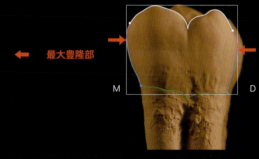

← 最大豊隆部

05 ｜隅角は前歯と同様に近心が鋭角で，遠心が近心よりも鈍角で，全体に丸みがあり隅角にも丸みがある

06 ｜近遠心の最大豊隆部には落差が見られる（赤矢印）．前歯のように近心が高く，遠心が低い．全体に丸みがあり，最大豊隆部も根尖側に下がっている

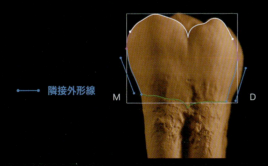

― 隣接外形線

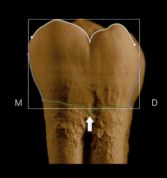

― 歯頸線

07 ｜近遠心の隣接外形線は通常，近心が垂直的で遠心は近心よりも傾斜しているが，その落差が小さく，逆に見えることもある（青線）

08 ｜頬側の歯頸線は近心が高く，遠心が低い．歯根分岐部に向かう小突起が見える（白矢印）

PART 1 　歯の形態をみる　1-10　上顎第二大臼歯

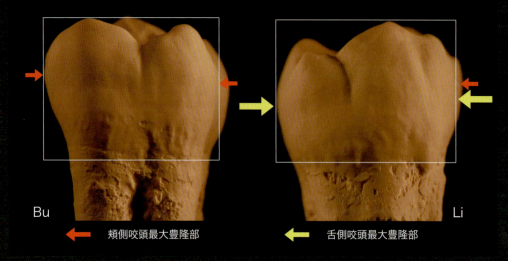

09 | 左は頰側面観，右は舌側面観．臼歯は頰側と舌側に咬頭が分かれるので，頰側面観では頰側咬頭最大豊隆部，舌側面観では舌側咬頭最大豊隆部を見る．第一大臼歯よりも丸みがあり，最大豊隆部は若干歯頸部寄りにある

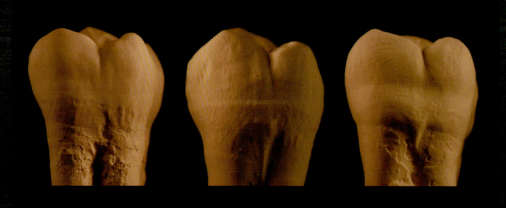

10 | 大臼歯にも様々な表情がある．基本的特徴に大きな変化はないが，近遠心の落差の違いが表情を変える．近心頰側咬頭と比べると，遠心頰側咬頭が小さい

1-10-3 隣接面観の外形線

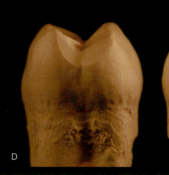

11 | 右は近心面観，左は遠心面観

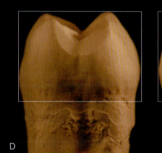

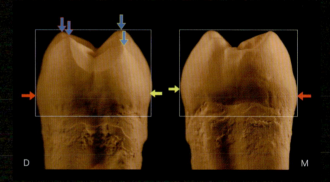

12 | 大臼歯の場合，基本的に上顎は4咬頭，下顎で4〜5咬頭で，隣接面観から見ると近心からの頬舌咬頭，遠心からの頬舌咬頭と異なった咬頭が見えるので形態に違いがある

13 | 最大豊隆部．頬側の最大豊隆部の位置はほぼ同じで（赤矢印），舌側は最大豊隆部が近心と遠心で分かれるので最大豊隆部の位置が異なる（黄矢印）．咬頭頂の位置も上顎の場合，第一大臼歯の咬合面形態は菱形の特徴が近遠心の咬頭位置のずれとして見えていたが，第二大臼歯ではそのようなずれはなく，遠心全体が狭い（青矢印）

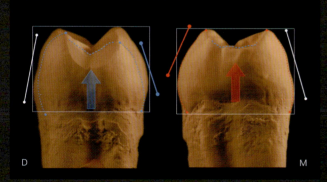

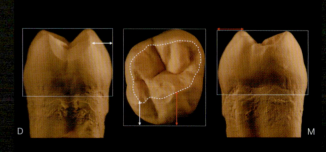

14 | 図中右，近心頬舌咬頭の3面形成は舌側咬頭が傾斜している（赤線）．図中左，遠心頬舌咬頭は全体的に内側に入り（青線），咬頭間が狭くなっている（青破線）．上顎第一大臼歯における隣接面観での近心は歯軸がほぼ垂直かやや頬側寄りで，遠心は明らかに舌側に傾斜していたが，第二大臼歯ではほぼ垂直である（青，赤矢印）

15 | 近心舌側咬頭は内側に入り（赤矢印），遠心舌側咬頭は近心に比べると外側にあるが（白矢印），全体的に内側にある

PART 1 歯の形態をみる | 1-10 上顎第二大臼歯

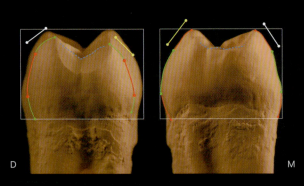

16 | 3面形成は，頬側では舌側と比べると近遠心共に直線的で，遠心は曲線的である．3面形成の咬頭側も舌側咬頭は機能咬頭になるので外斜面（黄線）は傾斜している．歯冠は全体的に丸みがあり，咬合面の固有咬合縁も小さくなり，3面形成も傾斜が大きくなり，曲線が強くなって3面形成の中央が狭くなる．臼歯の隣接外形線は，近遠心の辺縁隆線（青破線）の形態も重要となる．特に高さを誤ると咬合面の咬頭間腔が浅くなり，咬合関係の安定に影響する

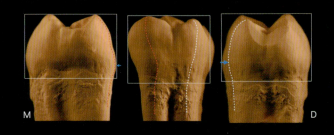

17 | 近遠心隆線の3面形成（白，赤破線）の位置の変化はルール通りで，近心よりも遠心が舌側寄りにある（青矢印）

歯槽堤が広がっていく

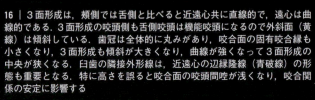

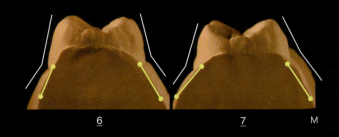

18 | 歯槽堤が後続歯に向かうほど広くなり，形態もそれに沿ったスムーズな形態になる．ただ，小臼歯は第一歯よりも第二歯のほうが小さいので，頬側面と歯肉との流れが第一歯に比べると少し屈曲している．大臼歯は第一歯と第二歯とで大きさに差がない場合も多いが，その代わりに歯槽堤が遠心方向に広がりを持つので，第二大臼歯は流れが少し屈曲している（白線）

19 | 歯槽堤が後続歯に向かうほど広くなり（黄線），形態もそれに沿ったスムーズな形態になる（白線）

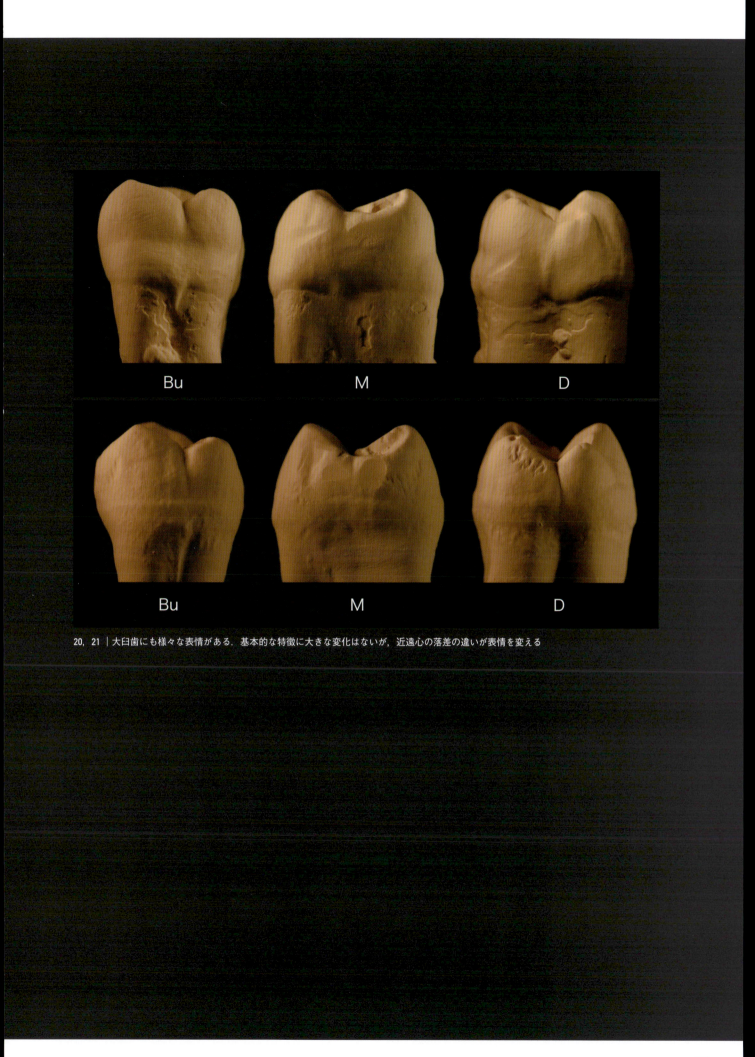

20, 21 | 大臼歯にも様々な表情がある．基本的な特徴に大きな変化はないが，近遠心の落差の違いが表情を変える

1-10-4　舌側面観の外形線

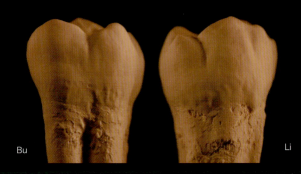

22｜左は頬側面観，右は舌側面観．歯頸部の近遠心径は舌側が広い．舌側咬頭は機能咬頭となるので，頬側と比べて歯頸部側が大きくどっしりしているが，第一大臼歯と比べるとその差は小さい

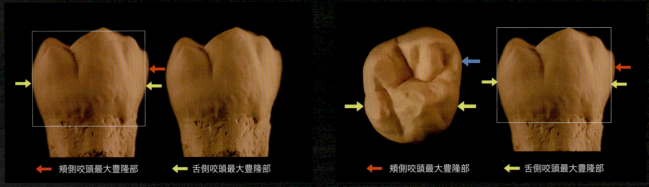

23，24｜舌側から見た場合，最大豊隆部は頬側咬頭と舌側咬頭に1つずつある．舌側咬頭の最大豊隆部は，第一大臼歯と比べると少し歯頸部寄りにあり，咬合面が小さく萎んで見える．頬側最大豊隆部を赤矢印，舌側咬頭最大豊隆部を黄矢印で示す．咬合面から見ると，舌側から見えている舌側咬頭最大豊隆部は頬側咬頭と舌側咬頭の境目の辺縁隆線部分である（赤，青矢印）

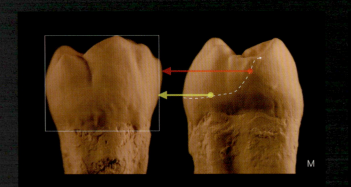

25｜近心頬側咬頭最大豊隆部を赤矢印で，近心舌側咬頭最大豊隆部を黄矢印で示す．隣接からサベイングライン（白破線）を引く．このラインを舌側から見ると，最大豊隆部の位置を示している

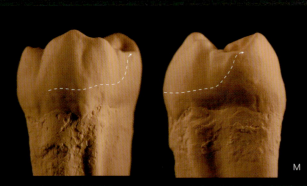

26｜隣接からサベイングライン（白破線）を引く．右図では隣接面観では辺縁隆線の最大豊隆部までの舌側の隆起がよくわかる

側面2咬頭の外形が台形のようになり，底辺が広くどっしりとしていることと，食片が歯肉に当たらないように，広がるように流れる形態を呈している．共通しているのは，咬合圧を受け止められるように舌

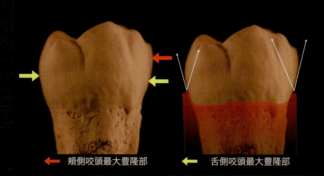

27｜舌側咬頭最大豊隆部は低く（黄矢印），上部鼓形空隙（白矢印）が大きい

← 頬側咬頭最大豊隆部　　← 舌側咬頭最大豊隆部

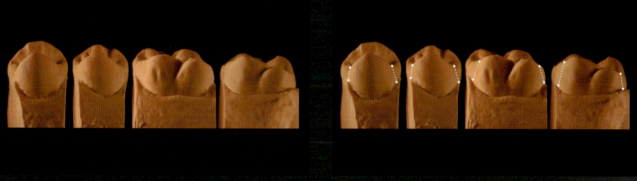

28, 29｜舌側は最大豊隆部が低いので，上部鼓形空隙がしっかりと開いている（白破線）

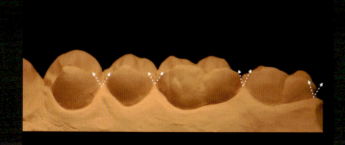

30｜上部鼓形空隙（白破線）

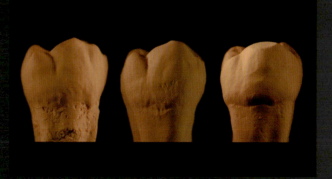

31｜第二大臼歯にも様々な表情がある．基本的な特徴に大きな変化はなく，遠心咬頭が小さいもしくは不明瞭なものがあり，第一大臼歯と比べると咬合面が萎んでいる．共通しているのは，咬合圧を受け止められるように舌側面2咬頭の外形が台形のようになり，底辺が広くどっしりとしていることと，食片が歯肉に当たらないように，広がるように流れる形態を呈していることである

1-10-5 咬合面観の外形線

臼歯の咬合面観の形態を見る場合，外形線と固有咬合縁（白破線）の2つを別々に観ることが大切で，前歯での外形線と稜線の関係と同じである．つまり，外形線と固有咬合縁（稜線）との間に存在する移行面の形態を正確に再現することが，臼歯の場合は特に清掃性に大きく関わる

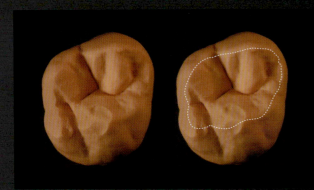

32｜咬合面観は外形線と固有咬合縁（白破線）の2つの線から成り立つ．外形線は，咬頭は膨らみ，咬頭間には溝があり凹んでいる．これは咬合縁も同じである．さらに重要な点として，外形線と固有咬合縁との間（移行面）が最大豊隆部（外形線）から固有咬合縁への上部鼓形空隙（移行面）を表している

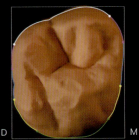

- 固有頬側面
- 頬側移行面
- 隣接外形線
- 舌側移行面
- 固有舌側面

33｜咬合面観の外形線を見ることは形の特徴を把握することである．固有咬合縁との混乱を避ける

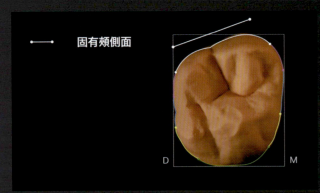

34｜舌側面を水平と仮定すると，頬側面は近心から遠心へ第一大臼歯よりも下がっている（白線）

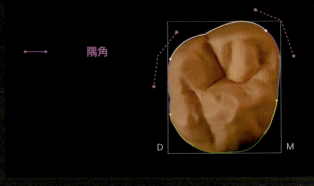

35｜隅角は，近心では鋭角で，遠心は鈍角になる．この差が第一大臼歯よりも強い

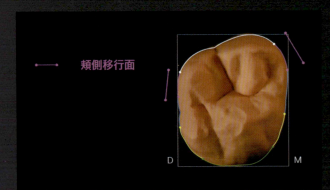

36｜第二大臼歯は，頬側から舌側に向かって狭くなるので遠心の移行面が短い

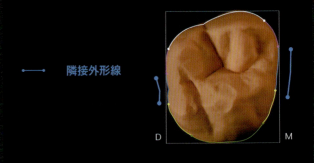

37｜近心は辺縁が発達し凸になり，遠心は遠心頬側咬頭と遠心舌側咬頭との咬頭間になり凹になることが多い

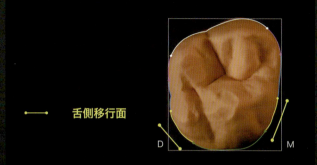 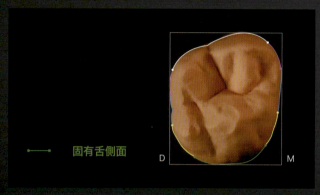

38｜舌側移行面は，近心では意外に傾斜があり，遠心は曲線的であるが傾斜がある．共にしっかりとした傾斜があって清掃性を備えている

39｜固有舌側は，舌側の近遠心咬頭がはっきりと別れ難く，近心咬頭が大きくなり，その丸みに覆われそうになって丸みが目立つ

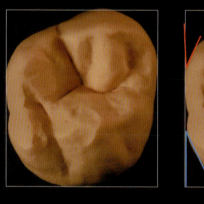 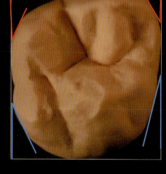

40｜外形は，近遠心の頬舌鼓形空隙が第一大臼歯よりもしっかりと開いている（赤，青線）．特に，歯冠全体の狭窄が舌側方向にあるので舌側の鼓形空隙は開いている（青線）

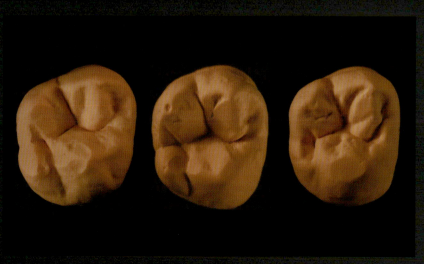

41｜小さな違いはあっても，基本的なルールに変わりはない．外形線も固有咬合縁も遠心半が小さくなっており，第一大臼歯と比べるとはっきりとした菱形にはならない

1-10-6 稜線

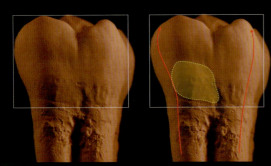
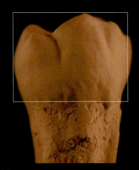
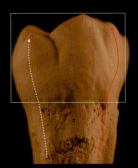

42｜大臼歯の場合，近遠心稜線は単純に頬側面と隣接面との境目を意識したものになる．近遠心咬頭は歯頸部側で狭窄するが，歯根も2根に分かれたままで，歯頸に沿って横走する頬側面歯頸隆線（黄エリア）が膨らむと稜線間はより狭まる．特に，近心側で膨らみが強く，遠心側は近心ほど膨らまない．第二大臼歯になると遠心側はよりストレートに近くなる．頬側面歯頸隆線での近遠心の差は咬合面観から見るとよくわかる（41 参照）．各咬頭ごとの中央隆線と近遠心隆線を意識するほどの表情は見られないので，稜線として見る．最終的な細かな表現は隆線で見ていきたい

43｜舌側咬頭に稜線を引くためには近遠心隆線の存在が必要だが，名称になるほどの存在が見えにくい．それでも近心では流れを見ることはできる（赤線）が，遠心咬頭はほぼ円に近く，小さいためにはっきりとした稜線は見つけにくいので，咬頭の中心部を稜線として見る（白破線）

1-10-7 隆線

隆線と書いたが，基本的には各咬頭から歯根までの流れを見ることで
隆線（流れ）のイメージを持ちたい

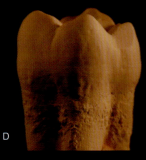
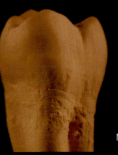
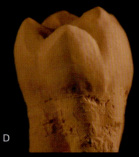
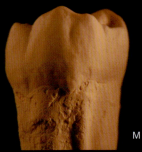

44｜左は遠心頬側面観，右は近心頬側面観

45｜左は遠心舌側面観，右は近心舌側面観

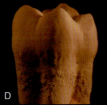
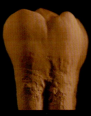
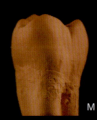

46｜頬側面観

1-10-8 頬側面観の隆線

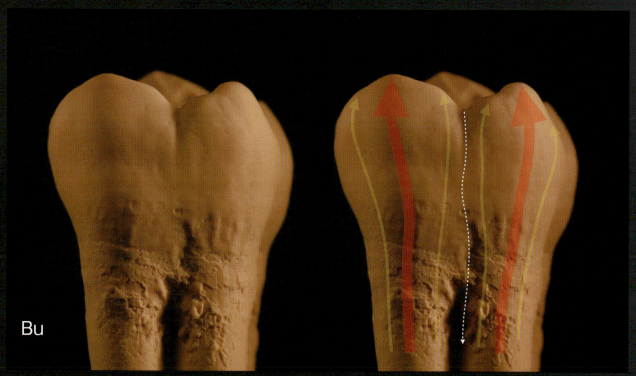

47 | 臼歯は咬頭から歯根まで柱のようで流れるようにつながりを持つ．頬側では，隆線は1咬頭に中央隆線（赤矢印）と近遠心隆線（黄矢印）があり，1咬頭が犬歯のように例えられる．ただ，小臼歯とは異なって4つの角に咬頭が存在するので，咬頭単位で隆線の流れを見ていく．頬側面観は，近遠心頬側咬頭の境目を歯根間に向けてはっきりと溝が流れている（白矢印・破線）

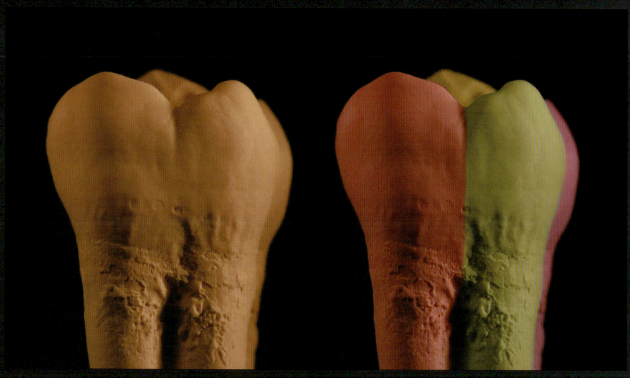

48 | 近心頬側咬頭（赤），遠心頬側咬頭（緑）

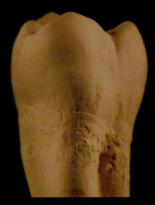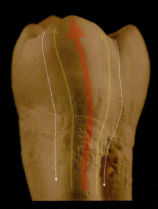

49 | 近心頰側咬頭の流れと範囲がわかる（白破線）．近心頰側咬頭は中央隆線（赤矢印）と近遠心隆線（黄矢印）が見られるが，近遠心隆線は隆線と呼べるほどの隆起はなく，副隆線のようでもある．この存在を無視してしまうと，咬頭間の境目の凹み（白破線）がわかりにくくなる．第二大臼歯では丸みが増して凹みもよりわかりにくくなる

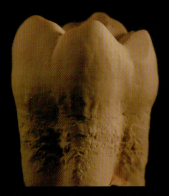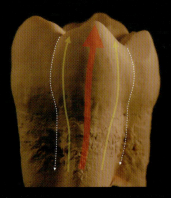

50 | 遠心頰側咬頭も同様に中央隆線（赤矢印）と近遠心隆線（黄矢印）が見られるが，近遠心隆線は隆線と呼べるほどの隆起はなく副隆線のようでもある．この存在を無視してしまうと，咬頭間の境目の凹み（白破線）がわかりにくくなる．遠心も同様に第二大臼歯は丸みが増し，さらに小さく退化傾向にあるので凹みもよりわかりにくくなる

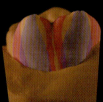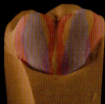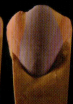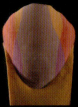

51 | 各咬頭に対する中央隆線（青）と近遠心隆線（赤）を表すイメージ

1-10-9　舌側面観の隆線

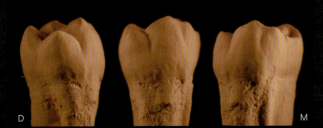

52｜舌側面観

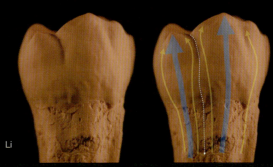

53｜舌側咬頭は2咬頭で近心と遠心で大きく異なり，歯根も1根であるが根の中は2根に分かれ各咬頭とつながっているものもある．近心は機能咬頭として歯冠中央（青矢印）の近くに咬頭頂が位置し，歯頸部はどっしり広くなる．遠心は，上顎小臼歯のような丸みを持つがかなり小さくなり，隆線が目立つことはない（青矢印）．その両端の近遠心隆線のようなもの（黄破線）も目立たない．舌側面溝はほぼ中央付近から遠心を通り，舌根中央から遠心付近を通る（白破線）

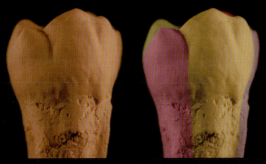

54｜近心舌側咬頭（黄），遠心舌側咬頭（紫）

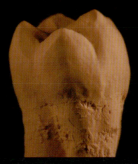

55｜左は遠心舌側咬頭，右は近心舌側咬頭

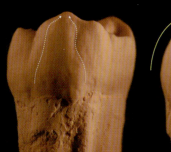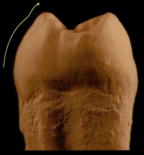

56｜近心舌側咬頭は中心になる機能咬頭で，咬頭頂は中心にあり最大である．この咬頭の特徴に，カラベリー結節（第5咬頭）と呼ばれる結節が見られることがある．第二大臼歯でははっきりとしたものは少ないが，結節が現れると両サイドに凹みが現れる（白矢印・破線）．この現象は，3面形成が強く変化した場合（黄線）によく現れ，上顎中切歯の遠心隅角や切縁付近のぬけ，コンケイブライン等の現象と似ている

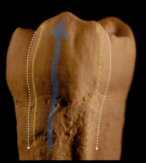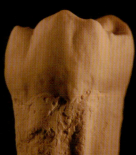

57｜近心舌側咬頭は舌側根（近心側）とつながり流れているが，機能咬頭の役割は最大で，咬頭の範囲が舌側根にとどまらず，近心頬側根にまで関与している（黄矢印・破線）．上顎第一大臼歯と同様に近心頬側根は頬舌方向に幅があり，近心舌側咬頭とつながっていることがある

| PART 1 | 歯の形態をみる | 1-10 上顎第二大臼歯 |

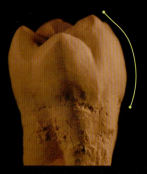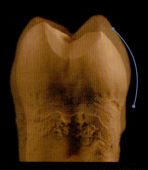 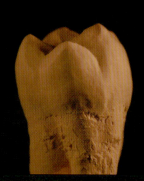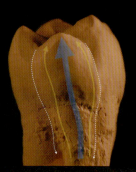

58｜近心舌側咬頭の3面形成（黄線）は，丸みが大きい．遠心舌側咬頭の3面形成（青線）は丸みがある

59｜遠心は咬頭が小さく，中央隆線（青矢印）が目立つことはなく，その両端の近遠心隆線のようなもの（黄矢印）も目立たない

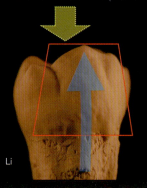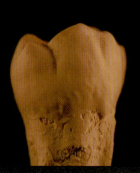 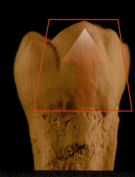

60｜舌側咬頭は機能咬頭で，特に近心舌側咬頭は主になる咬頭なので下部がどっしりとした台形のような形をしている（赤線）．中心窩に対合歯が噛み込み（黄矢印），近心舌側咬頭頂が中心部付近にある（青矢印）

61｜第二大臼歯はそのほとんどを近心咬頭が占めていて，下部がどっしりとした台形のような形で咬合圧を受け止め（赤矢印），食片が歯肉に当たらないように，広がるように流れる形態を呈している（赤線）．舌側面溝は，第一大臼歯では歯頸部付近から歯根へほぼ中央を通るが，第二大臼歯では遠心寄りを通り（白破線），中央付近は近心咬頭とつながる隆起が歯根までつながっている（黄矢印）

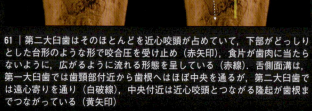

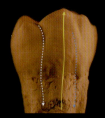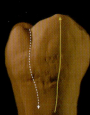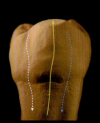 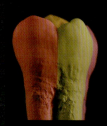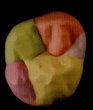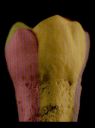

62｜舌側面溝は，第一大臼歯では歯頸部付近から歯根へほぼ中央を通るが，第二大臼歯は遠心寄りを通り（白破線），中央付近は近心咬頭とつながる隆起が歯根までつながっている（黄矢印）．この隆起が強くなると近心にも凹みが現れる（青破線）

63｜各咬頭の歯根までのつながりがわかる．左は頬側面観，中央は咬合面観，右は舌側面観

1-10-10 隣接面観の隆線

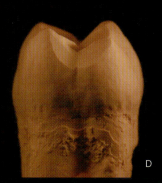

64 | 左は近心隣接面観，右は遠心隣接面観

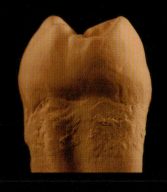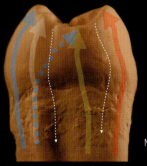

65 | 近心隣接面観は，遠心とは異なって辺縁隆線が存在し，その大きさに合わせて近心頬側根が広い．根の中は2つに分かれ，近心（赤矢印）は頬側咬頭とつながり，中央（黄矢印）は辺縁隆線とつながる．舌側は舌側根と舌側咬頭がつながりを持ち（白，青矢印），上顎の犬歯や小臼歯のように辺縁隆線（青破線）が流れている

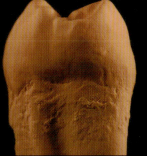

66 | 頬側咬頭（赤），辺縁隆線（青），舌側咬頭（黄）

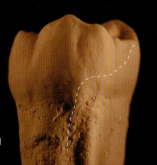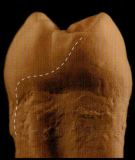

67 | 近心隣接面最大豊隆部（サベイングライン）が上部と下部の鼓形空隙を分けている．辺縁隆線では犬歯や小臼歯のように舌側からの流れが見える（白破線）

PART 1　歯の形態をみる　｜　1-10　上顎第二大臼歯

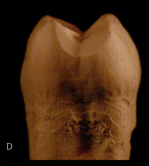
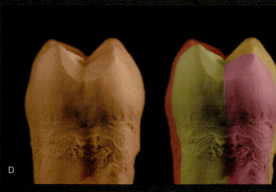

68｜側方面観．遠心側は頬側咬頭（赤矢印）と舌側咬頭（青矢印）の境目をはっきりと歯根間に向けて溝（凹み）が流れている（緑破線）

69｜近心側と比べて遠心側の小さいことがわかる．舌側咬頭（紫），頬側咬頭（緑）

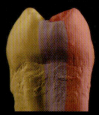
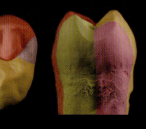

70｜咬頭ごとに色分けすると咬頭間の凹みがわかりやすい．咬合面観での各咬頭が隣接面から，歯根への流れを見て取れる

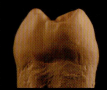
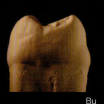
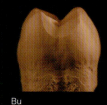

71｜歯冠と歯根のつながりは，近心面観の近心頬側根は，歯根内は近心頬側咬頭，近心辺縁隆線，近心舌側咬頭の2～3つに分かれて隆起し，頬舌径が大きく，舌側咬頭方向へ広がっている

72｜遠心面観．遠心では頬舌咬頭の大きさに差は小さく，歯根もそれに準じている．歯根分岐部もほぼ中央付近にあるが，溝は第一大臼歯と比べると弱い

1-10-11 咬合面観の隆線

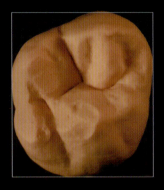 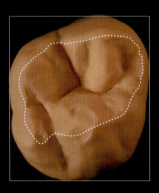

73 | 咬合面形態は外形線と固有咬合縁（白破線）の2つの線から成り立つ．咬頭は膨らみ，咬頭間には溝があり凹んでいる．これは咬合縁も同じである

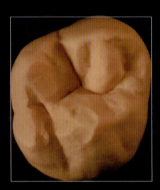 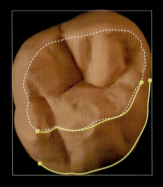

74 | 上顎第二大臼歯の外形線と固有咬合縁の違い（ずれ）は，近心舌側咬頭（黄線）の部分で，これが特徴となって黄線は機能咬頭部分の外形線と固有咬合縁のずれを表し，清掃性に大きく影響している

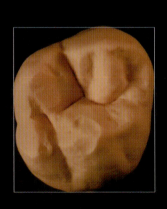 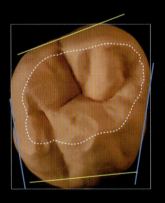

75 | 外形は頰舌方向では舌側へ狭窄し（青線），固有咬合縁は近遠心方向で遠心に狭窄している（黄線）．この特徴が固有咬合縁でも同じような特徴になる（白破線）

221

PART 1 歯の形態をみる　　1-10 上顎第二大臼歯

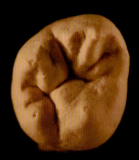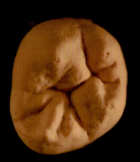

76 | 上顎右側第二大臼歯の抜去歯で，隆線が残っているものから頰舌側咬頭三角隆線を見る（注：抜去歯では特に上顎第二大臼歯と第三大臼歯の区別が難しく，抜去部位がわかるものであればよいが，手持ちの資料では判断ができない．よって今回は三角隆線の特徴のみがわかりやすい歯を選んでいるので，あくまでも参考として見ていただきたい）

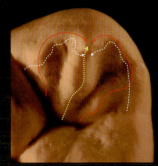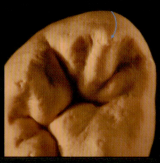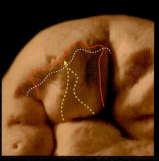

77 | 近心頰側咬頭三角隆線（黄矢印）の両端において，近遠心副隆線（赤矢印）が咬頭頂に集まっている．固有咬合縁の内側に凹み（白破線）があり，特に非機能咬頭側にはっきりとあり，食片の流出を防ぐ．咬頭頂は，咬頭付近から咬頭頂にかけて内方に丸みを持つ（青矢印）

78 | 遠心頰側咬頭三角隆線（黄矢印）は広がりを持つ場合がある．両端において近遠心副隆線（赤矢印）が咬頭頂に集まっている．固有咬合縁の内側に凹み（白破線）があり，特に非機能咬頭側にはっきりとあり，食片の流出を防ぐ

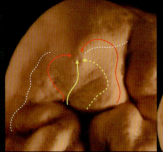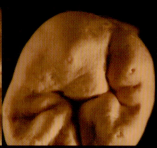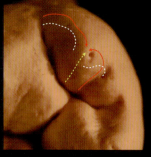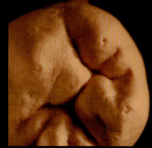

79 | 近心舌側咬頭三角隆線（黄矢印）に鋭さはなく，中央窩に流れるものや，斜走隆線が中央窩に流れるものがある（黄破線）．両端において近遠心副隆線（赤矢印）が咬頭頂に集まっている．固有咬合縁の内側に凹み（白破線）があり，特に非機能咬頭側にはっきりとあるが，機能咬頭側はそれほどでもない

80 | 遠心舌側咬頭三角隆線（黄矢印）の両端において近遠心副隆線（赤矢印）が咬頭頂に集まっているが，副隆線には見えず，咬合縁に見える．固有咬合縁の内側に凹み（白破線）があり，特に非機能咬頭側にはっきりとあるが機能咬頭側はそれほどでもない．第二大臼歯は咬頭が小さいのではっきりとしていない

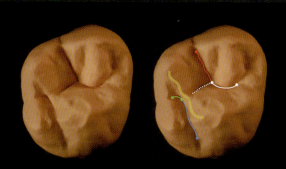

81｜臼歯咬合面の主溝は各咬頭間に存在し裂けている．つまり，咬頭同士が接している状態である．頬側咬頭で近心と遠心との接する裂溝（赤線），舌側咬頭で近心と遠心との接する裂溝（青線），近心頬側咬頭と近心舌側咬頭との接する裂溝（白線），遠心頬側咬頭と遠心舌側咬頭との接する裂溝（緑線）．斜走隆線（黄線）は，遠心頬側咬頭と近心舌側咬頭との接触部では隆線としてのつながりがあり，接する裂溝にはなりにくく，溝になっている．その他の副溝は主隆線と副隆線の間に現れる溝（凹み）で，接触したような裂溝にはならない

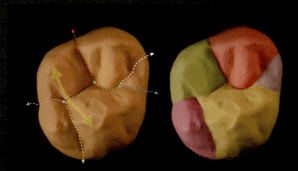

82｜咬頭と咬頭が接する面が主溝となる．主溝は基本的に副溝のような凹みではなく，離れているもの同士が接している感じのイメージである．よって主溝は咬頭間を軸面（歯根方向）へ流れ出ている．近心面は辺縁があり，その両端から流れている（白，青破線）．中央窩と遠心小窩を結ぶ主溝（黒点線）は，斜走隆線（黄矢印）の存在がある時は主溝とは呼べなくなる

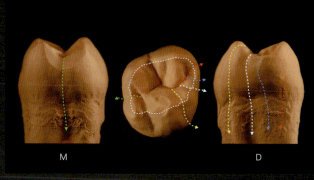

83｜歯は歯冠と歯根とがつながりを持っており，咬合面の溝が近心隣接面から歯根へと流れている．近心辺縁と近心舌側咬頭の間に溝（白矢印・破線）が生まれて，固有咬合縁（黄破線）ではくびれが生じ，上部鼓形空隙が大きくなることで清掃性に優れている

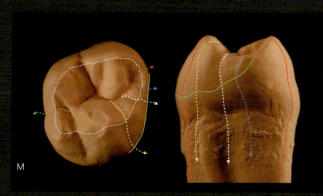

84｜近心隣接面観．歯は歯冠と歯根との関係が大変重要になる．近心隣接面の咬合面形態との関係を見ると，近心頬側咬頭から歯根へと流れている（赤矢印）．その内側を隆線に沿って，咬合面の溝から隣接，歯根へと流れている（赤，黄矢印・破線）．上顎大臼歯の最大の特徴の一つが近心舌側咬頭で，隣接からサベイングラインを引くと緑線が引ける．この線は舌側方向へ向かって最大豊隆部が下がっていく

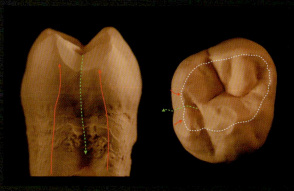

85｜遠心隣接面観．遠心側では頬側咬頭と舌側咬頭の境目を歯根間に向けて溝（凹み）が流れている（緑矢印・破線）．遠心頬舌咬頭のサベイングライン（歯軸方向）は頬舌方向に狭い（赤矢印）

| PART 1 | 歯の形態をみる | 1-10　上顎第二大臼歯 |

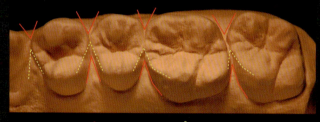 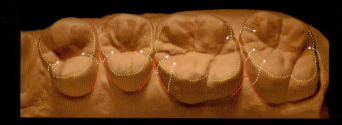

∨ 外形線　　∧ 固有咬合縁

86, 87 | 外形線による頬舌鼓形空隙（赤線）と舌側固有咬合縁（黄破線）の移行面（白矢印・破線）．鼓形空隙が空いているのがわかる

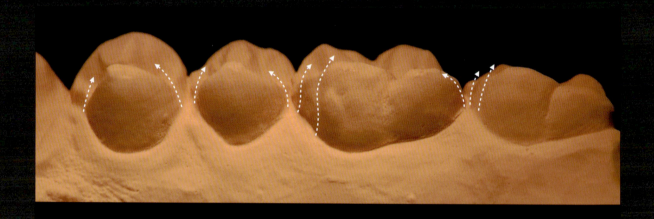

88 | 移行面の上部鼓形空隙が空いているのがわかる（白破線）

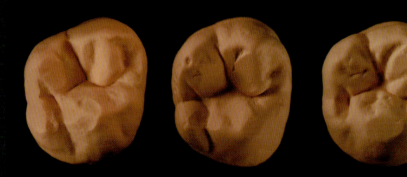

89 | 小さな違いはあっても，基本的なルールに変わりない．外形線と固有咬合縁との差（移行面）が第一大臼歯と比べると広いことがわかる

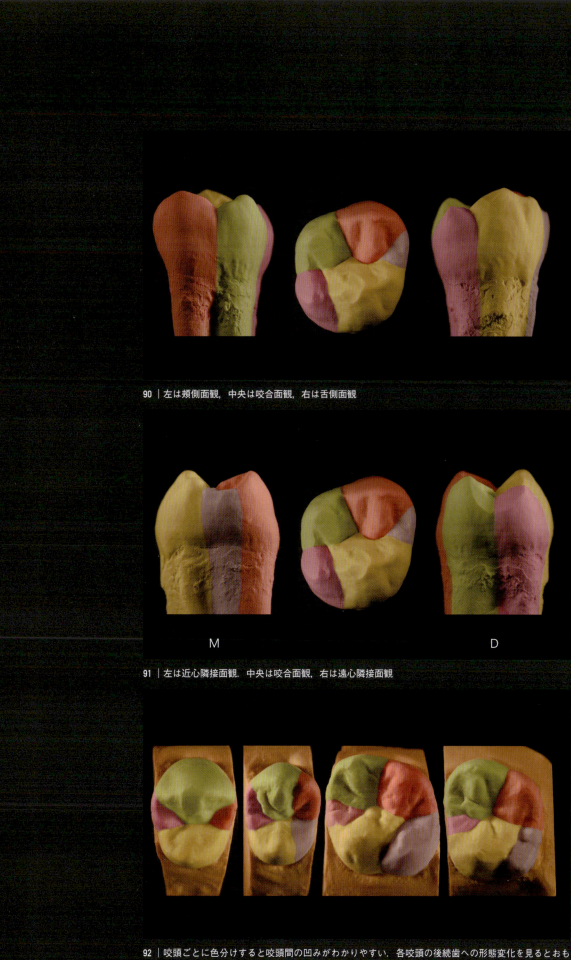

90 | 左は頬側面観,中央は咬合面観,右は舌側面観

M D

91 | 左は近心隣接面観,中央は咬合面観,右は遠心隣接面観

92 | 咬頭ごとに色分けすると咬頭間の凹みがわかりやすい.各咬頭の後続歯への形態変化を見るとおもしろい(変化の色分けはあくまで筆者の個人的なイメージである)

PART 1　歯の形態をみる　1-10　上顎第二大臼歯

1-10-12　コンケイブライン

コンケイブラインは隆起した隆線の両サイドに現れるが，それだけでは見えにくく，その隆起が3面形成の変化を大きくさせたり，狭窄が関係する箇所ではっきりと現れたりする

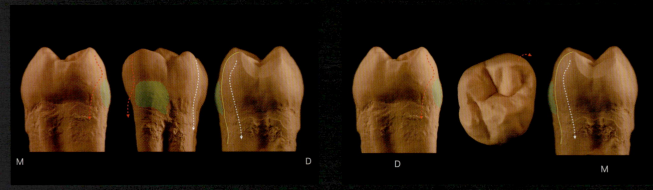

93, 94｜頬側面歯頸隆線（緑エリア），近心，コンケイブライン（赤矢印・破線）．遠心は3面形成が弱くストレートに近く（黄線），コンケイブラインがあまり現れない（白矢印・破線）．頬側面のコンケイブラインは大臼歯に見られる頬側面歯頸隆線により（緑エリア），その外側を隣接面に流れる（赤矢印・破線）

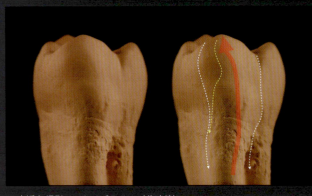

95｜近心頬側コンケイブライン（黄破線）

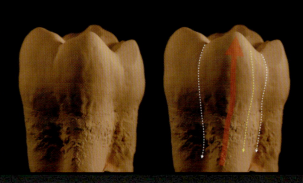

96｜遠心頬側コンケイブライン（黄破線）はコンケイブラインとしては見られない．近心側には見られる頬側面歯頸隆線は遠心側には見られず，第一大臼歯ほどの狭窄もなく，咬頭頂から歯根まで比較的真っすぐに流れているため，隆線を横切る要因になる隆起や屈曲がないのでコンケイブラインは見られない（ただし，あくまで本図の歯の場合である）

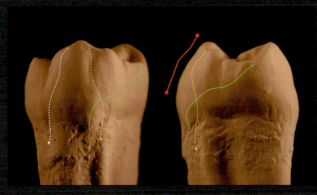

97｜結節が現れると両サイドに凹みが現れる（白，黄矢印・破線）．この現象は，3面形成が強く変化した場合（赤線）によく現れる．上顎中切歯の遠心隅角や切縁付近のぬけ，下顎一大臼歯の近心頬側咬頭頬側面等にも見られ，コンケイブライン等の現象（黄矢印・破線）とも言え，辺縁隆線（緑矢印）を横切る

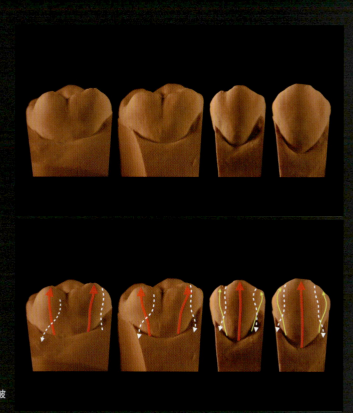

98, 99 | 下顎臼歯頬側面観でのコンケイブラインが見える（白矢印・破線）．隆線は赤矢印，近遠心隆線は黄矢印で示す

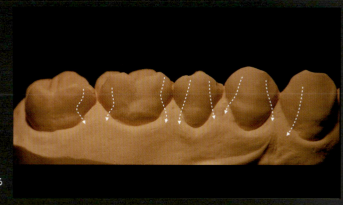

100 | 頬側面観のコンケイブライン．歯間乳頭がコンケイブを埋めているのがわかる

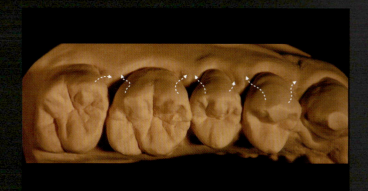

101 | 咬合面観の頬側コンケイブライン．わずかにコンケイブが見える

1-10-13 サベイングライン

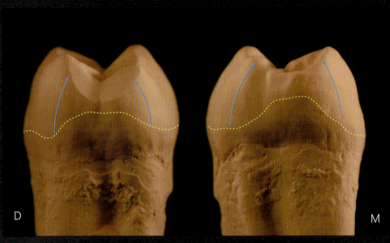

102 近遠心隣接面のサベイングライン（黄破線，最大豊隆部）．サベイングラインより上は上部鼓形空隙になり（青矢印），アンダーカットは存在しない

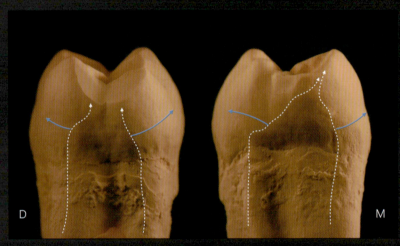

103 近遠心頰舌隆線に沿って隣接面にサベイングラインを入れた（白破線）．サベイングラインの外側は頰舌的鼓形空隙（青矢印）になりアンダーカットがない

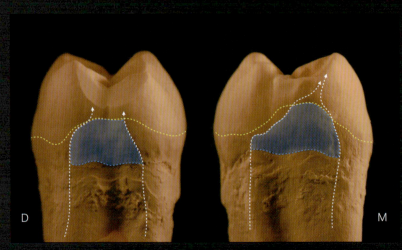

104 縦と横の2本のサベイングラインを合わせて再現してみた．アンダーカットになるエリア（青エリア）がわかる．ただ，このアンダーカットは歯間乳頭が入るエリアとも言える．補綴治療ではほとんどの場合に歯肉の減少が考えられるので，青いエリアの下部鼓形空隙（アンダーカット）を形態付与によってなくすことを考える必要がある

1-10-14 清掃性

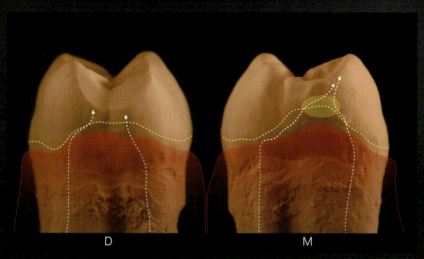

105｜縦と横の2本のサベイングラインを合わせて歯肉（歯間乳頭）を再現してみた．隣接面観で頬舌隆線を歯軸方向に向かってサベイングラインを引き（白破線），咬合面方向から隣接面にサベイングラインを引いた（黄破線）．2本のラインの内側がアンダーカットになる下部鼓形空隙であり，コンタクト（黄エリア）と歯肉のスペースを除くとそのスペースは小さい．2本の線の外側のスペースを作る（開く）ことが清掃性向上のために重要である

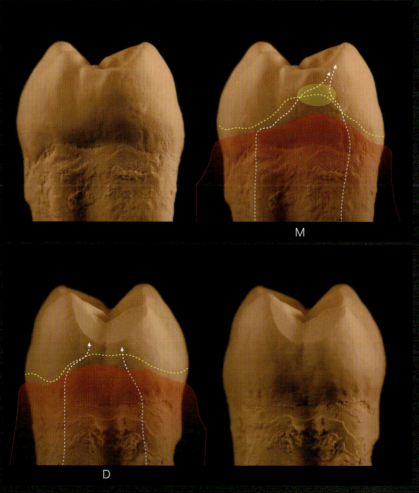

106, 107｜隣接面観をサベイングすると黄破線のようになる．白破線は頬舌隆線の最大豊隆部で内側はアンダーカットであり，その外側は頬舌側，咬合面側はすべてオープンになっている

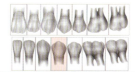

PART 1
歯の形態をみる
1-11 下顎第一小臼歯

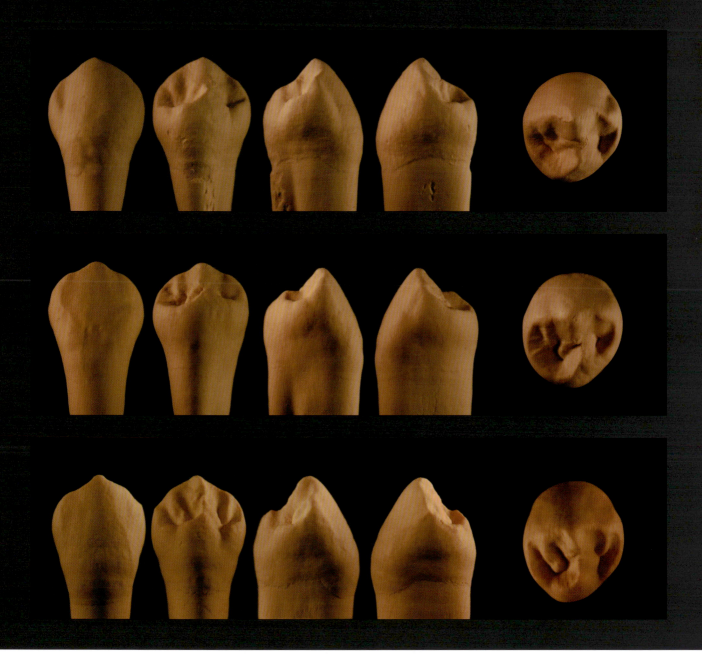

PART 1 歯の形態をみる | 1-11 下顎第一小臼歯

1-11-1 下顎第一小臼歯の外形

下顎第一小臼歯は犬歯と隣接している歯で，上顎との違いは後続歯への形態が大臼歯までスムーズな流れになっていることで，順に形が大きくなるのが最大の特徴である．第一小臼歯の咬合面形態は，近心半は犬歯で遠心半は臼歯と，近心半と遠心半で大きく異なる形態を持つことが多い

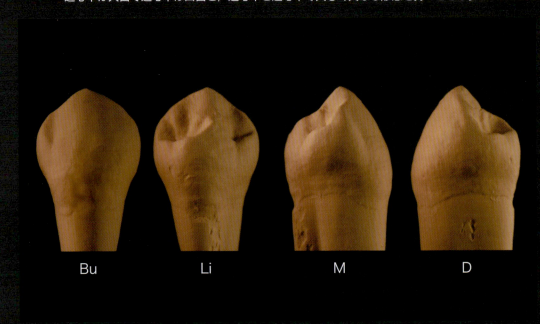

01 | 本項の解説に用いる下顎第一小臼歯のサンプル模型

1-11-2 頬側面観の外形線

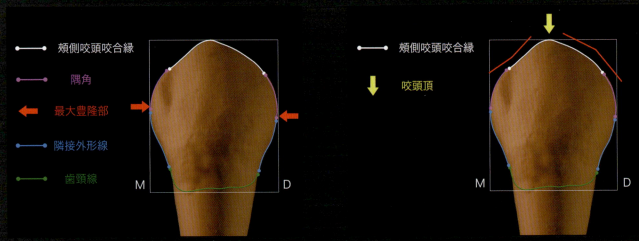

02 | 頬側面観の外形線では咬頭頂から頬側咬頭咬合縁（白線），隅角（紫線），最大豊隆部（赤矢印），隣接外形線（青線），歯頸線（緑線）に分けて特徴を見ていきたい

03 | 頬側咬頭の外形線では，咬頭頂はほぼ中央部かやや近心寄りに存在する（黄矢印）．咬頭頂から近遠心咬合縁は近心が短く，遠心が長い（白線）．形は近心で凹みがあり，遠心は副隆線があり凸になることが多い（赤線）

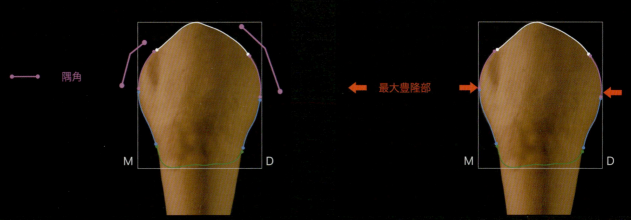

04 | 隅角は前歯と同様に近心が鋭角で遠心が近心よりも鈍角である（紫線）．位置があえて低いのは犬歯の遠心の辺縁と高さを揃えるためとも言われているが，下顎第一小臼歯は上顎のように近遠心の特徴が逆になってはいない

05 | 近遠心の最大豊隆部は，前歯のように近心が高く遠心が低いが，落差はあまり見られない（赤矢印）

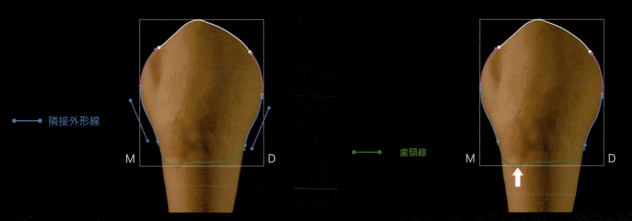

06 | 近遠心の隣接外形線は通常，近心が垂直的で遠心は近心よりも傾斜している（青矢印）

07 | 基本的には歯頸線の最下点は中央付近から遠心寄りにあると言われているが，サンプルの歯は近心寄りにあり，比較的中央付近になっている（白矢印）

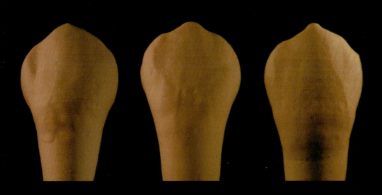

08 | 下顎左側第一小臼歯のサンプル．左から，オボイド型（卵形），スクウェア型（方形），テーパー型（尖形）．外形の特徴に照らし合わせて見ると基本的なルールに大差はない

1-11-3 隣接面観の外形線

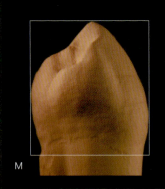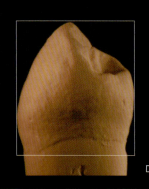

09 | 隣接面観. 上顎第一小臼歯と比べて頬側咬頭が高く, 舌側咬頭との差が大きい

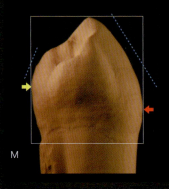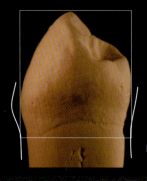

10 | 頬側最大豊隆部（赤矢印）から咬頭頂に向かって狭窄している（青破線）. 舌側最大豊隆部（黄矢印）はかなり咬頭寄りにある. カントゥア（白線）は, 頬側は狭窄が大きい分だけ最大豊隆部が低い. 頬粘膜を保護するための食片の流れ等の理由が考えられる. 舌側は最大豊隆部が高く, カントゥアがほとんどないのは歯槽堤とのスムーズな流れを作るためと考えられる（白線）

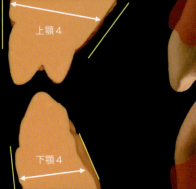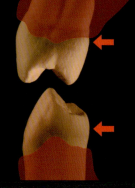

11 | 上顎と下顎の第一小臼歯部の歯槽堤の幅. 上顎の歯槽堤は厚く広がり, 下顎は広がりが小さい（白矢印）. 歯の外形線（3面形成）も歯槽堤に合っている（黄線）

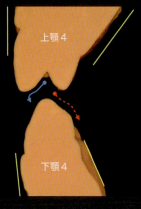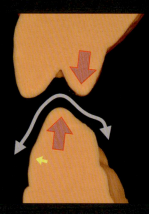

12 | 上下顎第一小臼歯における食片の流れ（白矢印）. 頬側の3面形成のカントゥア（黄矢印）が歯肉への直接的な食片の流れを防いでいると考えられる

13 | 3面形成は近遠心のどちらから見ても中央隆線が見えてしまうので差がない．頬側3面形成と舌側3面形成の差が最も大きい歯である．舌側咬頭が小さく，下顎舌側は3面形成の歯頸部側一面がほとんど見ることができない（左図舌側歯頸部の赤線）

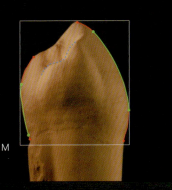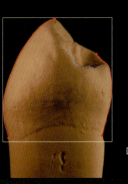

14 | 臼歯の隣接外形線は近遠心の辺縁隆線（青破線）の形態も重要である．特に高さを間違うと咬合面の咬頭間腔が浅くなり，咬合関係の安定に影響する．下顎臼歯は頬側咬頭が機能咬頭になり，3面形成は舌側方向に大きく傾斜する．咬頭頂は頬舌径中央にあり（青矢印），対合歯からの咬合圧を歯冠中央で受けることができる（白矢印）

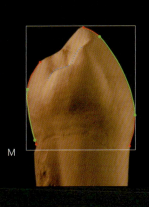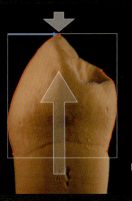

15 | 隣接外形線では中央隆線が外形線として見えているが，近遠心隆線に3面形成を見ることも重要になる．近遠心隆線の3面形成（白，赤破線）の位置の変化はルール通りで，近心よりも遠心が舌側寄りにある（青矢印）

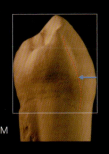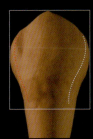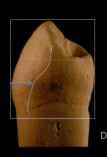

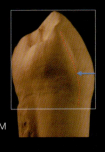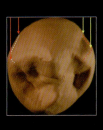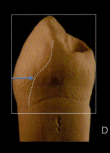

16 | 咬合面から見ると，近遠心稜線の頬舌的位置関係がよくわかる（赤，黄矢印）．近心よりも遠心稜線が舌側にある（赤，青矢印）

PART 1 歯の形態をみる　1-11 下顎第一小臼歯

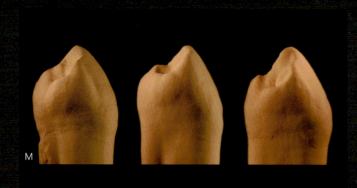

17 | 様々な隣接面形態．隣接面形態のルールとサンプルの歯を照らし合わせて見たい．近心隣接面観

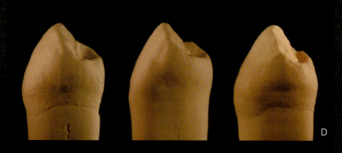

18 | 様々な隣接面形態．隣接面形態のルールとサンプルの歯を照らし合わせて見たい．遠心隣接面観

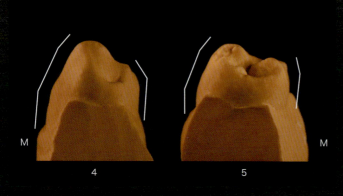

19 | 歯列模型の隣接面観近心側．第一小臼歯（左）は第二小臼歯（右）と比べると外形線が咬合面方向に狭くなり，固有咬合面は小さい（白線）

1-11-4 舌側面観の外形線

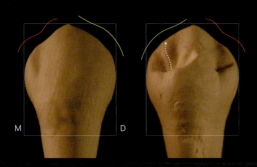
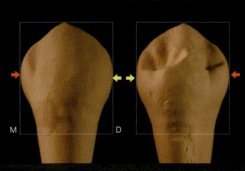

20 | 頰側咬頭は上顎犬歯に特徴が似て，副隆線が頰側咬頭咬合縁の近遠心の形態の違いを生み出している（白破線）

21 | 最大豊隆部は頰側面観も舌側面観も同じであるが，その位置は，近心が高く遠心が低いがその差は小さい．最大豊隆部から上部への移行面があるのがわかる

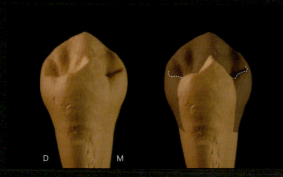
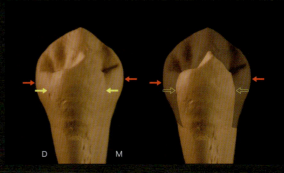

22 | 舌側咬頭の外形線とは，舌側咬頭側だけの外形線を見ることであるが（右），あまりにも舌側咬頭が小さく近遠心の辺縁もよく見えるので，辺縁も外形線として捉えておきたい（白破線）

23 | 舌側から見た場合，最大豊隆部は頰側咬頭と舌側咬頭に1つずつある．頰側咬頭最大豊隆部は赤矢印，舌側咬頭最大豊隆部は黄矢印で示す．上顎臼歯と違い，舌側咬頭最大豊隆部は高い位置にある

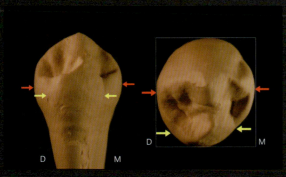
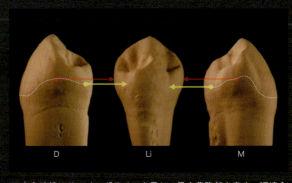

24 | 上顎小臼歯と異なり，頰側咬頭と舌側咬頭の最大豊隆部は高低差が小さく，舌側咬頭が小さい

25 | 白破線はサベイングラインを示し，最大豊隆部を表す．近遠心の歯冠最大豊隆部（赤矢印）で頰側にあり，舌側咬頭外形は舌側に向かうにつれ，最大豊隆部がわずかに下がっていく（黄矢印）

| PART 1 | 歯の形態をみる | 1-11　下顎第一小臼歯 |

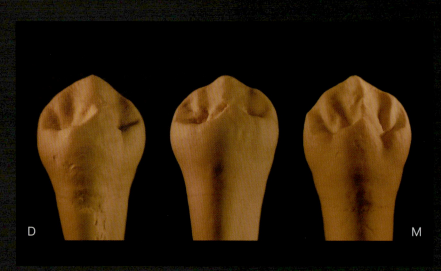

26 ｜ 舌側咬頭の近心傾斜や高さ，大きさの様相は様々である

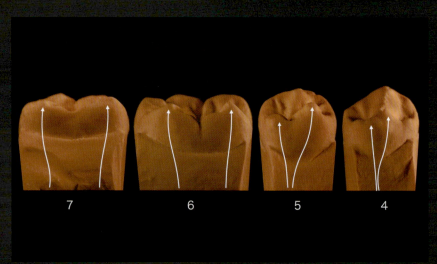

27 ｜ 歯冠と歯根とのつながり．小臼歯の舌側根は1根だが咬頭は2咬頭あり，ほぼ遠心窩の直下に歯根が存在する

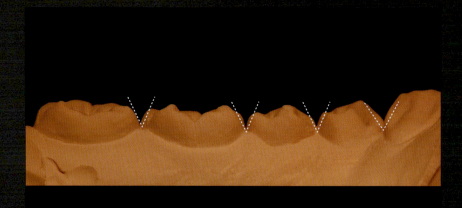

28 ｜ 最大豊隆部（コンタクト）から固有咬合縁までの上部鼓形空隙がしっかり開いている

1-11-5 咬合面観の外形線

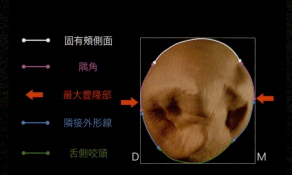

29 | 臼歯咬合面観では外形線と固有咬合面の2つの外形線として固有咬合縁を捉える必要がある．前歯唇側面観の外形と稜線の関係も同様と言えるので，咬合面観では形態を捉える場合に，前歯と同様に外形線と固有咬合縁を分けてみることが重要である

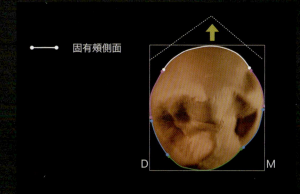

30 | 頬側中央隆線の厚みが大きくなり（黄矢印），近遠心の形態に落差が目立つ．移行面に近遠心斜面ができ始め，屋根のような形になり遠心斜面が長くなりやすい（白破線）

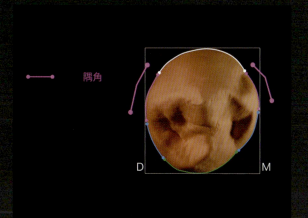

31 | 隅角は近心が鋭角で遠心が鈍角である（紫線）

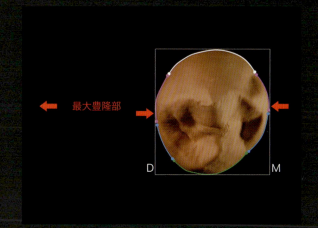

32 | 最大豊隆部は，近遠心の辺縁部分で近心がわずかに頬側寄りで，遠心が中央に近い

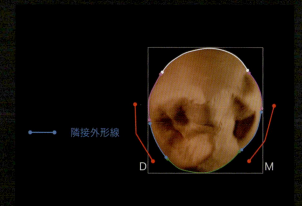

33 | 下顎臼歯は機能咬頭が頬側咬頭になり，舌側咬頭は非機能咬頭になる．舌側咬頭が頬側咬頭と比較して小さい．さらに下顎前歯は小さく唇舌径が薄いので，犬歯からのスムーズな流れが重要になることから，下顎第一小臼歯では近心は厚みが薄く傾斜している．遠心は臼歯への流れをスムーズにするため厚みが必要になる（赤線）

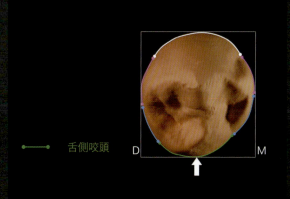

34 | 舌側咬頭最大豊隆部は中央よりも遠心側にある（白矢印）ことで舌側咬頭頂が近心側に位置し，最大豊隆部とずれがある

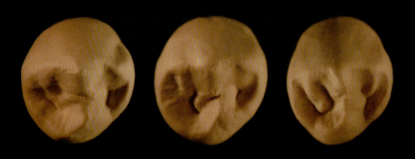

35 | 外形線のルールをサンプルの歯で見ていきたい．頬側の中央隆線の大きさ，辺縁隆線の形態等，個々の特徴に大差はない．サンプルは左から，オボイド型（卵形），スクウェア型（方形），テーパー型（尖形）

1-11-6 稜線

稜線は前歯に比べるとわかりづらくなりやすい．犬歯からの後続歯は中央隆線が発達し，中央が突出するので近遠心の稜線（角）が目立たなくなる

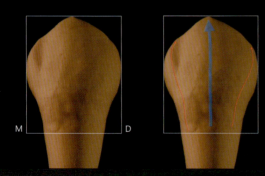

36 | 近遠心稜線（赤線）は近心が高く，遠心が低い．中央隆線は，ほぼ垂直からやや近心側に傾くことが多い（青矢印）

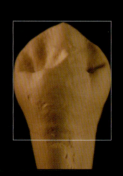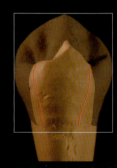

37 | 舌側咬頭に稜線を引くためには，近遠心隆線の存在が必要であるが，名称になるほどの存在はない．ただ流れを見ることはできる（赤矢印）

1-11-7 移行面

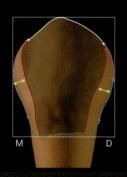 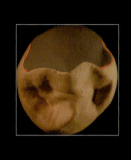 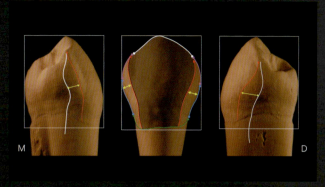

38｜移行面（黄矢印）とは，稜線（赤線）の外側で，稜線から外形線までを指す．小臼歯になると犬歯よりも中央隆線が歯頸部側でさらに大きくなり，近遠心稜線は目立たなくなるので咬合面から見ても移行面はほとんど見えない．これが第二小臼歯になるとさらに丸みを帯び，ぼやけてくる．したがって，稜線になる部分がはっきりせず中央隆線に押し出される形で固有頬側面が広くなる

39｜移行面は，中央隆線が大きくなると歯頸部側は丸みを帯び，稜線（赤線）から外形線（白線）までがわかりにくい．隣接面観でも最大豊隆部（白線）が歯冠中央付近になりやすく，移行面距離が長くなる（黄矢印）

1-11-8 頬側面溝

頬側面溝は隆線が存在することで現れるもので，溝が主になって存在することはなく，隆線が生まれることで，溝も生まれる．よって，溝は隆線に沿って流れる

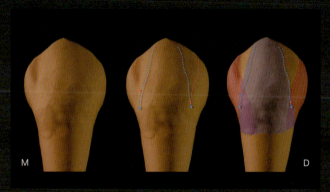 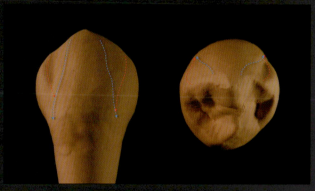

40｜頬側面観．中央隆線は歯頸部で全体を覆うほど大きく太くなると，近遠心頬側面溝（赤破線）は弱く，見えなくなる．しかし，近遠心隆線がなくなるのではなく隆線と溝は存在する

41｜頬側面溝は隆線に沿って走る．近心（赤矢印）は近心隆線に沿っている．中央は中央隆線の両端に沿って走る（青矢印）．遠心は遠心隆線に沿っている（赤矢印）．しかし，歯頸部まで流れるのは隆線の大きいほうにはっきり出やすい

PART 1 歯の形態をみる | 1-11 下顎第一小臼歯

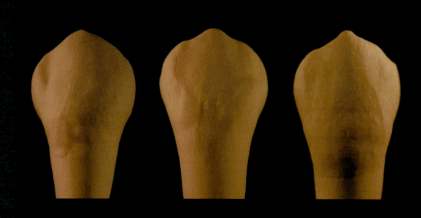

42 | 小臼歯にも様々な表情がある．基本的特徴に大きな変化はないが，中央隆線の大きさや近遠心の落差の違いが表情を変える

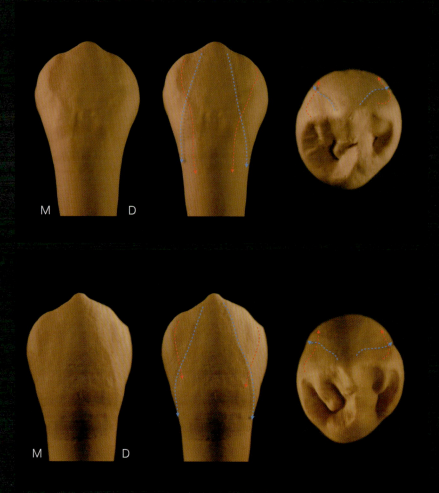

43, 44 | 43 は近遠心隆線の流れがはっきりと見え，それに沿って溝の流れも歯頸部付近まで見える（赤破線）．44 は中央隆線が強く，その溝が歯頸部まで流れている（青破線）

1-11-9 隣接面溝

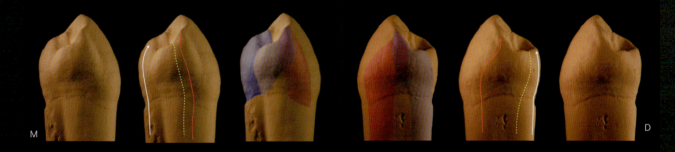

45, 46｜頬側咬頭と舌側咬頭との境界線（黄破線），近遠心隆線（赤線），舌側咬頭から歯根までの流れ（白矢印）

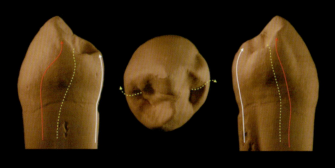

47｜咬合面から見ると，頬側咬頭と舌側咬頭の境目は咬合面から隣接までつながり，そのまま歯根まで溝（境目）が流れている（黄破線）

1-11-10 ぬけ，隣接面溝

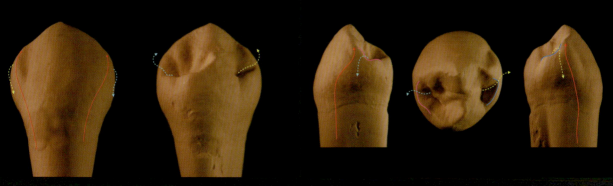

48, 49｜隣接辺縁隆線とぬけ．この流れは犬歯と似ている．辺縁に沿った溝の流れが隅角にかかる部分（近心：青矢印，遠心：紫矢印）で隣接に向かい，頬側隆線（赤矢印）に沿って隆線の舌側をぬけるように流れる溝がある（黄矢印・破線，青矢印・破線）

1-11-11 隆線

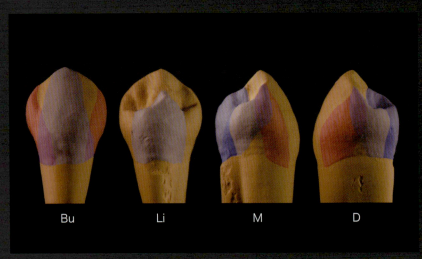

50 | 各隆線を表す．隆線は頬側に中央隆線と近遠心隆線の3つ，舌側に舌側咬頭と近遠心辺縁隆線の3つがある

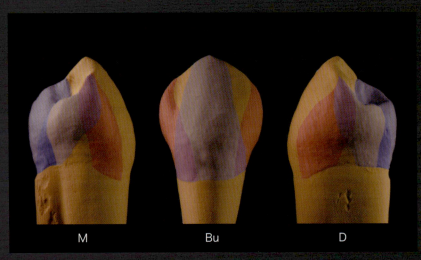

51 | 頬側面観からの近遠心隆線（赤エリア）の隣接面観での近遠心隆線を見る

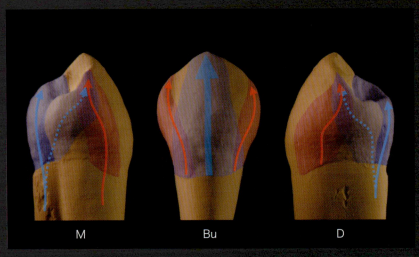

52 | 舌側咬頭の歯根への流れ（左右図青矢印）と歯根から近遠心隅角への辺縁隆線（左右図青破線）の流れを見る

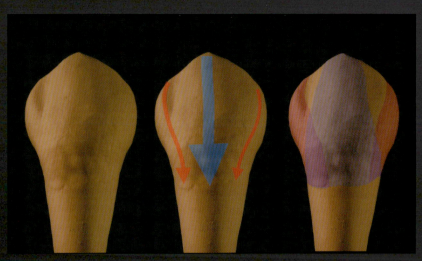

53｜近遠心のバランスは基本的なルール通りで，上顎小臼歯と同様に歯頸部では狭窄が強くなり（赤矢印），中央隆線は全体を覆うほど大きくなる（青矢印）

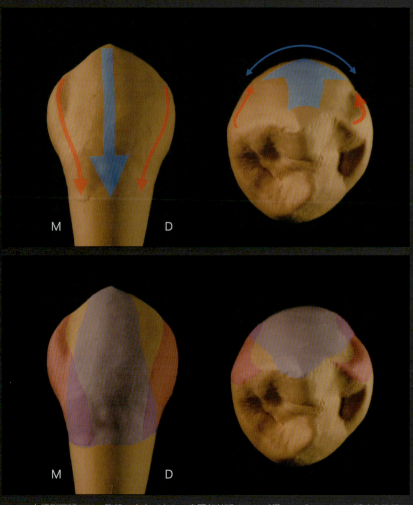

54，55｜頬側面観では，隆線は中央が大きく歯頸部付近ではほぼ幅いっぱいになり，近遠心隆線は頬側面がほとんど覆われてしまう．咬合面から見ると中央隆線（青矢印）が広がっているのがわかる

PART 1 歯の形態をみる | 1-11 下顎第一小臼歯

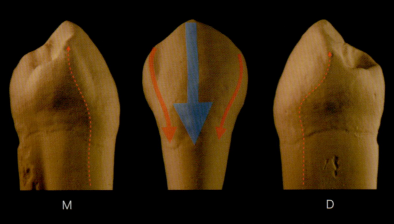

M　　　　　　　　　　　　　　D

56 | 近遠心隆線（赤矢印）がなくなるのではなく，隆線は存在する．隣接面から見るとよくわかる．頬側面では歯頸部付近には隆起はほとんどないが，隣接面では隆線があるのがわかる（赤破線）

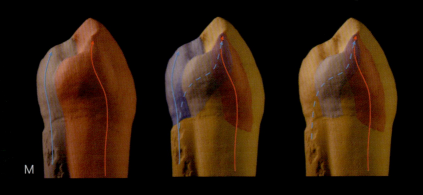

M

57 | 近心の隣接面観では頬側咬頭と舌側咬頭の 2 咬頭で歯根までのスムーズな流れが見られるが，もう 1 つ，辺縁隆線が見られる（青破線）．辺縁隆線は上顎第一小臼歯と同様に犬歯との形態の調和と連続性を持つことが考えられるので，近心の辺縁隆線は遠心よりも垂直的に立っている

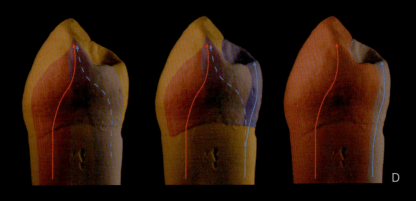

D

58 | 遠心も同様に，隣接面観では頬側咬頭と舌側咬頭の 2 咬頭で歯根までのスムーズな流れが見られるが，もう 1 つ，辺縁隆線が見られる（青破線）

1-11-12 咬合面観

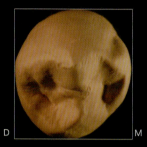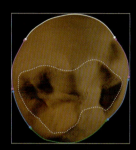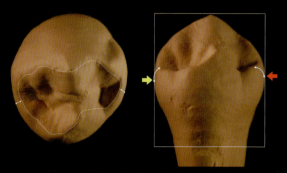

59 | 臼歯咬合面観では外形線と固有咬合面（白破線）の2つの外形線として固有咬合縁を捉える必要がある．前歯での唇側面観の外形と稜線の関係も同様と言える．臼歯咬合面でも前歯唇側面観での稜線から外形線までの移行面と同様に，固有咬合縁（稜線）から外形線までの間を移行面と呼び，大変重要な役割を持つ

60 | 上部鼓形空隙．咬合縁（白破線）は外形線とは異なる内側にある線で，外形線と咬合縁を正確に作ることで上部鼓形空隙を作ることができる（白線）．これは，歯冠の最大豊隆部（赤，黄矢印）や清掃性に大きな影響を及ぼす

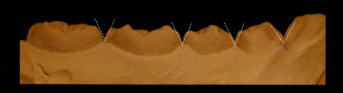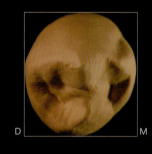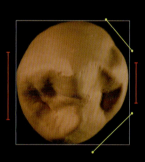

61 | 上部鼓形空隙がしっかり開いている．この鼓形空隙が清掃性を生む（白破線）

62 | 下顎第一小臼歯と上顎第一小臼歯の違いの一つに，下顎中切歯から後続歯に向かって歯の幅が大きく，厚くなるというものがある．小臼歯は，近心よりも遠心で厚みがある（赤線）．形態も近心は狭窄して犬歯との流れを損なわない（黄線）

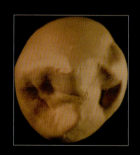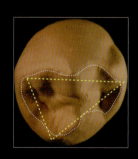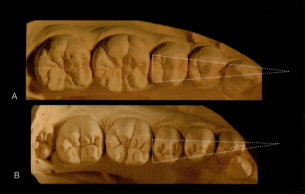

63 | 固有咬合縁も近心側から遠心側へ急激に広がり，前歯から臼歯へと変化する（黄破線）

64 | Aは方尖形，Bは方円形の歯列．犬歯から大臼歯への，後続歯への形態変化ができている

| PART 1 | 歯の形態をみる | 1-11　下顎第一小臼歯 |

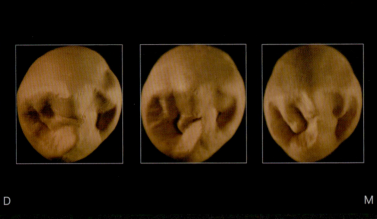

65｜様々な表情．基本的特徴に大きな変化はない．固有咬合縁は近心から遠心へと広がりが見える

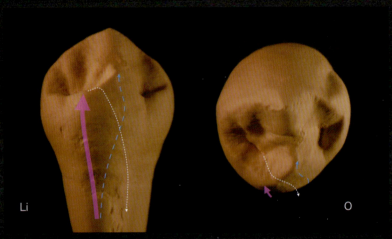

66｜舌側咬頭での歯根からの舌側咬頭主隆線は紫矢印の方向になる．咬合関係から考えると，咬合圧を受けられるように根からの柱（流れ）が来ている．舌側咬頭頂へは根の最大豊隆部からずれて咬頭頂へ流れる（青破線）．この2つに分かれていく流れが，下顎第二小臼歯の舌側咬頭の2咬頭を想像させる．その2咬頭を分ける境目の凹みを見ることができる（白破線）

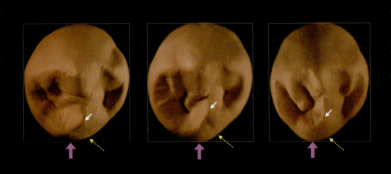

67｜舌側咬頭頂（白矢印）と舌側面最大豊隆部（紫矢印）は近遠心的に位置関係がずれていることがわかる．その間を跨ぐように凹みが走っている（黄矢印）

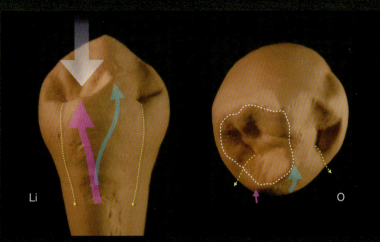

68｜頰側咬頭と舌側咬頭の境界線（黄矢印，破線）．舌側咬頭での歯根からの舌側主隆線は紫矢印の方向になる．咬合関係から考えると，咬合圧を受けられるように根からの柱（流れ）が来ている．固有咬合縁は，近心では頬舌径の厚みが犬歯と揃うようになっており，咬合面は最小限で遠心半分が咬合面としての役割を果たす（白破線）

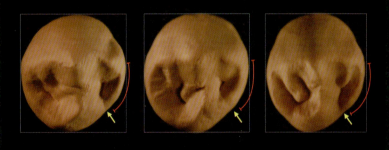

69｜咬合面は，近心では舌側に近心舌側面溝ができやすい（黄矢印）．溝ができると辺縁が根尖側に下がり，下顎犬歯のように薄くなる．頬舌径の厚みが犬歯と揃うように咬合面は最小限で（赤線），遠心半分が咬合面としての役割を果たす

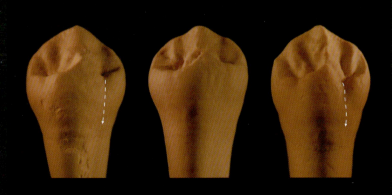

70｜近心舌側面溝（白破線）．舌側に近心舌側面溝ができやすく，溝ができると辺縁が根尖側に下がり，はっきりした溝のあるものや凹みのあるもの等，様々である．下顎犬歯のように薄くなる

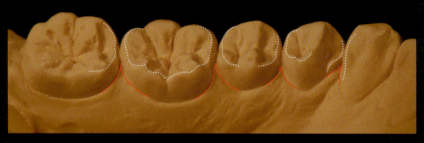

- - - - - 固有咬合縁　　　　――― 外形線

71 ｜犬歯と第一小臼歯とで辺縁が揃っている（白破線）

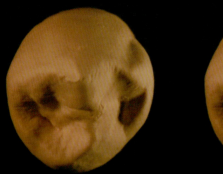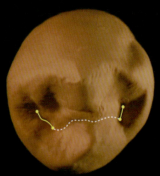

72 ｜溝や窩は咬頭間や辺縁との間に現れる（黄線）．咬合面が小さく，近遠心小窩や小窩からわずかに伸びる辺縁に沿う溝，辺縁溝や三角隆線に沿う三角溝がある．近遠心小窩をつなぐ中央溝は頬舌三角隆線が連合隆線となり，はっきりとした中央溝とはなりにくいことが多い（白破線）

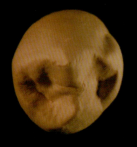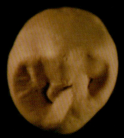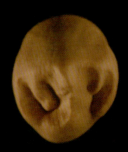

73 ｜各特徴を理解することで，歯の表情（個性）を捉えることができる

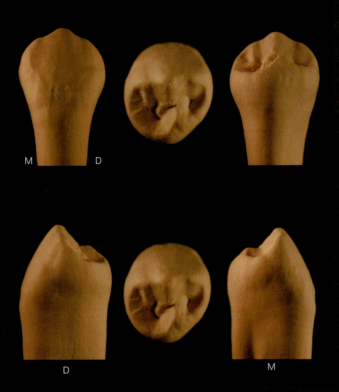

74, 75 | 咬合面形態から頬側，舌側につながる流れを見る

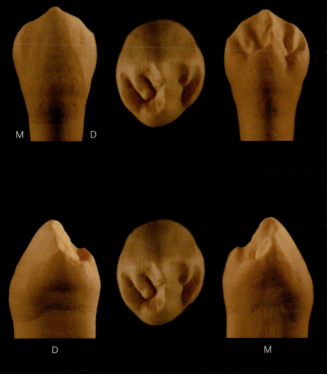

76, 77 | 咬合面形態から近遠心隣接面へのつながりを見る

1-11-13 コンケイブライン

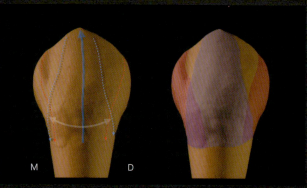

78｜頬側コンケイブライン．中央隆線は歯頸部で全体を覆うほど大きく太くなる．中央隆線の頬側面溝（青破線）はそのまま隣接面まで流れている

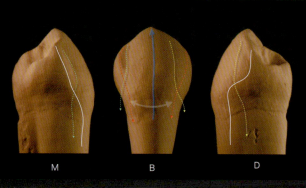

79｜頬側コンケイブライン．中央隆線は咬頭頂でやや近心側に傾くことが多い（青矢印）．中央隆線が大きくなり，歯頸部付近は近遠心隆線が目立たなくなり（赤破線），隣接面観は中央隆線の両端（黄，緑矢印・破線）が近遠心隆線（白線）を乗り越えるように隣接面にコンケイブラインとして流れている．隣接面から見ると近遠心隆線は存在し，コンケイブラインによって切られているわけではない（白線）

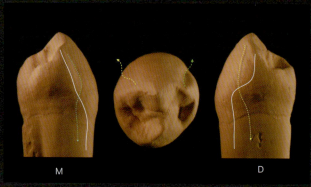

80｜咬合面から見ると，頬側咬頭の中央隆線が歯頸部に向かって広がって見えるのがよくわかり，隆線に沿ってコンケイブラインが存在するのがわかる．しかし，歯頸部の狭窄が強くなり中央隆線だけが目立ち，近遠心隆線が目立たなくなってきている．隣接面観でも近遠心隆線が目立たなくなってきている

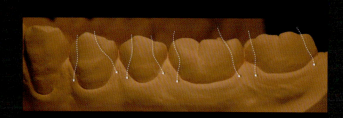

81｜頬側面観から見たコンケイブライン

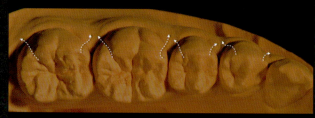

82｜咬合面観から見たコンケイブライン．小臼歯のコンケイブラインは中央隆線に沿って流れている

1-11-14 清掃性

83｜隣接面観での頬舌の近遠心隆線サベイングライン（最大豊隆部ライン：赤・青線）．頬側近遠心隆線の最大豊隆部（赤矢印）は頬側から見てアンダーカットにはならない．舌側近遠心隆線の最大豊隆部（青矢印）は舌側から見てアンダーカットにはならない．舌側は上顎とは異なり，最大豊隆部が高い位置にある形態では歯頸部舌側はストレートで歯槽堤もストレートに落ちているので，食渣が停滞しない（黄矢印）

⇄ 頬舌移行面

↕ 上部鼓形空隙（移行面）

84｜上部鼓形空隙（移行面）における隣接面観の頬舌隆線のサベイングライン（頬側近遠心隆線：赤線，頬舌方向：白破線）．頬舌隆線の間の下部鼓形空隙はスペースが狭く，歯頸部付近が少し広がっている．白破線から上部は移行面（緑矢印）ですべてオープンになり，清掃性が高い．下部鼓形空隙には歯間乳頭があり，赤，青矢印の内側のアンダーカットは小さい

D　　　　　　　　　　　　　　　　　　　　M

・・・・・ 隣接面最大豊隆部ライン　　　── 頬舌側近遠心隆線最大豊隆部

85｜サベイングライン（白破線）の近くまで歯肉が来るので口腔内では歯冠のアンダーカット部分が少ない．下顎臼歯舌側は最大豊隆部が上顎とは違って高い位置にあるが，歯槽堤がストレートに落ちているので食渣が停滞しない（青矢印）．白破線の上部は咬合面観から見てすべてアンダーカットにはならない．しかも頬側近遠心隆線の最大豊隆部（赤矢印）は頬側から見てアンダーカットにはならない．こう見ると，コンタクト部分以外はほとんどアンダーカットが見られない．つまり，上顎同様に天然歯形態を補綴装置に再現することで清掃性の優れたものになる（ただし，歯肉が健全で理想的な位置まで存在していることが前提になる）

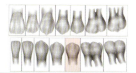

PART 1
歯の形態をみる
1-12 下顎第二小臼歯

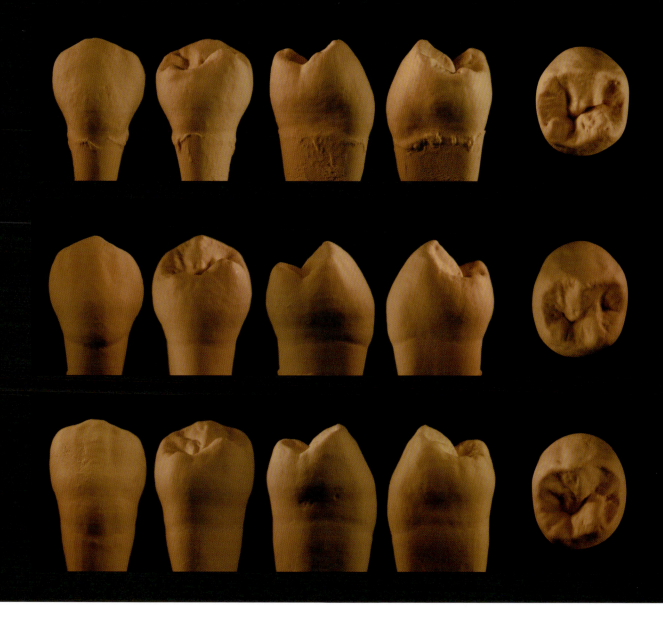

1-12-1 下顎第二小臼歯の外形

下顎第二小臼歯は，犬歯と隣接している第一小臼歯とは異なって咬合面が大きくなり，舌側咬頭が2咬頭化する場合が増える

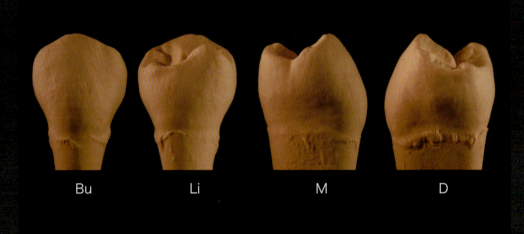

01｜本項の解説に用いる下顎第二小臼歯のサンプル模型

1-12-2 頬側面観の外形線

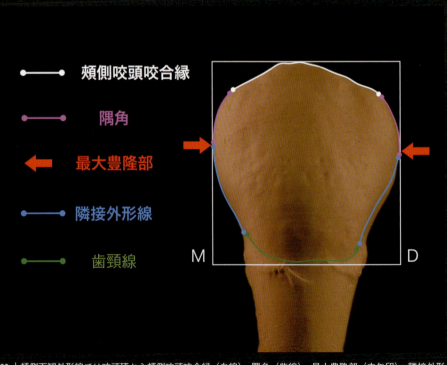

02｜頬側面観外形線では咬頭頂から頬側咬頭咬合縁（白線），隅角（紫線），最大豊隆部（赤矢印），隣接外形線（青線），歯頸線（緑線）に分けて特徴を見ていく

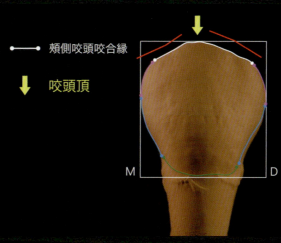

03 | 頬側咬頭外形線では，咬頭頂はほぼ中央部か，やや近心寄りにある（黄矢印）．頬側咬頭咬合縁は下顎第一小臼歯よりも平らであり，咬頭頂から近遠心咬合縁は，近心が短く，遠心が長い（白線）．形は，近心は凹みがあり，遠心は副隆線があり凸になることが多い（赤線）

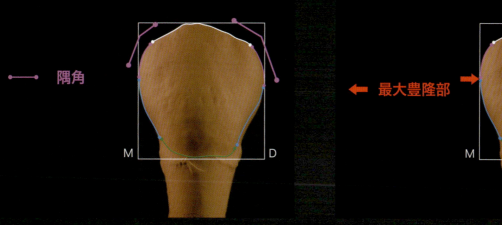

04 | 隅角は前歯と同様に近心が鋭角で，遠心が近心よりも鈍角である

05 | 近遠心の最大豊隆部は，前歯のように近心が高く遠心が低いが，あまり大きな落差は見られない（赤矢印）

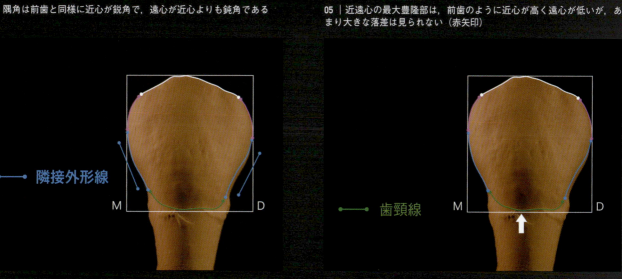

06 | 近遠心の隣接外形線は通常，近心が垂直的で，遠心は近心よりも傾斜している（青線）

07 | 基本的には，歯頸線の最下点は中央付近から遠心寄りにある．この歯はやや近心寄りにある（白矢印）

1-12-3 隣接面観の外形線

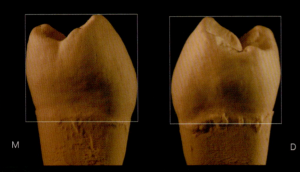

08 | 第一小臼歯と比べて，頬側咬頭と舌側咬頭との差が小さい

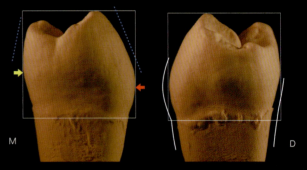

09 | 頬側最大豊隆部（赤矢印）から咬頭頂に向かって狭窄しているが，第一小臼歯よりも狭窄が弱い（青破線）．舌側最大豊隆部（黄矢印）はかなり咬頭寄りで中央付近にある．カントゥア（白線）では頬側は狭窄だけ最大豊隆部が低いが，第一小臼歯よりも少し丸みがあり，最大豊隆部も少し高くなる．頬粘膜を保護するための3面形成の流れ等の理由が考えられる．舌側の最大豊隆部が高くカントゥアがほとんどないのは歯槽堤とのスムーズな流れ等の理由が考えられる（白線）

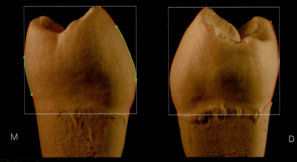

10 | 3面形成は近遠心のどちらから見ても中央隆線が見えてしまうので差がない．頬側3面形成と舌側3面形成の差はあるが第一小臼歯よりは舌側咬頭が大きく，舌側は3面形成の歯頸部側1面がほとんどみることができない（左図舌側歯頸部の赤線）

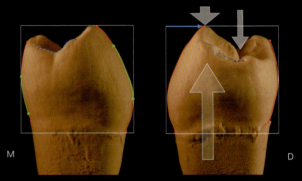

11 | 臼歯の隣接外形線は，近遠心の辺縁隆線（青破線）の形態も重要である．特に高さを誤ると咬合面の咬頭間腔が浅くなり，咬合関係の安定に影響する．下顎臼歯は頬側咬頭が機能咬頭になり3面形成は舌側方向に大きく傾斜する．咬頭頂は頬舌径中央付近にあるが第一小臼歯よりは外側にあり（青矢印），対合歯からの咬合圧を歯冠中央で頬側咬頭と窩で受けることができる（白矢印）

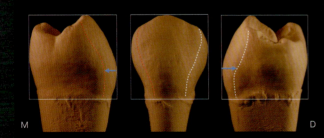

12 | 隣接外形線では，中央隆線が外形線として見えているが，近遠心隆線に3面形成を見ることも重要になる．第二小臼歯は第一小臼歯よりも中央隆線がさらに大きくなって丸みもあり，稜線が中央に集まる傾向にある．近遠心隆線の3面形成（白，赤破線）の位置の変化はルール通り，近心よりも遠心が舌側寄りにある（青矢印）

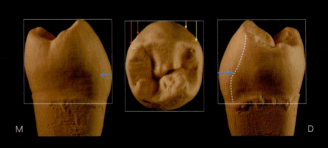

13 | 咬合面から見ると，近遠心稜線の頬舌的位置関係がよくわかる．近心よりも遠心稜線が舌側にある（赤，青矢印）

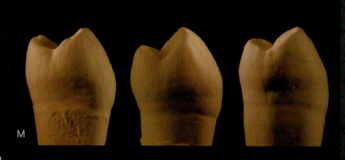

14 | 近心隣接面観．左は見本，中央はオボイド型，右はスクウェア型（すべて左側歯）

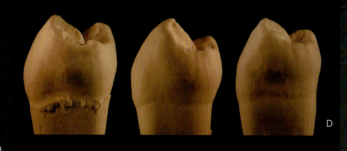

15 | 遠心隣接面観．左は見本，中央はオボイド型，右はスクウェア型（すべて左側歯）

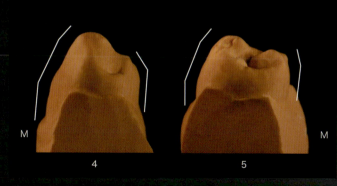

16 | 隣接面観，近心側．第二小臼歯（右図）は第一小臼歯（左図）と比べると，外形線が咬合面方向に広がり固有咬合面が大きい

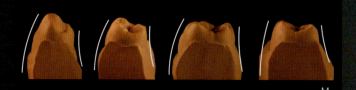

17 | 歯槽堤が後続歯に向かうほど広くなり，形態もそれに沿ったスムーズな3面形成形態になる．上顎と異なるのは歯槽堤の形態で，舌側は舌があることから歯槽堤が垂直に落ちる

PART 1　歯の形態をみる　1-12　下顎第二小臼歯

1-12-4　舌側面観の外形線

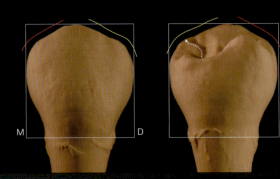

18｜頬側咬頭は第一小臼歯に特徴が似て，副隆線が頬側咬頭咬合縁の近遠心の形態の違いを生み出している（白破線）

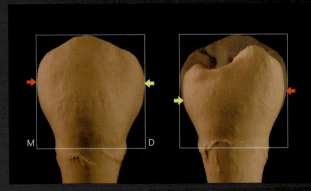

19｜左は頬側咬頭側の最大豊隆部（近心：赤矢印，遠心：黄矢印），右は舌側咬頭側の最大豊隆部（近心：赤矢印，遠心：黄矢印）．頬側面観と舌側面観の両側に最大豊隆部が存在し，頬側よりも舌側のほうが低い．近遠心位置は，近心が高く遠心が低い．最大豊隆部から上部への移行面があるのがわかる

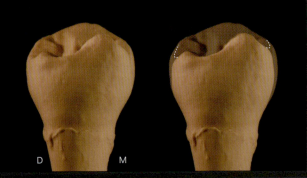

20｜舌側咬頭の外形線とは舌側咬頭側だけの外形線を見ることであるが（右図），舌側咬頭がやや小さく近遠心の辺縁もよく見えるので，外形線として捉えておきたい（白破線）

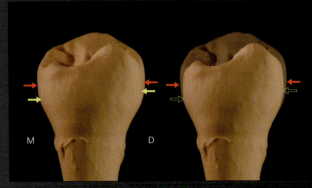

21｜舌側から見た場合，最大豊隆部は頬側咬頭と舌側咬頭に1つずつある．頬側咬頭最大豊隆部を赤矢印，舌側咬頭最大豊隆部を黄矢印で示す．上顎臼歯と異なり，舌側咬頭最大豊隆部は高い位置にある

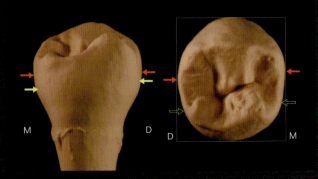

22｜第一小臼歯とは異なり，頬側咬頭と舌側咬頭がはっきりとして咬合面も広がり，頬側と舌側をはっきりと分けて見ることができる．しかし，第二小臼歯でも舌側咬頭がはっきりとした2咬頭でない歯では，頬舌側の最大豊隆部をはっきりと分けることは難しくなる

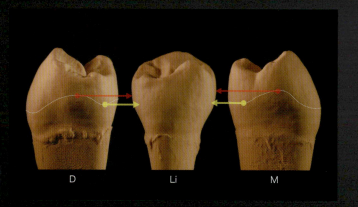

23｜白点線はサベイングラインを示し，矢印は最大豊隆部を表す．近遠心の歯冠最大豊隆部（赤矢印）は頬側にあり，舌側咬頭外形は，舌側に向かうにつれ，最大豊隆部がわずかに下がっていく（黄矢印）

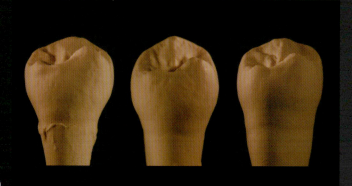

24｜左は見本，中央はオボイド型，右はスクウェア型（すべて左側歯）

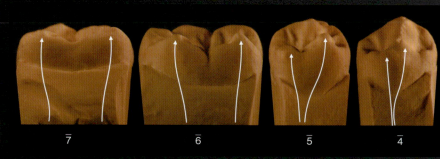

25｜歯冠と歯根とのつながり．小臼歯の舌側根は1根だが咬頭は2咬頭あり，ほぼ遠心窩の直下に歯根が存在する

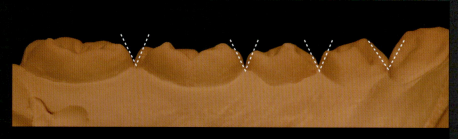

26｜上部鼓形空隙がしっかり開いている

1-12-5 咬合面観の外形線

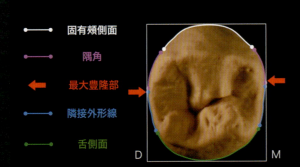

27｜臼歯咬合面観では外形線と固有咬合面の２つの外形線として固有咬合縁を捉える必要がある．前歯唇側面観の外形と稜線の関係も同様と言えるので，咬合面観では形態を捉える場合に，前歯と同様に外形線と固有咬合縁を分けてみることが重要である

28｜頬側中央隆線の厚みが大きくなるが（黄矢印），近遠心の形態の落差は下顎第一小臼歯よりも小さい．移行面では，近遠心斜面は下顎第一小臼歯よりも斜面は緩やかで，屋根のような形になるが，近遠心斜面の差も小さい（白破線）

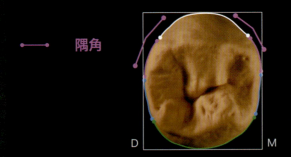
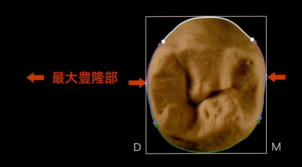

29｜隅角は近心が鋭角で遠心が鈍角であることは同じだが，下顎第一小臼歯よりも隅角に丸みがある（紫線）．隅角の位置は，近心は遠心よりも頬側にあることが多い（紫線）

30｜最大豊隆部は，近遠心の辺縁部分で近心がわずかに頬側寄りで遠心が中央に近い

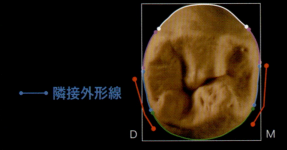
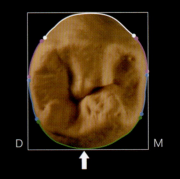

31｜下顎第二小臼歯になると，舌側咬頭がある程度はっきりとした２咬頭になり，舌側にはっきりとした咬合面を見ることができる．近遠心の辺縁隆線による隣接外形線が現れる．近心は垂直に近く，遠心は傾斜し（青線），近心隅角は鋭角で遠心は近心よりも鈍角である（赤線）

32｜舌側最大豊隆部は　遠心窩の位置とほぼ同じ位置にある（白矢印）

1-12-6 稜線

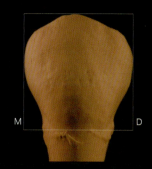 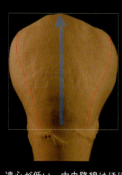 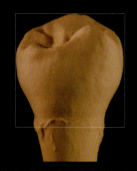 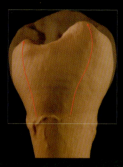

33｜近遠心稜線（赤線）は近心が高く，遠心が低い．中央隆線はほぼ垂直からやや近心側に傾くことが多い．第二小臼歯は第一小臼歯よりも中央隆線がさらに大きくなり，丸みもあって稜線が中央に集まる傾向にある

34｜第二小臼歯は，舌側咬頭の2咬頭がはっきり現れると近遠心に稜線が現れるが（赤矢印），歯根が1根でしかも舌側は狭窄し細いので，舌側の2咬頭が歯頸部で一つになりつつある

1-12-7 移行面

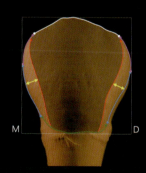 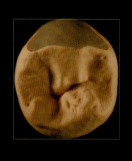 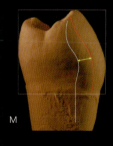 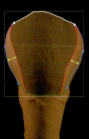 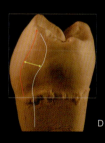

35｜小臼歯になると犬歯よりも中央隆線が歯頸部側でさらに大きくなり，近遠心隆線は目立たなくなるので，咬合面から見ても移行面はほとんど見えない．第二小臼歯になるとさらに丸みを帯びてぼやけてくる．したがって，稜線になる部分がはっきりせず中央隆線に押し出される形で固有頬側面が広くなるが，中央隆線の突出により，歯頸部付近は移行面が多少長くなる（黄矢印）

36｜中央隆線が大きくなると，歯頸部側は丸みを帯び稜線（赤線）から外形線（白線）までがわかりにくい．隣接面観でも最大豊隆部（白線）が歯冠中央付近になりやすく，移行面の距離が長くなる（黄矢印）

PART 1 歯の形態をみる　1-12 下顎第二小臼歯

1-12-8　頬側面溝

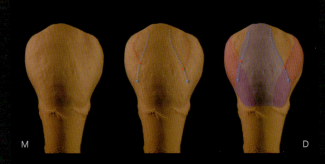

37｜中央隆線は歯頸部で全体を覆うほど大きく太くなると近遠心頬側面溝（赤破線）は弱くなる．しかし，近遠心隆線がなくなるのではなく隆線と溝は存在する

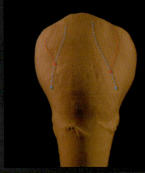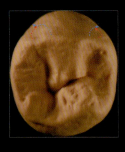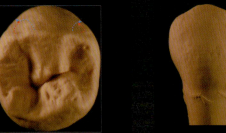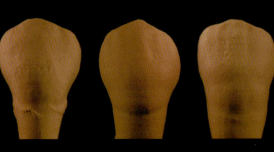

38｜頬側面溝は隆線に沿って走る．咬合面観から見ることで中央隆線の形態がよくわかる．近心は近心隆線に沿っている（赤矢印）．中央は中央隆線の両端に沿って走る（青矢印）．遠心は遠心隆線に沿っている（赤矢印）

39｜左は見本，中央はオボイド型，右はスクウェア型（すべて左側歯）．小臼歯にも様々な表情がある

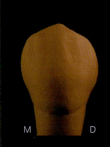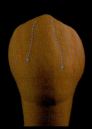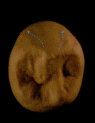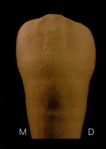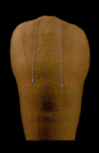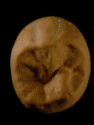

40, 41｜40はオボイド型，41はスクウェア型．頬側面溝は隆線に沿って走る．近心（赤矢印）は近心隆線に沿っている．中央は中央隆線の両端に沿って走る（青矢印）．遠心は遠心隆線に沿っている（赤矢印）オボイド型は歯頸部側では丸みが強く，溝がほとんど見えない．スクウェア型は近遠心と中央隆線との大きさに差がないので溝が直下に流れている

1-12-9 隣接面溝

下顎第二小臼歯の場合は上顎小臼歯と同様に頰舌咬頭間に現れる溝を隣接面溝として表す

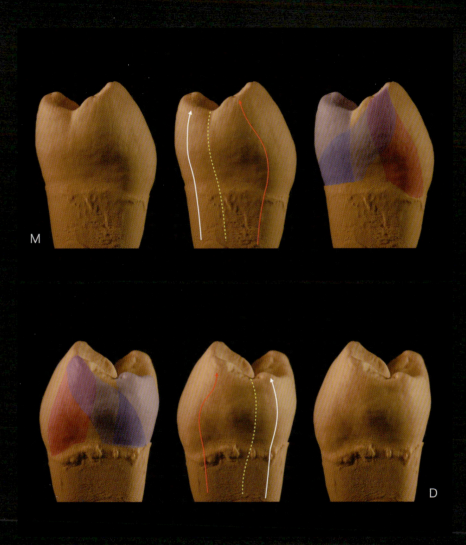

42, 43｜頰側咬頭と舌側咬頭との流れ（赤：頰側咬頭，白：舌側咬頭）と境界線（黄破線）

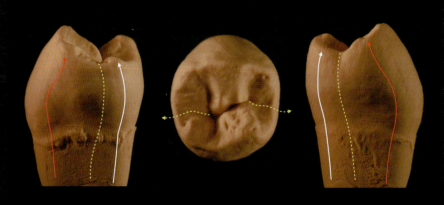

44｜咬合面から見ると頰側咬頭と舌側咬頭の境目は隣接までつながり，そのまま歯根まで溝（境目）が流れている（黄破線）

| PART 1 | 歯の形態をみる | 1-12 下顎第二小臼歯 |

1-12-10 ぬけ

隣接面溝とは異なり，頰側咬頭側の辺縁隆線の溝から外側へぬける溝になる

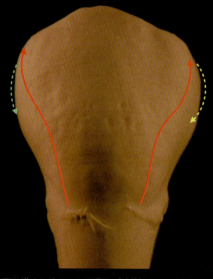
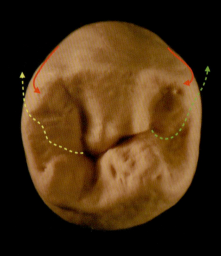

45｜咬合面の溝から流れとして見る（破線）

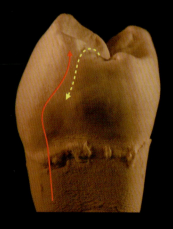
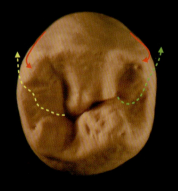
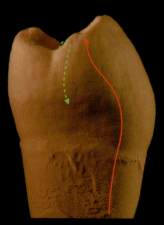

46｜隣接辺縁隆線とぬけ．この流れは第一小臼歯と同じような流れである．辺縁に沿っての溝の流れが隅角にかかる部分（近心：緑破線，遠心：黄破線）で隣接に向かい，頰側隆線（赤矢印）に沿って隆線の舌側をぬけるように流れる（黄矢印・破線，緑矢印・破線）

1-12-11 隆線

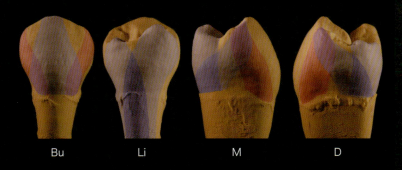

47｜左から，頬側面観，舌側面観，近心隣接面観，遠心隣接面観．各隆部を表す

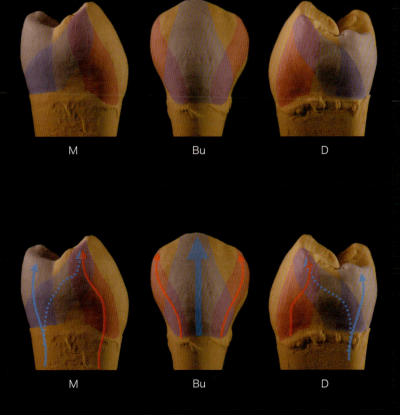

48，49｜舌側は咬頭と辺縁隆線のような隆線の流れが特徴的で，大変重要な隆線となる（青破線）

PART **1** 歯の形態をみる | 1-12 下顎第二小臼歯

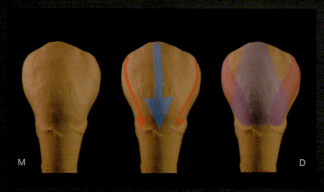

50 | 近遠心のバランスは基本的なルール通りで，上顎小臼歯と同様に歯頸部では狭窄が強くなり（赤矢印），中央隆線は全体を覆うほど大きくなる（青矢印）

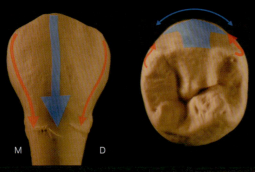

51 | 頬側面観では，隆線は中央が大きく歯頸部付近ではほぼ幅いっぱいになり，近遠心隆線は頬側面がほとんど覆われてしまう．咬合面から見ると中央隆線（青矢印）が広がっているのがわかる

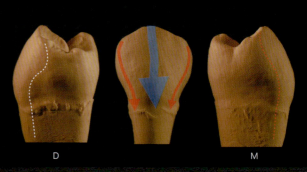

52 | 近遠心隆線（赤矢印）がなくなるのではなく隆線は存在する．隣接面から見るとよくわかる．頬側面では歯頸部付近には隆起を見ることはほとんどないが，隣接面では隆線があるのがわかる（白，赤破線）

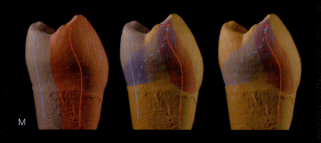

53 | 隣接面観では頬側咬頭と舌側咬頭の2咬頭で歯根までスムーズな流れが見られるが，もう1つ，辺縁隆線が見られる（青破線）

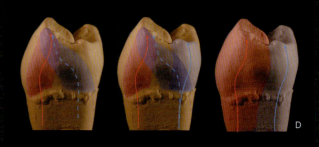

54 | 遠心も同様に，隣接面観では頬側咬頭と舌側咬頭の2咬頭で歯根までスムーズな流れが見られるが，もう1つ，辺縁隆線が見られる（青破線）

1-12-12　咬合面観

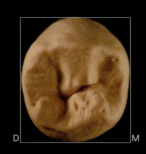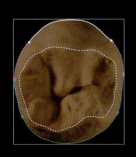

55｜臼歯咬合面観では外形線と固有咬合面（白破線）の2つの外形線として固有咬合縁を捉える必要がある．前歯での唇側面観の外形と稜線の関係も同様と言える．臼歯咬合面でも前歯唇側面観での稜線から外形線までの移行面と同様に，固有咬合縁（稜線）から外形線までの間を移行面と呼び，大変重要な役割を持つ

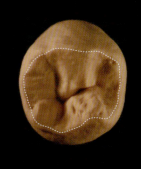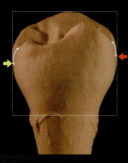

56｜咬合縁（白破線）は外形線とは異なる内側にある線で，外形線と咬合縁を正確に作ることで上部鼓形空隙を作ることができる（白線）．これは，歯冠の最大豊隆部（赤，黄矢印）や清掃性に大きな影響を及ぼす

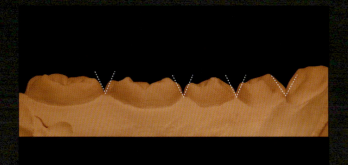

57｜下顎左側臼歯部の舌側面観．上部鼓形空隙がしっかり開いている．この鼓形空隙が清掃性を生む

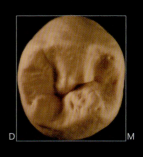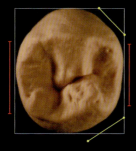

58｜下顎と上顎の違いとして，下顎中切歯から後続歯に向かって歯の幅が大きく，厚くなっていく．小臼歯は，第一小臼歯ほどではないが，近心よりも遠心で厚みがあり（赤線），形態も近心は狭窄している（黄線）

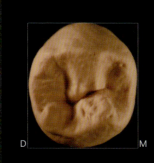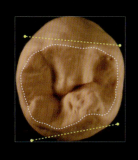

59｜固有咬合縁も近心側から遠心側へ広がり，前歯から臼歯へと変化する（黄破線）

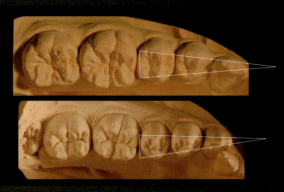

60｜上：スクエア・テーパー型の歯列，下：スクエア・オボイド型の歯列．固有咬合縁が第一，第二小臼歯と犬歯から大臼歯までスムーズに広がっている（白三角形の線）

PART 1 歯の形態をみる　　1-12 下顎第二小臼歯

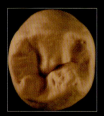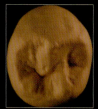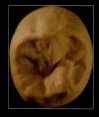

D　　　　　　　　　　　　　　　　　　M

61｜左は見本，中央はオボイド型，右はスクウェア型（すべて左側歯），小臼歯にもいろいろな表情がある

62｜外形線と固有咬合縁の位置関係がわかる

‥‥‥ 固有咬合縁　　　―― 外形線

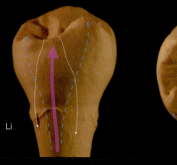

63｜下顎第二小臼歯の舌側咬頭の2咬頭は非機能咬頭なので，舌側咬頭の歯根からの舌側主隆線は遠心窩の真下の方向になる（紫矢印）．咬合関係から考えると，咬合圧を受けられるように根からの柱（流れ）が来ている．その主隆線を分ける境目の凹みを見ることができる（白破線）．これはコンケイブラインとも言うことができる．舌側咬頭頂に向かっては根の最大豊隆部からずれて咬頭頂へ流れる（青破線）

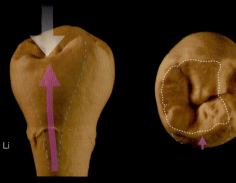

64｜舌側咬頭での歯根からの舌側主隆線は矢印の方向になり（紫矢印），咬合関係から考えると，咬合圧を受けられるように根からの流れ（支え）が来ている．固有咬合縁は遠心半分が咬合面としての役割を果たす（白破線）

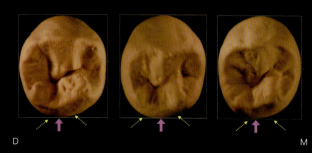

D　　　　　　　　　　　　M

65｜舌側面最大豊隆部（紫矢印）は近遠心咬頭のほぼ中間に位置することがわかる．その間を跨ぐように（63の破線）凹みが走っている（黄矢印）

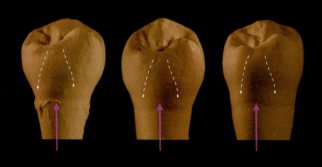

66｜歯根の舌側最大豊隆部（紫矢印）の直上に遠心窩があり，その隆線の両端を凹みが流れている（白破線）

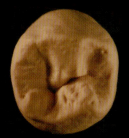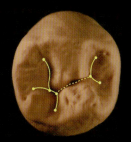 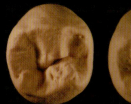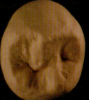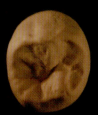

67 | 溝や窩は，咬頭間や辺縁との間に現れる（黄線）が咬合面で小さく，近遠心小窩や，小窩からわずかに伸びる辺縁に沿う溝，辺縁溝や三角隆線に沿う三角溝がある．近遠心小窩をつなぐ中央溝は，頬側咬頭と舌側咬頭の境目にある，主になる溝である（黄破線）

68 | 左は見本，中央はオボイド型，右はスクウェア型（すべて左側歯）．小臼歯にもいろいろな表情がある．基本的特徴に大きな変化はない．しかし，中央溝は上顎第一大臼歯や下顎第一小臼歯でも見られるように，必ずはっきりと見えるものではない

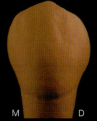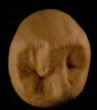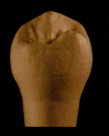 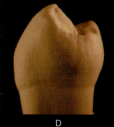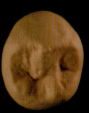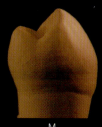

69 | オボイド型の歯．左は頬側面観，右は舌側面観

70 | オボイド型の歯．左は遠心隣接面観，右は近心隣接面観

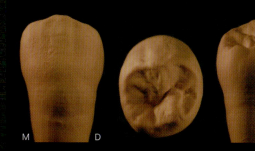 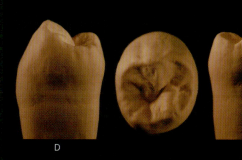

71 | スクウェア型の歯．左は頬側面観，右は舌側面観

72 | スクウェア型の歯．左は遠心隣接面観，右は近心隣接面観

1-12-13 コンケイブライン

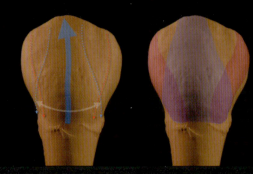

73｜頬側コンケイブライン．中央隆線は第一小臼歯よりもさらに歯頸部で全体を覆うほど大きく太くなる．中央隆線の頬側面溝（青破線）はそのまま隣接面まで流れている

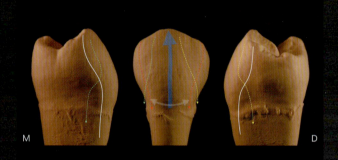

74｜中央隆線は咬頭頂でやや近心側に傾くことが多い．中央隆線が大きくなり（青矢印），歯頸部付近は近遠心隆線が目立たなくなり（赤破線），隣接面観は中央隆線の両端（黄，緑矢印・破線）が近遠心隆線（白線）を乗り越えるように隣接面に向かってコンケイブラインとして流れている．隣接面から見ると近遠心隆線はあり，コンケイブラインによって切られているわけではない（白線）

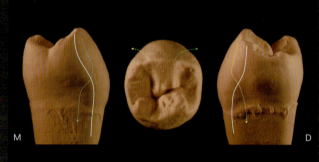

75｜咬合面から見ると，頬側咬頭の中央隆線が歯頸部に向かって広がって見えるのがよくわかる，隆線に沿ってコンケイブラインが見える．しかし，歯頸部の狭窄が強くなり中央隆線だけが目立ち，近遠心隆線が目立たなくなってきている．隣接面観でも近遠心隆線が目立たなくなってきている

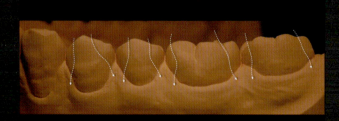

76｜頬側面観コンケイブライン

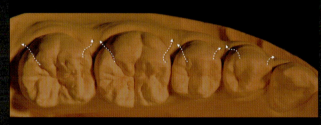

77｜咬合面観コンケイブライン．小臼歯のコンケイブラインは中央隆線に沿って流れている

1-12-14 隣接面における唇舌隆線と移行面による清掃性

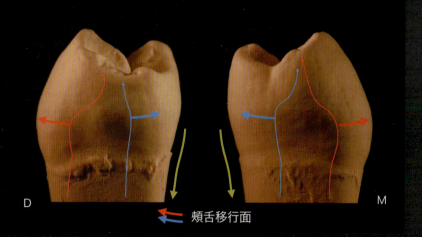

78 | 隣接面観での，頬舌の近遠心隆線サベイングライン（最大豊隆部ライン：赤，青線）．頬側近遠心隆線の最大豊隆部（赤矢印）は頬側から見てアンダーカットにはならない．舌側近遠心隆線の最大豊隆部（青矢印）は舌側から見てアンダーカットにはならない．舌側は最大豊隆部が上顎とは異なり高い位置にある．形態は，歯頸部側はストレートで歯槽堤もストレートに落ちているので食渣が停滞しない（黄矢印）

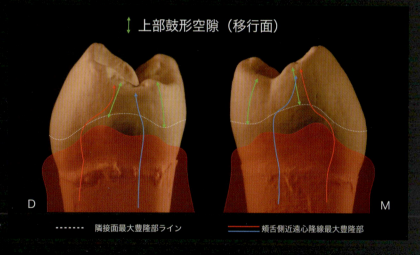

79 | 上部鼓形空隙（移行面）．白破線から上部（緑矢印）は移行面ですべてオープンになり清掃性が高い．頬舌隆部の間の下部鼓形空隙はスペースが狭く歯頸部付近が少し広がっている．下部鼓形空隙には歯間乳頭があり，緑線の内側はアンダーカットは小さい

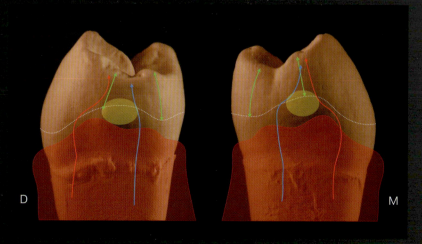

80 | サベイングライン（白破線）の近くまで歯肉が来るので口腔内では歯冠のアンダーカット部分が少ない．下顎臼歯舌側は最大豊隆部が上顎と異なり高い位置にあるが，歯槽堤がストレートに落ちているので食渣が停滞しない．白破線の上部は咬合面観から見てすべてアンダーカットにはならない．しかも頬側近遠心隆線の最大豊隆部（赤矢印）は頬側から見てアンダーカットにはならない．こう見ると，コンタクト部分以外はほとんどアンダーカットが見られない．つまり，天然歯形態を再現することで清掃性の優れた補綴装置になる（ただし，歯肉が健全で理想的な位置まで存在していることが前提になる）

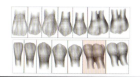

PART 1
歯の形態をみる
1-13 下顎第一大臼歯

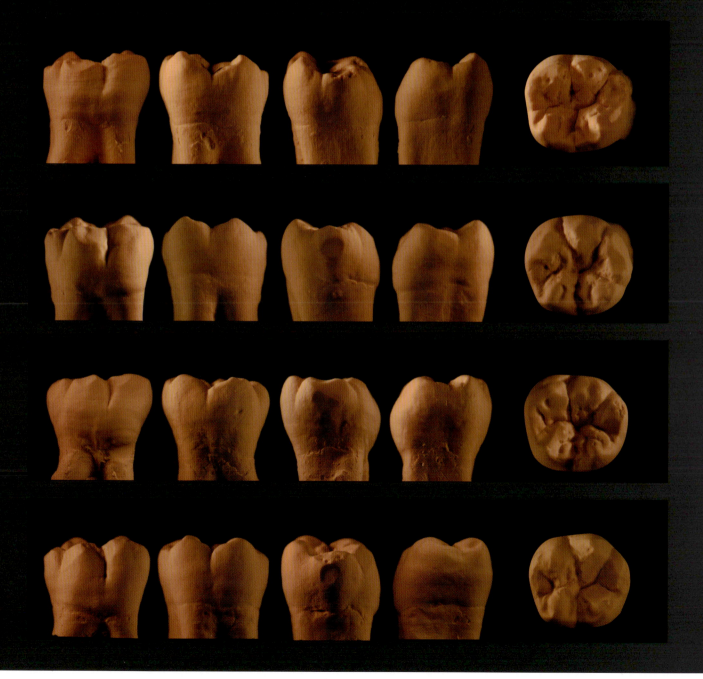

PART 1 歯の形態をみる | 1-13 下顎第一大臼歯

1-13-1 下顎第一大臼歯の外形

臼歯の形態には2つの機能があり，咬合（咀嚼）と清掃性（食物の流れ）が重要になる．咬合に関しては様々な考えがあるが，天然歯形態は長い進化の過程を踏んで現在に至った形態であるものの完成されたものではなく，千差万別である．ただ，その中に答えがあることも事実である．さらに軸面形態については清掃性が重要で，清掃性の低いものは咬合の不良なものと同様に，歯の破折や動揺等による欠損につながるので大変重要になる．臼歯はどうしても咬合面形態に意識が集中して軸面形態を見失いやすいので，咬合に関しては様々な考え方によって患者単位で対応をしていただくこととし，ここでは天然歯の軸面形態を今一度観察していきたい．

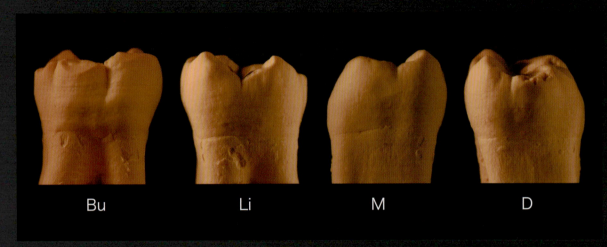

01 | 本項の解説に用いる下顎第一大臼歯のサンプル模型

1-13-2 頰側面観の外形線

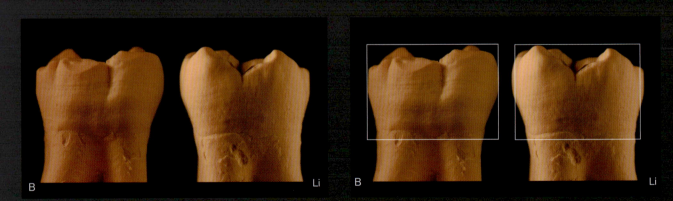

02, 03 | 左は頰側面観，右は舌側面観．頰側咬頭は3咬頭で機能咬頭となるので舌側咬頭と比べて歯冠幅が広い．歯頸部は，遠心咬頭が頰舌咬頭のほぼ中央付近にあるので，見えている状態だけでは近遠心径は頰側と舌側ではあまり差がないが，舌側は2咬頭なので舌側面観は少し小さくなる（03）．

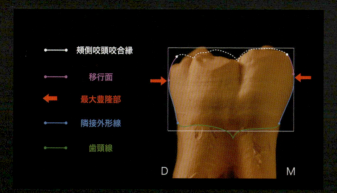

04｜頬側面観の外形線では，咬頭頂から頬側咬頭咬合縁（白線），隅角（紫線），最大豊隆部（赤矢印），隣接外形線（青線），歯頸線（緑線）に分けて特徴を見ていきたい．ここでも頬側咬頭が摩耗せずに残っている抜去歯を入手できなかったことをお許しいただきたい

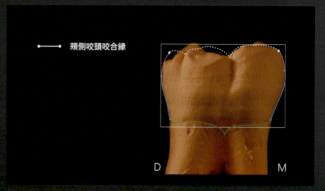

05｜頬側は3咬頭あり，近心と中央の2咬頭は高さ・大きさに差がなく，歯によって異なる

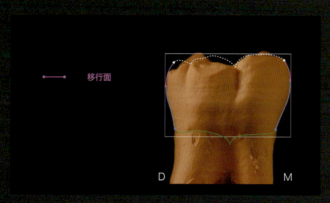

06｜臼歯の近遠心移行面は（紫線）意外に軽視されがちだが，しっかりとした移行面があり，近心よりも遠心のほうが幅を持つ

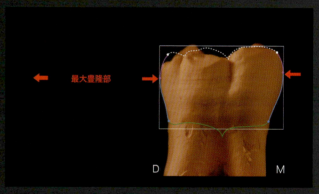

07｜最大豊隆部はわずかに近心が高く遠心が低いが，配列を考えると高さが同じであったり逆であるように見えたりすることもある

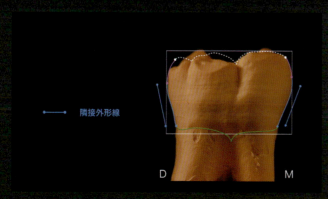

08｜隣接外形線も遠心咬頭の存在により，本来のルールとは逆に遠心が垂直的で，近心が遠心よりも傾斜している

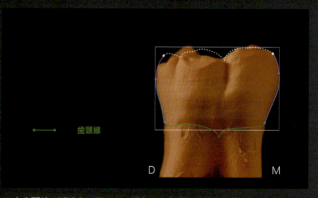

09｜歯頸線は近遠心で同じか，近心よりも遠心のほうが高い

PART 1 | 歯の形態をみる | 1-13 下顎第一大臼歯

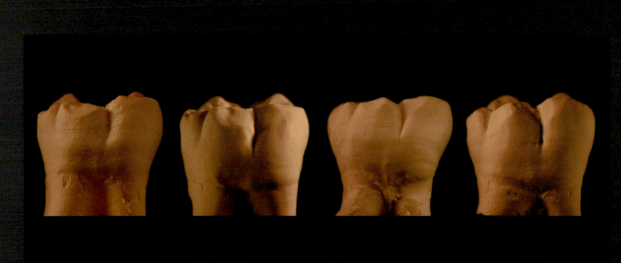

10 | 大臼歯（頬側面観）にも様々な表情がある．隣接外形線に関しては他の歯のルールと逆になることも多いかもしれない

1-13-3 隣接面観の外形線

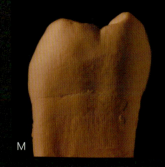

11｜左は近心面観，右は遠心面観

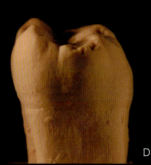
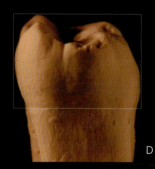

12｜隣接面観．大臼歯の場合，基本的に上顎は4咬頭，下顎は5咬頭で，頰側面観から見る咬頭が頰側と舌側で異なって見えることから形態に違いがある

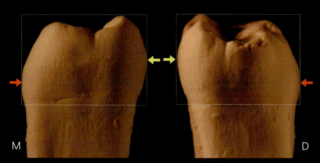

13｜下顎は舌側最大豊隆部がほぼ中央（黄矢印）で，上顎よりも高い位置にある．頰側咬頭は機能咬頭であるので内側に倒れ込み，最大豊隆部は歯頸部付近にある

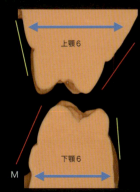
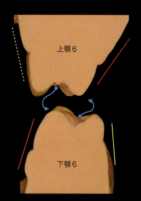
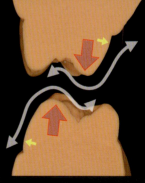

14｜上下顎堤の幅が異なる．上顎は根尖方向に広く，下顎は狭く薄い（青矢印）．上下顎とも，機能咬頭側外形から歯槽堤を結んだ線（赤線）が傾斜し，非機能咬頭（黄線）は機能咬頭と比べて直線的である．特に，下顎舌側歯頸部のカントゥアがなく，歯槽堤も薄くスムーズである（黄線）

15｜上下顎第一大臼歯の機能咬頭（赤矢印）から頰舌方向に食片が流れるが，機能咬頭外側形態が歯肉（歯槽堤）と調和したスムーズな形をしていることで食片が流れ（白矢印），歯頸部付近にあるカントゥア（黄矢印）が歯肉への干渉から守っている．非機能咬頭は，咬頭頂付近の咬合縁があり食片を外側に流れにくくしている（青矢印）

PART 1 　歯の形態をみる　1-13　下顎第一大臼歯

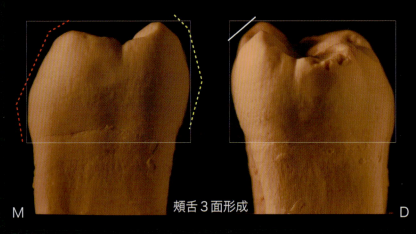

頬舌3面形成

16 ｜ 頬舌3面形成．左は近心，右は遠心．頬側咬頭は，機能咬頭で内側に倒れ込み，歯頸部付近は歯肉を守るためのカントゥアがある（赤破線）．舌側3面形成は歯頸部付近に変化はなくストレートである．最大豊隆部は中央付近で（黄破線），咬頭頂付近に1面ある（白線）

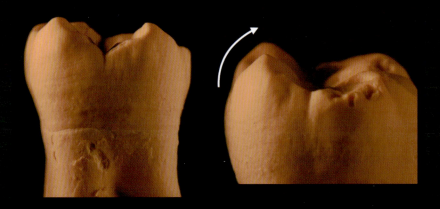

17 ｜ 舌側咬頭頂は非常に鋭角だが（左図），舌を傷つけないように内側に倒れ込んでいる（白矢印）

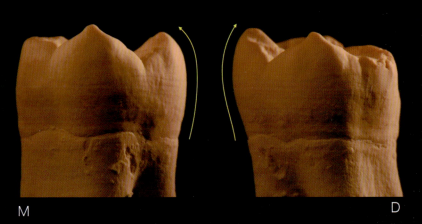

18 ｜ 左は遠心舌側面観，右は近心舌側面観．近遠心共に3面形成は綺麗な曲線（黄線）を持ち，咬頭頂付近は特には丸みがあり，舌を傷つけることはない

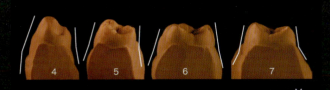 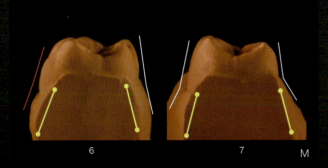

19｜下顎は歯槽堤が薄く，特に舌側は舌があるのでほぼストレートに落ちている．第一歯よりも第二歯のほうが頬舌外形幅径に対して固有咬合縁幅が大きい

20｜歯槽堤が後方に向かうほど広くなり，形態もそれに沿ったスムーズな形態になる（白，黄線）．第一大臼歯の頬側面歯頸隆線の隆起が歯肉とのスムーズな流れを生んでいる（赤線）

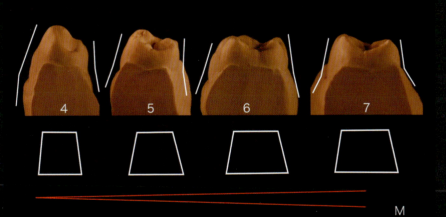

21｜上顎と比べると歯槽堤は薄いが，後続歯に向かうほど広くなり形態もそれに沿ったスムーズな形態になる．ただ，上顎とは異なり小臼歯〜大臼歯で前方から順に大きくなるので，頬側面と歯肉との流れはスムーズである．大臼歯は第一歯と第二歯で大きさに差がない場合も多いが，代わりに歯槽堤が遠心方向に広がりを持つ．第二大臼歯は頬側面歯頸隆線の膨らみが小さく，頬側面の流れが少し屈曲している

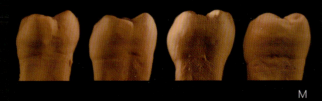 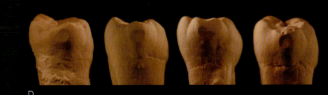

22｜近心隣接面観．下顎第一大臼歯は機能咬頭が大きく，頬舌外形線の3面形成と最大豊隆部にはほとんど差はない

23｜遠心隣接面観

1-13-4 舌側面観の外形線

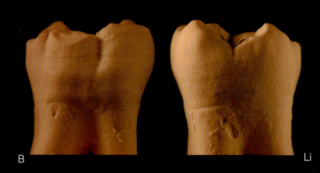

24 | 舌側は2咬頭で非機能咬頭であり、歯冠最大豊隆部の幅径は頬側と比べて小さい

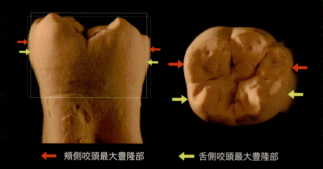

← 頬側咬頭最大豊隆部　　← 舌側咬頭最大豊隆部

25 | 最大豊隆部は1つだが、舌側から見る場合に大臼歯は頬側と舌側の2つの最大豊隆部を把握することが大切になる

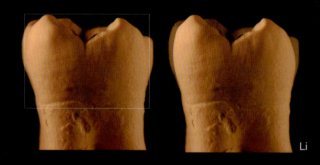

26 | 右は舌側咬頭外形線を強調したもの。最大豊隆部は頬側と舌側で異なり、舌側は頬側と比べて歯頸部寄りにある

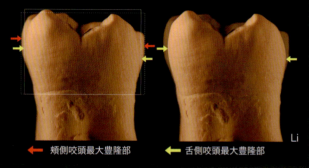

← 頬側咬頭最大豊隆部　　← 舌側咬頭最大豊隆部

27 | 右は舌側咬頭を強調したもの。最大豊隆部は頬側と舌側で異なり、舌側は頬側と比べて歯頸部寄りにある（黄矢印）

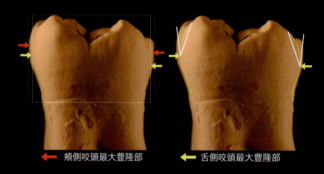

← 頬側咬頭最大豊隆部　　← 舌側咬頭最大豊隆部

28 | 舌側最大豊隆部が頬側よりも低くなるので、上部鼓形空隙も頬側よりも広くなる（白線）

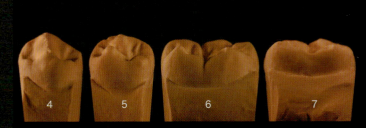

29 | 下顎臼歯舌側咬頭にアンダーカットは生まれにくい．上部鼓形空隙は上顎ほど開いていないが歯頸部にカントゥアがなく，歯肉は舌側面形態に沿ってスムーズな流れを持っている

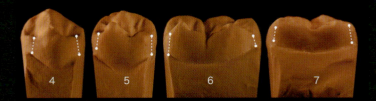

30 | 上部鼓形空隙は上顎ほど開いていないが，移行面は舌側ではしっかりと見ることができる（白破線）

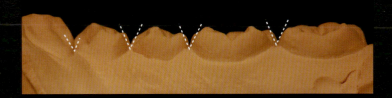

31 | 上部鼓形空隙（白破線）

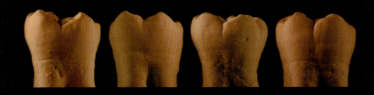

32 | 舌側面観．大臼歯にも様々な表情がある．同じ非機能咬頭で言えば，上顎第一大臼歯の頬側咬頭に似ているようにも見える

1-13-5 咬合面観の外形線

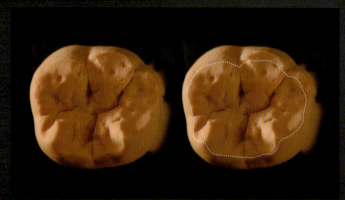

33 | 咬合面観は外形線と固有咬合縁（白破線）の2つの線から成り立つ．外形線は咬頭では膨らみ，咬頭間には溝があり凹んでいる．これは咬合縁も同じである．さらに重要なのは外形線と固有咬合縁との間（移行面）が最大豊隆部から固有咬合縁への上部鼓形空隙（移行面）を表している点である

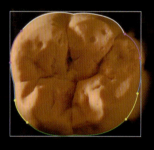

34 | 咬合面観の外形線を見ることは形の特徴を把握することである．固有咬合縁との混乱を避ける

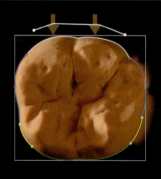

35 | 頬側面の形態は最大豊隆部が近心頬側咬頭と遠心頬側咬頭の2つ（黄矢印）が歯によって異なり，どちらも存在する．両咬頭の大きさ（幅等）があるほうが比較的最大豊隆部になりやすい（白線）

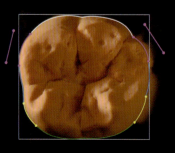

36 | 頬側移行面は近心が垂直に近く，遠心が近心よりも傾斜している（紫線）

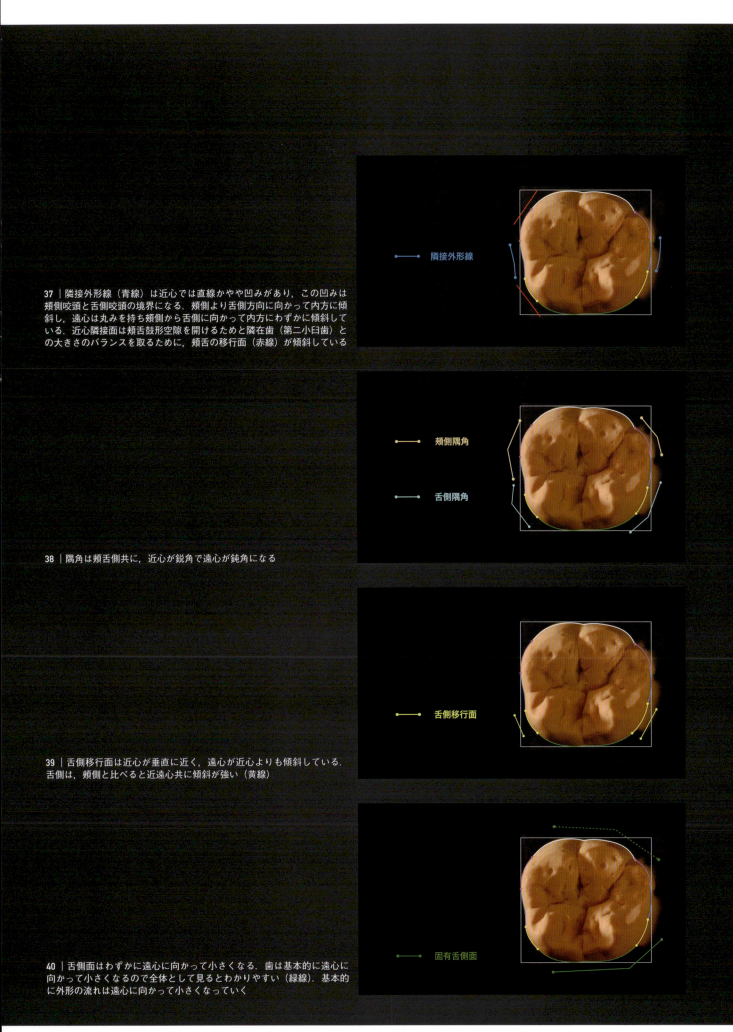

37 | 隣接外形線（青線）は近心では直線かやや凹みがあり，この凹みは頬側咬頭と舌側咬頭の境界になる．頬側より舌側方向に向かって内方に傾斜し，遠心は丸みを持ち頬側から舌側に向かって内方にわずかに傾斜している．近心隣接面は頬舌鼓形空隙を開けるためと隣在歯（第二小臼歯）との大きさのバランスを取るために，頬舌の移行面（赤線）が傾斜している

38 | 隅角は頬舌側共に，近心が鋭角で遠心が鈍角になる

39 | 舌側移行面は近心が垂直に近く，遠心が近心よりも傾斜している．舌側は，頬側と比べると近遠心共に傾斜が強い（黄線）

40 | 舌側面はわずかに遠心に向かって小さくなる．歯は基本的に遠心に向かって小さくなるので全体として見るとわかりやすい（緑線）．基本的に外形の流れは遠心に向かって小さくなっていく

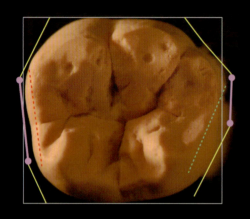
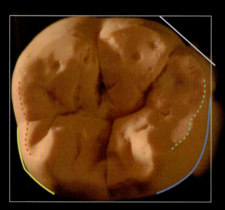

41 | 咬合面観は外形線と固有咬合縁とを分けて見なければならない．近遠心の特徴を外形線と固有咬合縁とで見てみると，前歯と同様，外形では近心が厚く遠心が薄い（左図紫線）．また，隅角も近心が鋭角で遠心が鈍角になっている（近心：黄線，遠心：右図青線）．固有咬合縁も近心が立っていて，遠心が傾斜している（近心：赤破線，遠心：緑破線）

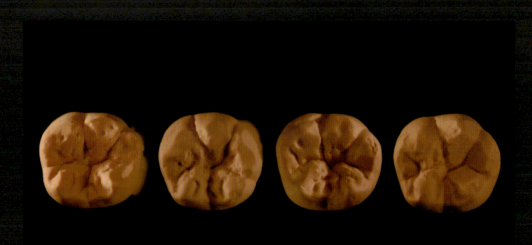

42 | 小さな違いがあっても基本的なルールには変わりがない

1-13-6 稜線

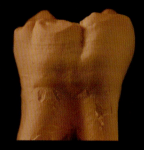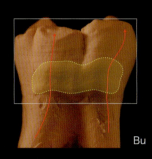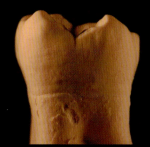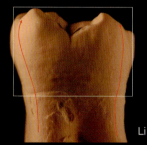

Bu　　　　　　　　　　　　　　　　　　　　　　　　　　　Li

43｜大臼歯の場合，近遠心稜線は単純に頬側面と隣接面との境目を意識したものになる．近遠心咬頭は歯頸部側で狭窄するが，歯根も2根に分かれたままで，歯頸線に沿って横走する頬側面歯頸隆線（黄エリア）が膨らむと稜線間はより狭まる

44｜舌側咬頭に稜線を引くためには，近遠心隆線の存在が必要である．名称になるほどの隆起は見えにくいが，頬側と同様に境目を意識することで流れを見ることはできる（赤線）

1-13-7 隆線

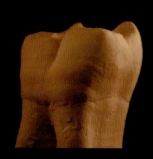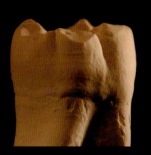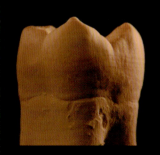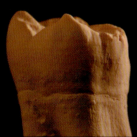

45｜左：近心頬側咬頭，右：遠心頬側咬頭．各咬頭から歯根までの繋がりを見ることで，流れを見ることができる（45～47）

46｜左：近心舌側咬頭，右：遠心舌側咬頭

1-13-8 頰側面観の隆線

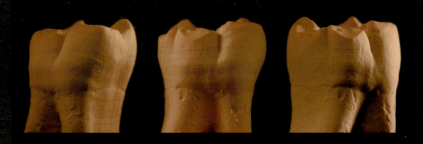

47 | 頰側面観

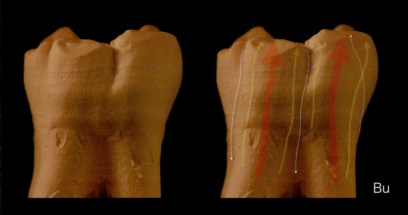

48 | 近心頰側咬頭と遠心頰側咬頭が咬頭頂から歯根までスムーズな流れでつながっている（赤矢印）．咬頭間には裂溝から歯根間まで凹みが流れている（白矢印・破線）．近心頰側咬頭の近遠心的狭窄と3面形成の強さによってコンケイブラインが存在する（黄矢印・破線）

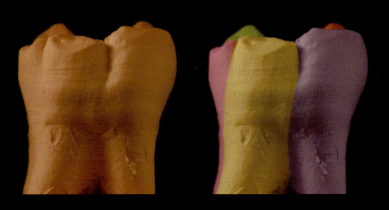

49 | 近心頰側咬頭（青），遠心頰側咬頭（黄），遠心咬頭（紫）

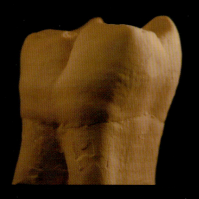
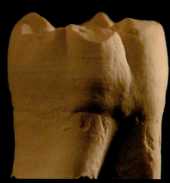

50 | 左は近心頰側咬頭，右は遠心頰側咬頭

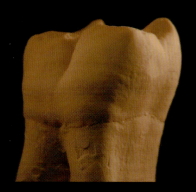
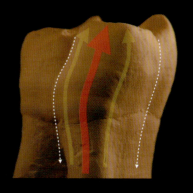

51 | 近心頰側咬頭の流れと範囲．近心頰側咬頭は中央隆線（赤矢印）と近遠心隆線（黄矢印）が見られるが，近遠心隆線は隆線と呼べるほどの隆起はなく副隆線のようでもある．この存在を無視してしまうと，咬頭間の境目の凹み（白破線）がわかりにくくなる

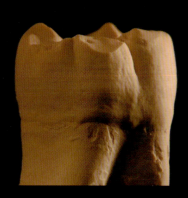
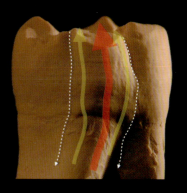

52 | 遠心頰側咬頭も同様に中央隆線（赤矢印）と近遠心隆線（黄矢印）が見られるが，近遠心隆線は隆線と呼べるほどの隆起はなく副隆線のようでもある．この存在を無視してしまうと，咬頭間の境目の凹み（白破線）がわかりにくくなる．遠心頰側咬頭の流れと範囲もわかる（白破線）

PART 1　歯の形態をみる　1-13　下顎第一大臼歯

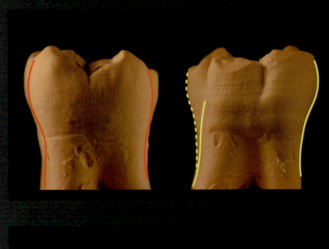

53｜非機能咬頭（頬側咬頭）は近遠心径が歯冠も歯根も狭く（赤線），機能咬頭は広い（黄破線）

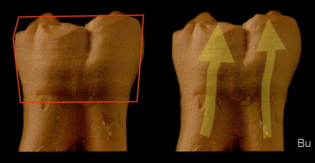

Bu

54｜頬側面は臼のようにどっしりとした形（赤線）で，近遠心頬側咬頭が近遠心根につながっている（黄線）

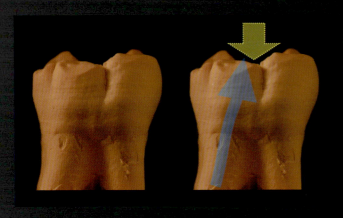

55｜頬側面観は機能咬頭である．特に遠心頬側咬頭は主になる咬頭であるので下部の遠心根とのつながりがあり歯冠中央へ入り込んでいる（青矢印）．中心窩に対合歯が嚙み込んで受け止める（黄矢印）

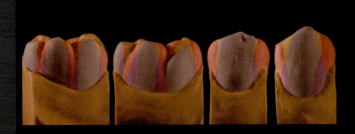

56｜各咬頭に対する中央隆線（青）と近遠心隆線（赤）を表すイメージ

1-13-9 舌側面観の隆線

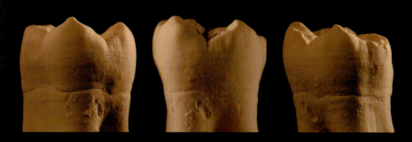

57 | 舌側面観

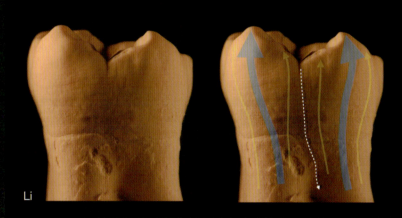

58 | 近遠心咬頭が咬頭頂から歯根までスムーズな流れでつながっている（青矢印）．咬頭間には裂溝から歯根間まで凹みが流れている（白矢印・破線）

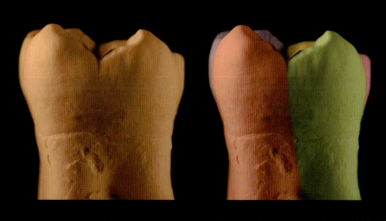

59 | 近心舌側咬頭（赤），遠心舌側咬頭（緑）

| PART 1 | 歯の形態をみる | 1-13 下顎第一大臼歯 |

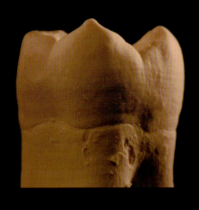 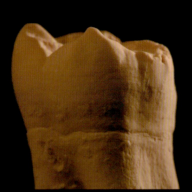

60 | 左，近心舌側咬頭，右，遠心舌側咬頭

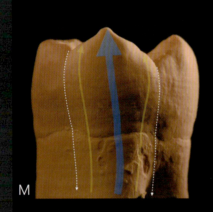 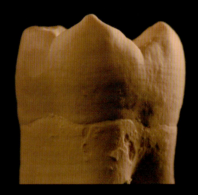

61 | 近心舌側咬頭の流れと範囲がわかる（白破線）．形態としては1咬頭が上顎犬歯によく似ている．近心舌側咬頭は中央隆線（青矢印）と近遠心隆線（黄矢印）が見られるが，近遠心隆線は隆線と呼べるほどの隆起はなく，副隆線のようでもある．しかしこの存在を無視してしまうと，咬頭間の境目の凹み（白破線）がわかりにくくなる

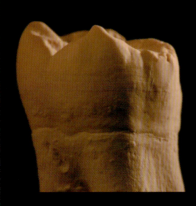 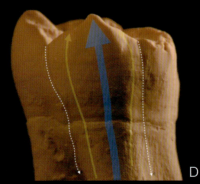

62 | 遠心舌側咬頭も同様に中央隆線（青矢印）と近遠心隆線（黄矢印）が見られるが，近遠心隆線は隆線と呼べるほどの隆起はなく副隆線のようでもある．しかしこの存在を無視してしまうと，咬頭間の境目の凹み（白破線）がわかりにくくなる．遠心頬側咬頭の流れと範囲がわかる（白破線）

1-13-10 隣接面観の隆線

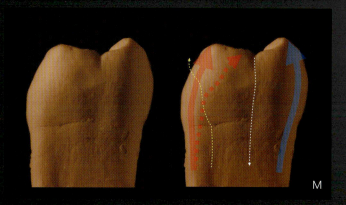

63 | 近心頬側咬頭（赤矢印）と辺縁隆線のような（赤点線）近遠心的狭窄と３面形成の強さによって，コンケイブラインが存在する（黄矢印・破線）

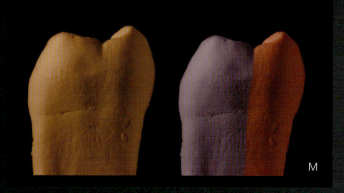

64 | 近心頬側咬頭（青），近心舌側咬頭（赤）

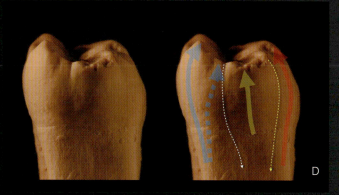

65 | 遠心頬側咬頭（赤矢印），遠心咬頭（黄矢印），舌側遠心咬頭（青矢印），遠心咬頭と両サイドの咬頭間の凹みの流れ（白，黄矢印・破線）．舌側遠心咬頭の青破線・矢印は舌側への移行面と上部鼓形空隙を広げている

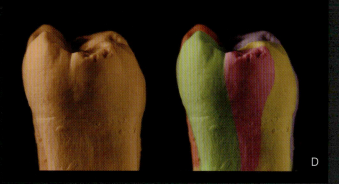

66 | 遠心舌側咬頭（緑），遠心咬頭（紫），遠心頬側咬頭（黄）

PART 1 歯の形態をみる | 1-13 下顎第一大臼歯

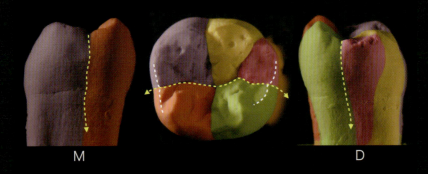

67 | 咬頭ごとに色分けすると咬頭間の凹みがわかりやすい

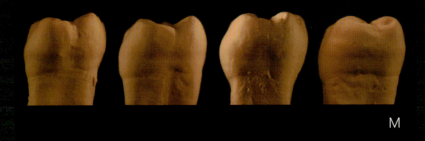

68 | 近心隣接面観．下顎第一大臼歯は機能咬頭が大きく，頬舌側咬頭間の凹み（隣接面溝）は舌側寄りにある

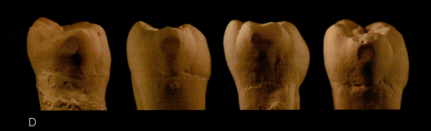

69 | 遠心隣接面観．下顎第一大臼歯は，遠心咬頭で隣接面観中央にコンタクトポイントが来るので，その両サイドにある凹み（コンケイブライン）が歯根遠心面まで流れているのがわかる

1-13-11 咬合面観の隆線

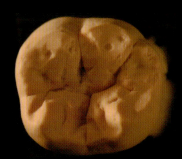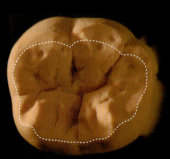

70｜咬合面形態は外形線と固有咬合縁（白破線）の2つの線から成り立つ．咬頭は膨らみ，咬頭間には溝があり凹んでいる．これは咬合縁も同じである．さらに重要なのは外形線と固有咬合縁との間（移行面）が上部鼓形空隙を表している点である

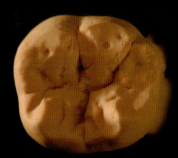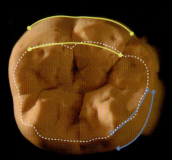

71｜下顎第一大臼歯の外形線と固有咬合縁の違い（ずれ）は頬側（黄線）と遠心舌側斜面（青線）の2箇所である．これが特徴となって，黄線は機能咬頭を表し，青線は遠心移行面を表し，清掃性に大きく影響している

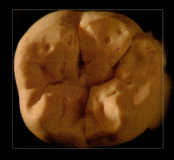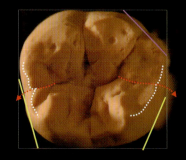

歯冠の頬舌を分ける堺界で凹みができる

72｜外形線の隣接面は，近心が垂直的で，遠心が近心よりも傾斜している（黄線）．固有咬合縁（白破線）は遠心では外形線よりも傾斜している．歯冠の頬舌を分ける境界（赤破線）で固有咬合縁（白破線）に凹みができる

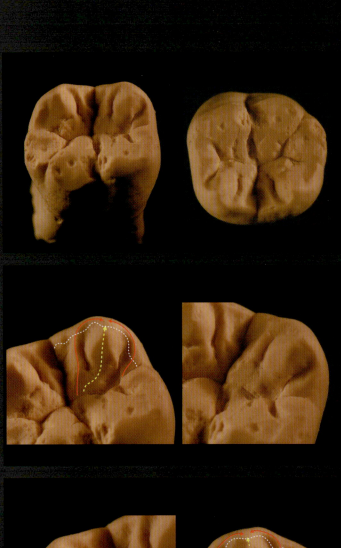

73 | 各咬頭の三角隆線を見る

74 | 近心舌側咬頭三角隆線（黄矢印）の両端で，近遠心副隆線（赤矢印）が咬頭頂に集まっている．固有咬合縁の内側に凹み（白破線）があり，特に非機能咬頭側にはっきりとあるが，機能咬頭側はそれほどでもない

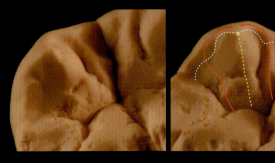

75 | 遠心舌側咬頭の三角隆線（黄矢印）の両端で，近遠心副隆線（赤矢印）が咬頭頂に集まっている．固有咬合縁の内側に凹み（白破線）があり，特に非機能咬頭側にはっきりとあるが，機能咬頭側はそれほどでもない

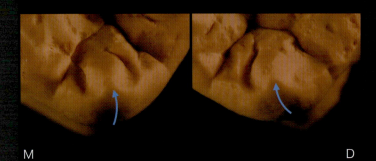

M　　　　　　　　　　　　　　D

76 | 舌側咬頭頂は，咬頭付近から咬頭頂にかけて内方に丸みを持つ（青矢印）

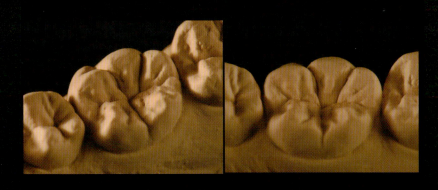

77 | 下顎右側第一大臼歯の天然歯列模型から頬側咬頭三角隆線を見る（残念ながら摩耗の少ない抜去歯のサンプルが入手できなかったのでご容赦いただきたい）

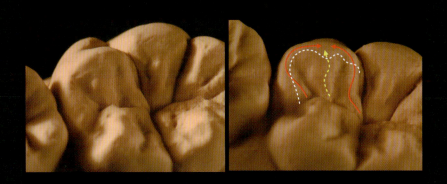

78 | 近心頬側咬頭三角隆線（黄矢印）の両端で，近遠心副隆線（赤矢印）が咬頭頂に集まっている．固有咬合縁の内側に凹み（白破線）があるが，舌側（非機能咬頭）ほどはっきりしない

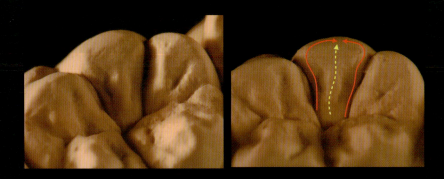

79 | 遠心頬側咬頭三角隆線（黄矢印）の両端で，近遠心副隆線（赤矢印）が咬頭頂に集まっている．固有咬合縁の内側に凹み（白破線）はほとんど見られない

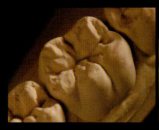
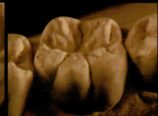

80 | 舌側咬頭三角隆線を見る

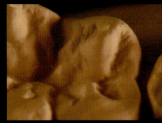
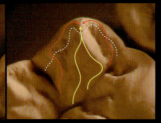
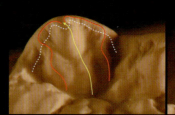
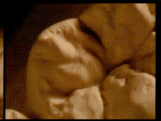

81 | 歯列模型（81，82）の近心舌側咬頭三角隆線（黄矢印）の両端で，近遠心副隆線（赤矢印）が咬頭頂に集まっている．固有咬合縁の内側に凹み（白破線）があり，特に非機能咬頭側にはっきりと存在して食片の流出を防ぐ

82 | 遠心舌側咬頭三角隆線（黄矢印）の両端で，近遠心副隆線（赤矢印）が咬頭頂に集まっている．固有咬合縁の内側に凹み（白破線）があり，特に非機能咬頭側にはっきりと存在して食片の流出を防ぐ

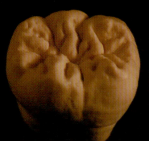
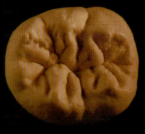
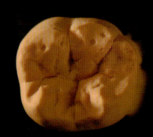
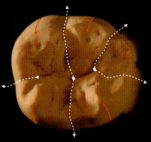

83 | 天然歯の下顎第三大臼歯のサンプル模型．きれいに残っている三角隆線を見ることができる

84 | 咬頭が咬頭頂から歯根までスムーズな流れでつながっているため外形も膨らんでいる（赤矢印）．咬頭間には主溝（裂溝）から歯根間まで凹みが流れているため外形もくぼんでいる（白矢印・破線）

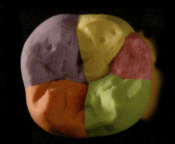 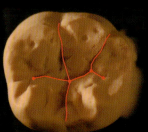

85 | 主溝とは，咬頭と咬頭が接する面が主溝となる．主溝は基本的に副溝のような凹みではなく，離れているもの同士が接しているようなイメージである（赤線）．しかし近遠心の隣接面には辺縁があり，溝は凹みになってしまう

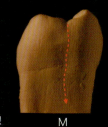 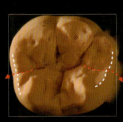 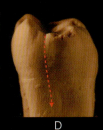

M　　　　　　　　　　　　　　D

86 | 頰舌の境界線．歯冠の頰舌を分ける境界で，凹みは隣接面から歯根まで流れている（赤矢印）．頰舌側咬頭の境目の固有咬合縁で強い凹みができる（白破線）

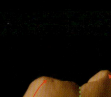 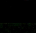

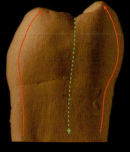 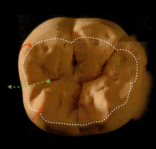

87 | 近心隣接面観．近心側では，頰側咬頭と舌側咬頭の境目に，歯根に向けた溝（凹み）がはっきりと流れている（緑矢印・破線）

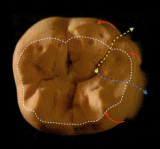 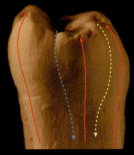

88 | 下顎第一大臼歯には遠心咬頭が存在することが多く，近遠心の構造が上顎第一大臼歯と逆になっているようにも見える．遠心咬頭の両端を凹みが通り，遠心頰側咬頭との間（黄破線）の凹みは頰側を通るコンケイブラインの役目を果たし，遠心舌側咬頭との間（青破線）は舌側のコンケイブラインの役目を果たす

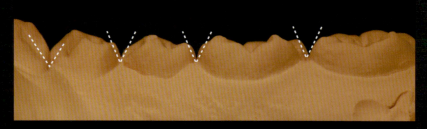

上部鼓形空隙

89 | 移行面の上部鼓形空隙が空いているのがわかる（白破線）

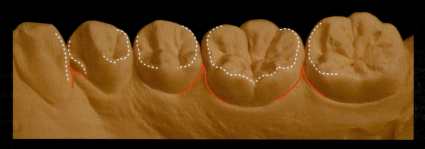

----- 固有咬合縁　——— 外形線

90 | 外形線による頬舌側鼓形空隙（赤線）と，舌側固有咬合縁（白破線）の移行面．鼓形空隙が空いているのがわかる

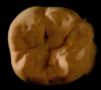 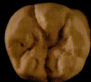 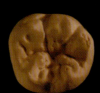

91 | 小さな違いがあっても基本的なルールに変わりはない

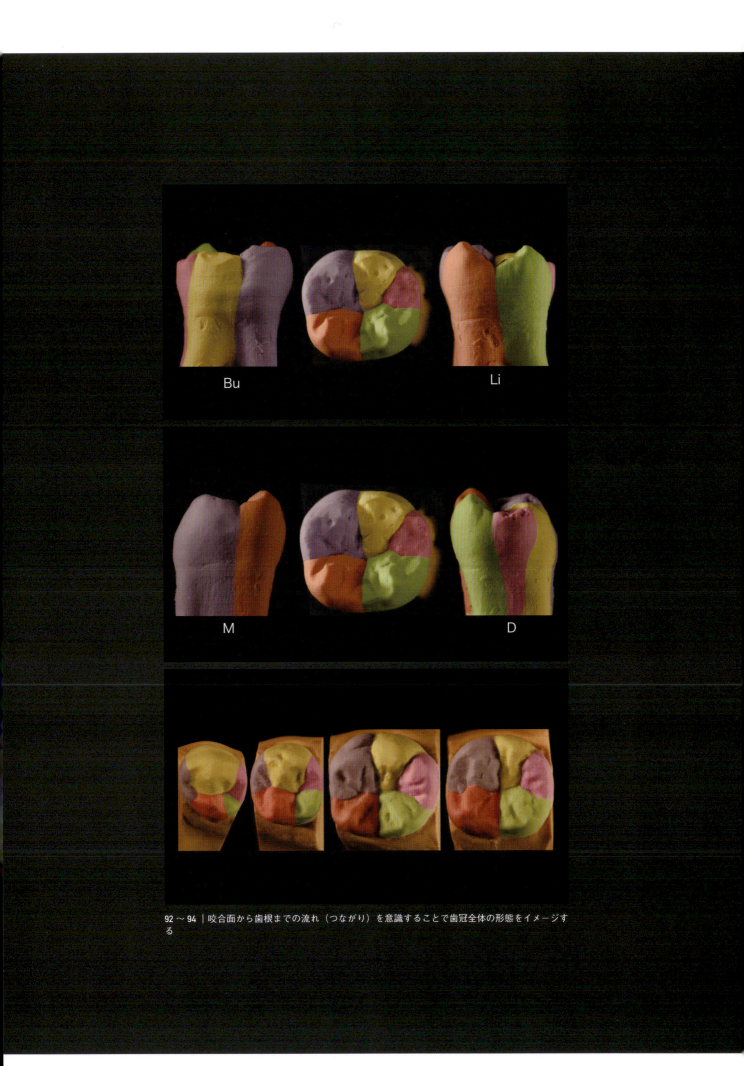

92～94｜咬合面から歯根までの流れ（つながり）を意識することで歯冠全体の形態をイメージする

1-13-12 コンケイブライン

コンケイブラインは軸面の3面形成が強く変化している．つまり歯頸部側に大きく外側にせり出したり，咬頭頂側が内側に倒れ込んだりしたような時にはっきりと見えやすい．結果的に清掃性を高めている

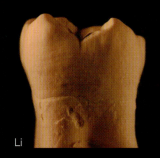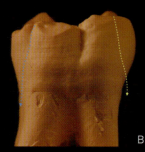

95｜左は舌側面観，右は頬側面観．舌側面は歯頸部側が大きく外側に張り出すことがないのでコンケイブラインは見られない．逆に，頬側は歯頸部側が頬側方向に張り出し近心頬側咬頭にコンケイブラインが現れる（黄破線）．遠心は遠心頬側咬頭と遠心咬頭の間にコンケイブラインのような流れがある（青破線）

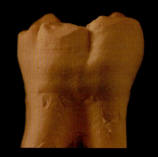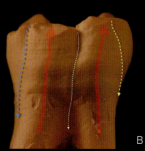

96｜近心頬側咬頭と遠心頬側咬頭が咬頭頂から歯根までスムーズな流れでつながっている（赤矢印）．咬頭間には裂溝から歯根間まで凹みが流れている（白矢印・破線）．近心頬側咬頭の近遠心的狭窄と3面形成の強さによってコンケイブラインが存在する（黄矢印・破線）

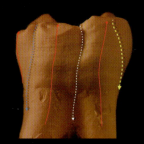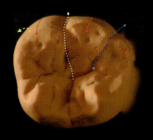

97｜コンケイブライン（黄破線），近心コンケイブライン（黄破線）は隆線を乗り越えるかのように3面形成と狭窄，隆線等が関係してできている．遠心（青破線）は頬側咬頭と遠心咬頭の間の溝で，この2つが頬側隣接面の清掃性を生む

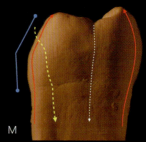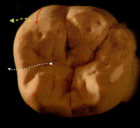

98｜近心頬側咬頭の近遠心的狭窄と3面形成の強さ（青線）によってコンケイブラインが存在する（黄破線）

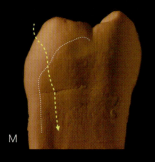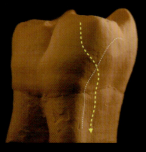

99｜コンケイブライン（黄破線），サベイングライン（白破線）

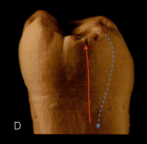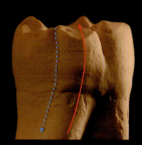

100｜遠心頬側咬頭と遠心咬頭の境目が歯根へ流れているのがよくわかる（青破線）

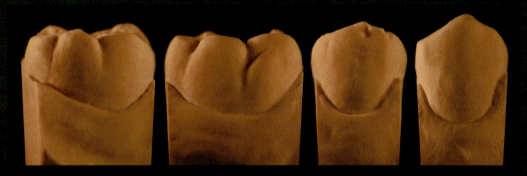

101 | 各咬頭の流れを見ることで，コンケイブラインが見えてくる

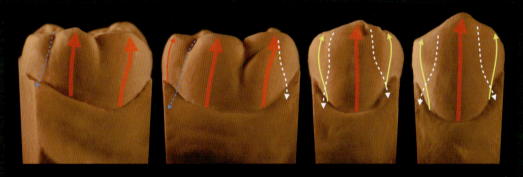

102 | 下顎臼歯頰側面観でのコンケイブラインが見える（白，青破線・矢印）．隆線：赤矢印，近遠心隆線：黄矢印

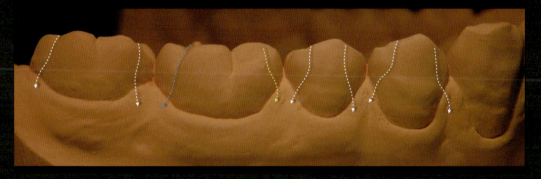

103 | 頰側面観のコンケイブライン（白破線）．歯間乳頭がコンケイブを埋めているのがわかる

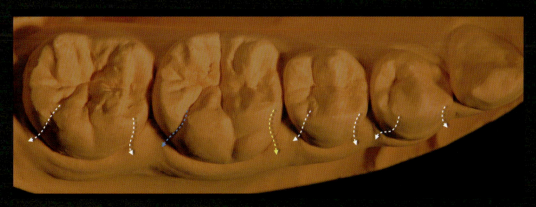

104 | 咬合面観の頰側コンケイブライン（白破線）

1-13-13 サベイングライン

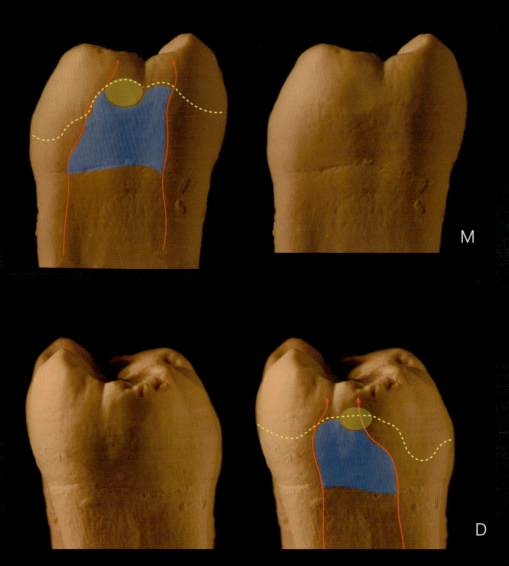

105, 106｜近心隣接面をサベイングすると黄破線のようになる．赤線は頬舌側隆線の最大豊隆部で内側はアンダーカット，その外側は頬舌側，咬合面側はすべてオープンになっている．そして2本の赤い線の内側と，その内側の中の黄破線の下側がアンダーカットエリアになる（青いエリア）．近心は比較的広く，遠心は狭い．黄色の部分はコンタクトエリアである

1-13-14 清掃性

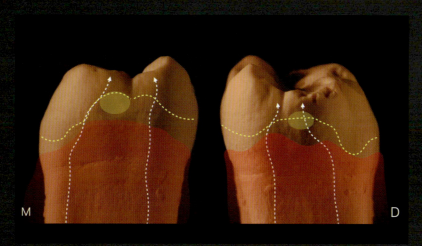

107｜実際にはアンダーカットエリアには歯間乳頭が入り込み，コンタクトポイントを外すとアンダーカットエリアはかなり小さいことがわかる．隣接面をサベイングすると黄破線のようになる．白破線は頬舌側隆線の最大豊隆部であり，内側はアンダーカットで，その外側は頬舌側，咬合面側はすべてオープンになっているので清掃性は機能している

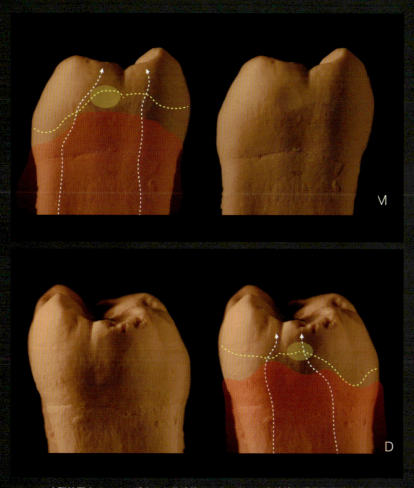

108，109｜隣接面をサベイングすると黄破線のようになる．白破線は頬舌側隆線の最大豊隆部であり，内側はアンダーカットで，その外側は頬舌側，咬合面側はすべてオープンになっている．白破線の内側の形態は歯肉との関係を考慮しつつ，外側のオープンスペースを形態として作ることが大切になる

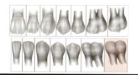

PART 1

歯の形態をみる
1-14 下顎第二大臼歯

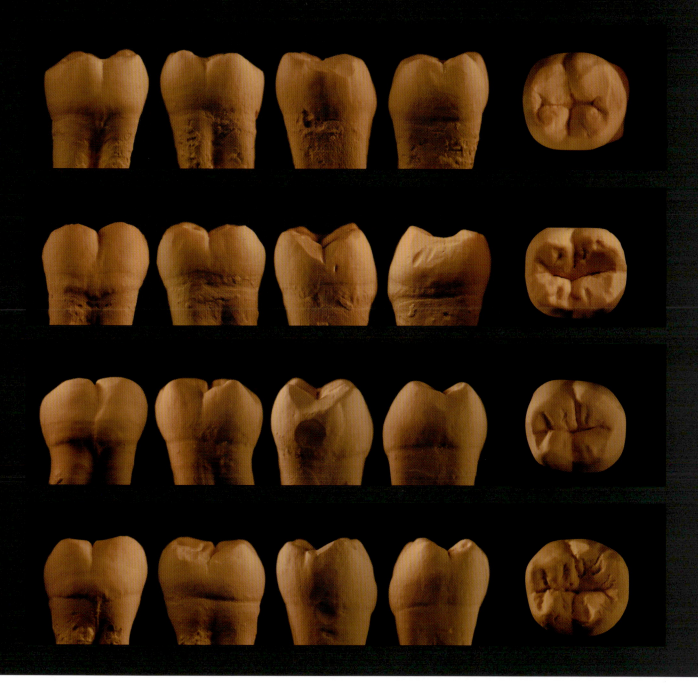

1-14-1　下顎第二大臼歯の外形

第一大臼歯と第二大臼歯の違いは，咬頭の数が同じか少ないかで，大きさも同じか小さい等の違いはあるが，必ず決まっているとは限らず，大きさが大きいものも見られる．はっきり言えるのは，遠心咬頭が第一大臼歯よりも小さく，咬合面観の形が第一大臼歯よりも四角形に近く，丸みがあることが多い

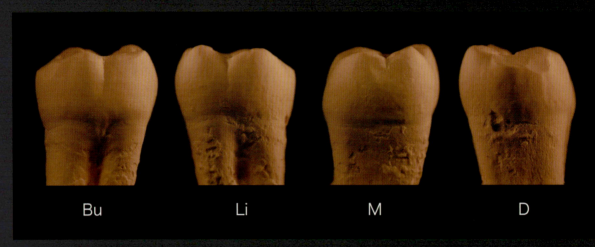

01 ｜ 本項の解説に用いる下顎第二大臼歯のサンプル模型

1-14-2　頰側面観の外形線

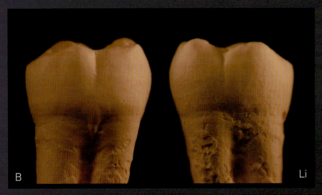

02 ｜ 左は頰側面観，右は舌側面観．第二大臼歯は2咬頭か，遠心咬頭がある場合も見られる．近遠心径は頰側と舌側であまり差がない

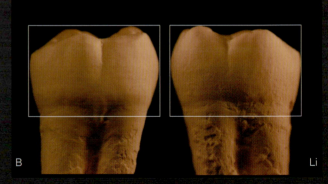

03 ｜ 左は頰側面観，右は舌側面観．最大豊隆部は頰側と舌側で異なる．頰側咬頭は2〜3咬頭から機能咬頭となるので，舌側咬頭と比べて歯冠幅が少し広い場合がある

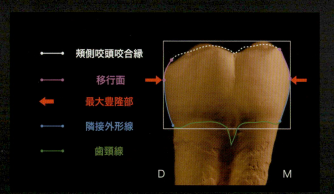

04｜頬側面観外形線では咬頭頂から頬側咬頭咬合縁（白線），移行面（紫線），最大豊隆部（赤矢印），隣接外形線（青線），歯頸線（緑線）に分けて特徴を見ていきたい．残念ながら，頬側咬頭が摩耗せずに残っている抜去歯を入手できなかったことをお許しいただきたい

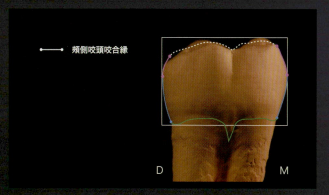

05｜頬側は2〜3咬頭あり，近心と中央の2咬頭では，高さと大きさの差は歯によって異なる．遠心頬側咬頭は，遠心咬頭との境目（遠心頬側面溝）がわずかに見える

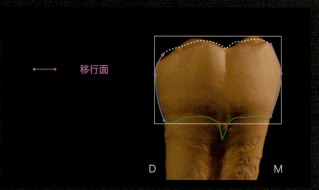

06｜臼歯の近遠心移行面（紫線）は意外に軽視されがちだが，しっかりとした移行面があり，第一大臼歯は近心よりも遠心のほうが幅を持つ．第二大臼歯は近心の移行面が長い場合がある

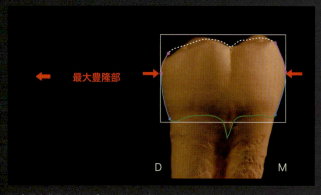

07｜最大豊隆部はわずかに近心が高く，遠心が低いが，配列を考えると高さが同じであったり逆であるように見えたりすることもある

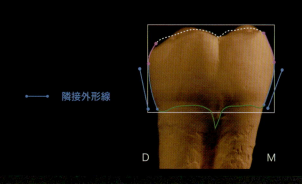

08｜隣接外形線も遠心咬頭の存在により，本来のルールとは逆に遠心が垂直的で，近心が遠心よりも傾斜している

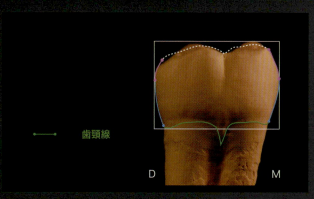

09｜歯頸線の高さは近心と遠心で同じか，遠心のほうが高い場合もある

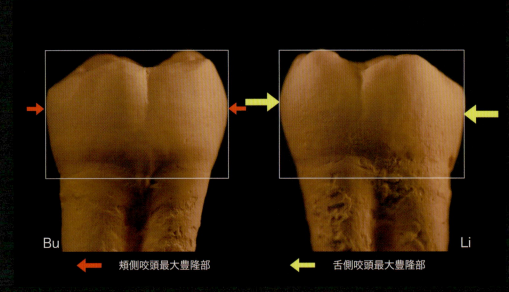

10 | 左は頬側面観，右は舌側面観．臼歯は頬側と舌側に咬頭が分かれるので，頬側面観では頬側咬頭最大豊隆部，舌側面観では舌側咬頭最大豊隆部を見る．第一大臼歯よりも丸みがあり，最大豊隆部は若干歯頸部寄りにあり，頬舌咬頭で比べても高さはほぼ同じ位置にある

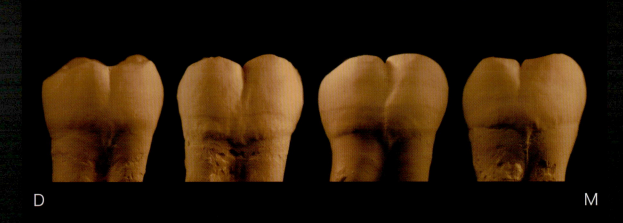

11 | 大臼歯にも様々な表情がある．基本的な特徴に大きな変化はないが，第一大臼歯と比べると全体に丸みを帯びているのがわかる

1-14-3 隣接面観の外形線

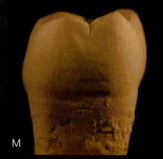

12｜左は近心面観，右は遠心面観

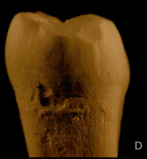

13｜大臼歯の場合，基本的に上顎は4咬頭，下顎で4～5咬頭で，隣接面観からは近心と遠心で異なった咬頭が見えるので形態に違いがある

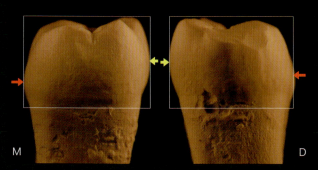

14｜下顎は舌側最大豊隆部がほぼ中央（黄矢印）で，上顎よりも高い位置にある．頰側咬頭は機能咬頭であり内側に倒れ込み，最大豊隆部（赤矢印）は歯頸部付近にある．近心側咬頭と遠心側咬頭でも最大豊隆部が少し異なる

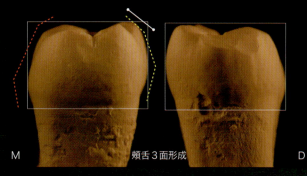

頰舌3面形成

15｜頰舌3面形成．左は近心面観，右は遠心面観．頰側咬頭は機能咬頭であり，歯頸部付近は歯肉を守るためのカントゥアがあり全体的に丸みがある（赤破線）．舌側3面形成は歯頸部付近に変化はなくストレートで，最大豊隆部は中央付近であり（黄破線），そのうち1面は第一大臼歯よりも大きく咬頭頂付近が内方に倒れ込む（白線）

PART 1 　歯の形態をみる　　1-14　下顎第二大臼歯

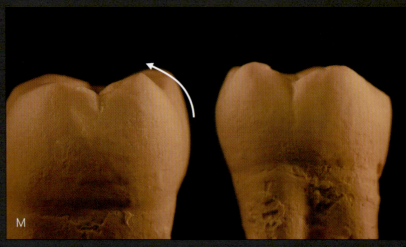

16｜舌側咬頭頂は非常に鋭角だが，舌を傷つけないように内側に倒れ込んでいる（白矢印）．第一大臼歯よりも大きく倒れ込む

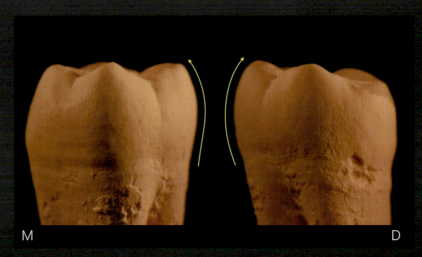

17｜左は遠心舌側面観，右は近心舌側面観．近遠心共に３面形成は綺麗な曲線（黄線）を持ち，咬頭頂は丸みがあり，舌を傷つけることはない

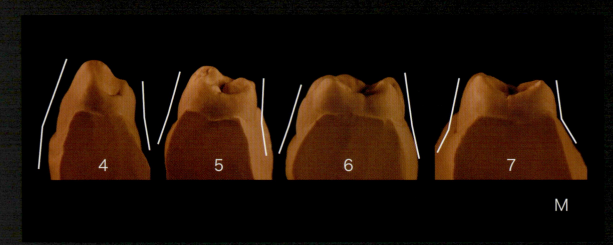

18｜下顎は歯槽堤が薄く，特に舌側は舌があるのでほぼストレートに落ちている．第一歯よりも第二歯のほうが，頬舌外形幅径に対して固有咬合縁幅が大きい

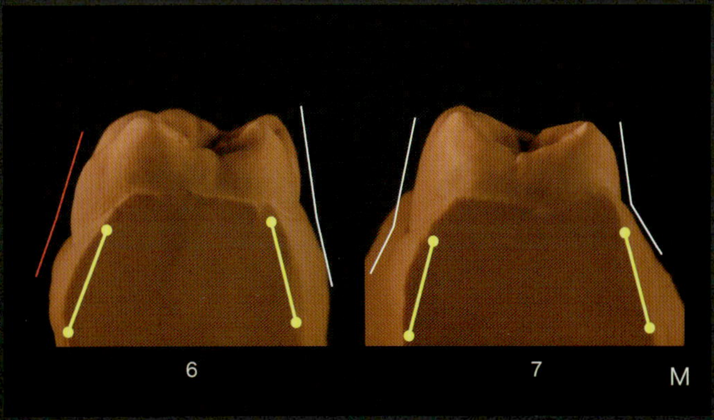

19 | 歯槽堤が後方に向かうほど広くなり，形態もそれに沿ったスムーズな形態になる（白，黄線）．第一大臼歯の頬側面歯頸隆線の隆起が歯肉とのスムーズな流れを生んでいる（赤線）が，第二大臼歯は少し屈曲している（右図白線）

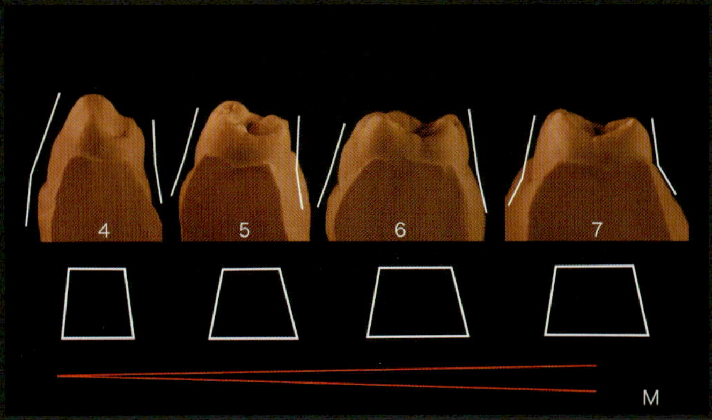

20 | 上顎と比べると歯槽堤は薄いが，後続歯に向かうほど広くなり，形態もそれに沿ったスムーズな形態になる．上顎とは異なり小臼歯から大臼歯まで前方から順に大きくなるので，頬側面と歯肉との流れもスムーズである．大臼歯は第一歯と第二歯とで大きさに差がない場合も多いが，その代わりに歯槽堤が遠心方向に広がりを持ち，第二大臼歯は頬側面歯頸隆線の膨らみが小さく，頬側面の流れが少し屈曲している

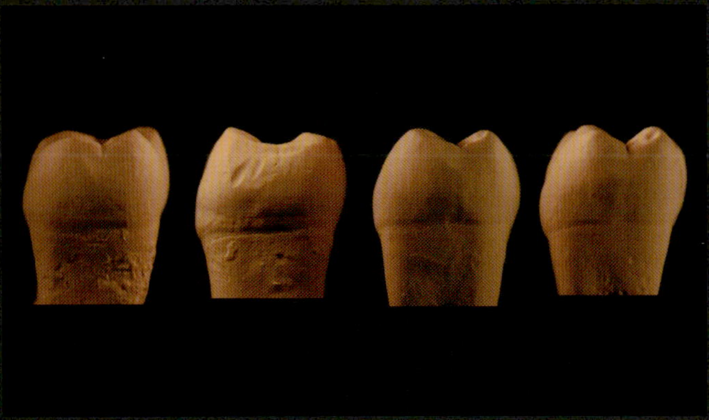

21 | 近心隣接面観．下顎第一大臼歯と比べると固有咬合面が狭くなり，頬舌の外形線が内側に丸くなり，最大豊隆部もわずかに下がる

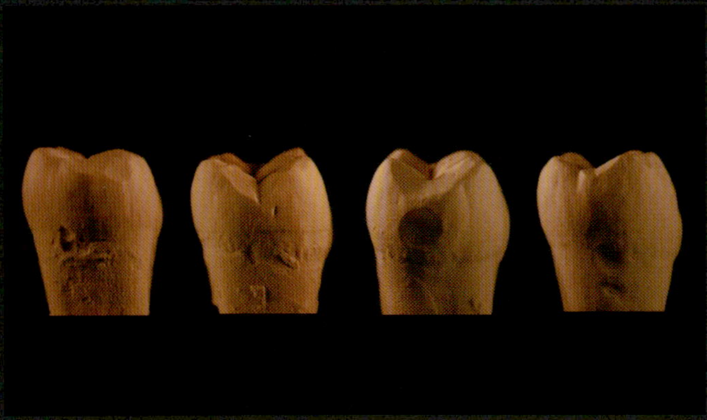

22 | 遠心隣接面

1-14-4 舌側面観の外形線

23 | 舌側面観．（右図）舌側は2咬頭で，非機能咬頭である．第一大臼歯と比べると，歯冠最大豊隆部は頬側と比べてあまり差がない

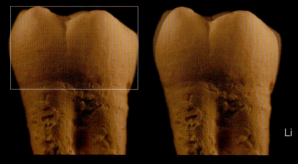

24 | 右図は舌側咬頭外形線を強調したもの．最大豊隆部は頬側と舌側で異なり，舌側は頬側と比べて歯頸部寄りにある

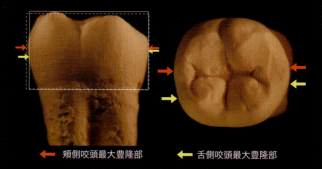

25 | 最大豊隆部は1つだが，舌側から見る場合においては，頬側と舌側の2つの最大豊隆部を把握することが大切になる．第一大臼歯と比べてあまり差がない

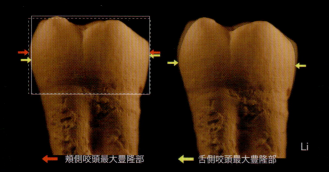

26 | 右図は舌側咬頭外形線を強調したもの．最大豊隆部は頬側と舌側で異なり，舌側は頬側と比べて歯頸部寄りにある（黄矢印）

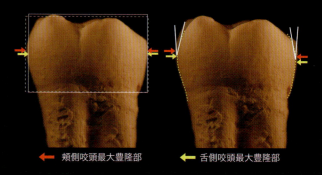

27 | 舌側最大豊隆部が頬側よりも低くなるので，上部鼓形空隙も頬側より広くなる（白線）

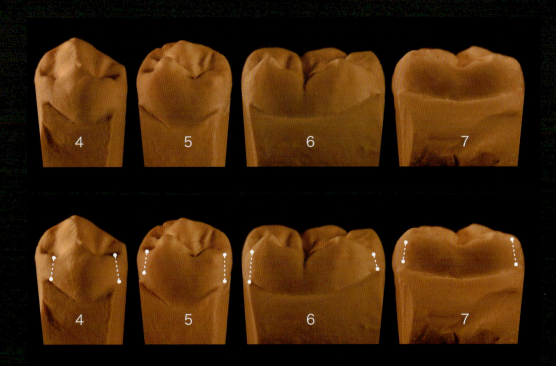

28, 29 | 下顎臼歯舌側咬頭にアンダーカットは生まれにくい．上部鼓形空隙は上顎ほど開いていないが歯頸部のカントゥアがなく，歯肉は舌面形態に沿ってスムーズな流れを持っている

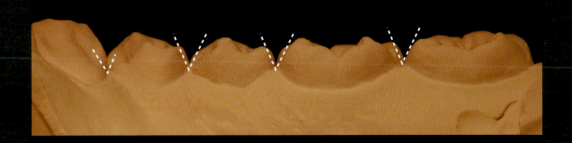

30 | 上部鼓形空隙（白破線）が開いている．下部鼓形空隙は歯肉で埋まっている

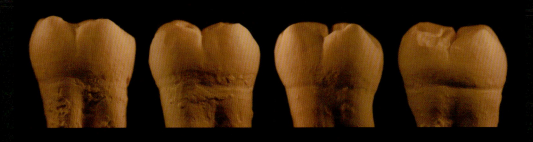

31 | 大臼歯にも様々な表情がある．第一大臼歯と比べると全体に丸みを帯びている

1-14-5 咬合面観の外形線

臼歯の咬合面観の形態を見る場合，外形線と固有咬合縁（白破線）の２つを別々に見ることが大切で，前歯での外形線と稜線の関係と同じである．つまり，外形線と固有咬合縁（稜線）との間に存在する移行面の形態を正確に再現することが清掃性に大きく関わる

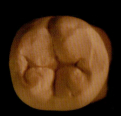
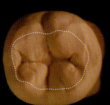

32｜咬合面観は外形と固有咬合縁（白破線）の２つの線から成り立つ．咬頭は膨らみ，咬頭間には溝があり凹んでいる．これは咬合縁も同じである．さらに重要な点として，外形線と固有咬合縁との間（移行面）が，最大豊隆部から咬合縁への上部鼓形空隙（移行面）を表している

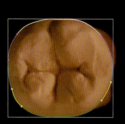

33｜咬合面観の外形線を見ることは形の特徴を把握することである．固有咬合縁との混乱を避ける

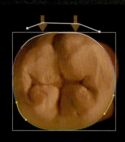

34｜頬側面の形態では近心頬側咬頭と頬側咬頭の最大豊隆部が歯によって異なり，どちらも存在する．両咬頭の大きさ（幅等）があるほうが比較的最大豊隆部になりやすい

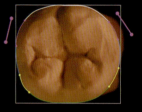

35｜頬側移行面は近心が垂直に近く，遠心が近心よりも傾斜している

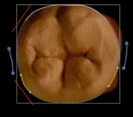

36｜近心では直線かやや凹みがあり，この凹みは頬側咬頭と舌側咬頭の境界になる．頬側より舌側のほうが内方へ傾斜している．遠心は丸みを持ち，頬側から舌側に向かって内方へわずかに傾斜している．外形の流れは遠心に向かって小さくなっていくが，近心隣接面はその流れとは逆に狭く，頬舌の移行面（赤線）が一気に傾斜している．これは頬舌鼓形空隙を開けるためと，隣在歯（第一大臼歯）との大きさのバランスをとっていると考えることができる

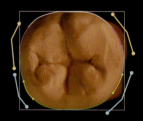

37｜隅角は頬舌共に，近心が鋭角で遠心が鈍角になる

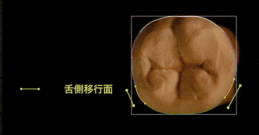

38｜舌側移行面は近心が垂直に近く，遠心が近心よりも傾斜している．舌側は，頬側と比べると近遠心共に傾斜が強い

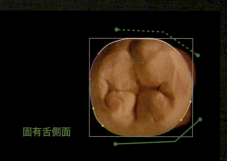

39｜舌側面はわずかに遠心に向かって小さくなる．歯は基本的に遠心に向かって小さくなるので，全体として見るとわかりやすい（緑線）．外形の流れは遠心に向かって小さくなっていく

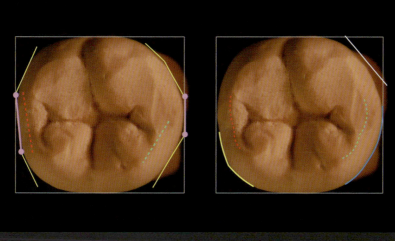

40｜咬合面観は外形線と固有咬合縁とを分けて見る必要がある．近遠心の特徴を外形線と固有咬合縁とで見てみると，前歯と同様，外形では近心が厚く遠心が薄い（左：紫線）．また，隅角も近心が鋭角で，遠心が鈍角になっている（右：近心；黄線，遠心；青線）．固有咬合縁も近心が立っていて，遠心が傾斜している（近心：赤破線，遠心：緑破線）

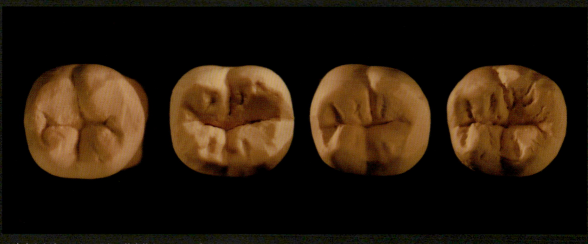

41｜小さな違いはあっても，基本的なルールに変わりない

1-14-6 稜線

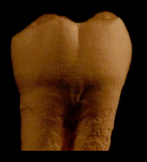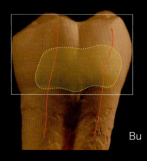
Bu

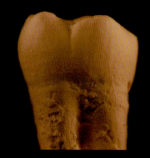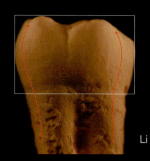
Li

42｜大臼歯の場合，近遠心稜線は単純に頬側面と隣接面との境目を意識したものになる．近遠心咬頭は歯頸部側で狭窄するが，歯根も2根に分かれたままで，歯頸線に沿って横走する頬側面歯頸隆線（黄エリア）が膨らむと稜線間はより狭まる

43｜舌側咬頭に稜線を引くためには近遠心隆線の存在が必要だが，名称になるほどの隆起は見えにくい．流れを見ることはできる（赤線）

1-14-7 隆線

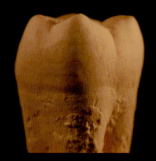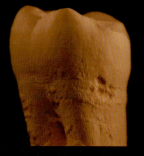

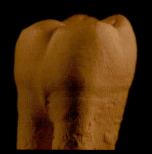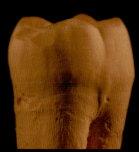

44｜角度を変えて各隆線を見ることで隆線の形態がよくわかる．左は近心舌側面観，右は遠心舌側面観

45｜左は近心頬側面観，右は遠心頬側面観

1-14-8 頬側面観の隆線

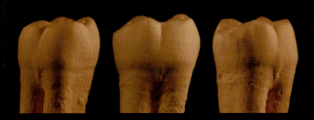

46｜頬側面観

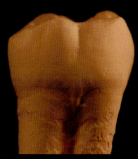 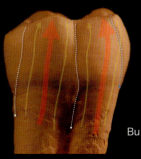

47｜近心頬側咬頭と遠心頬側咬頭が，咬頭頂から歯根までスムーズな流れでつながっている（赤矢印）．咬頭間には裂孔が歯根間まで凹みながら流れている（白矢印・破線）．近心頬側咬頭の近遠心的狭窄と3面形成の強さによってコンケイブラインが存在する（青矢印・破線）．

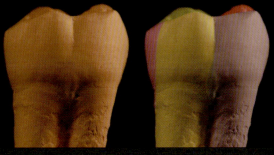

48｜近心頬側咬頭（青），遠心頬側咬頭（黄），遠心咬頭（紫）

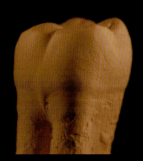

49｜左は近心頬側咬頭，右は遠心頬側咬頭

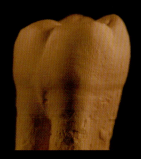 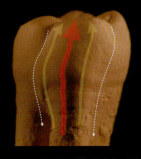

50｜近心頬側咬頭の流れと範囲がわかる．近心頬側咬頭には中央隆線（赤矢印）と近遠心隆線（黄矢印）が見られるが，近遠心隆線は隆線と呼べるほどの隆起はなく，副隆線のようでもある．この存在を無視してしまうと，咬頭間の境目の凹み（白破線）がわかりにくくなる

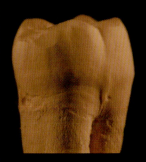 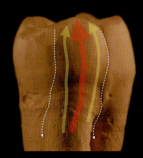

51｜遠心頬側咬頭も同様に中央隆線（赤矢印）と近遠心隆線（黄矢印）が見られるが，近遠心隆線は隆線と呼べるほどの隆起はなく副隆線のようでもある．この存在を無視してしまうと，咬頭間の境目の凹み（白破線）がわかりにくくなる．遠心頬側咬頭の流れと範囲がわかる（白破線）

PART 1 歯の形態をみる | 1-14 下顎第二大臼歯

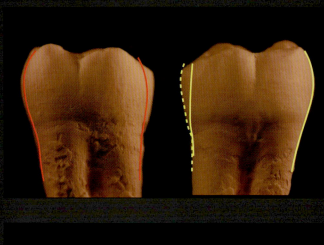

52 | 非機能咬頭（舌側咬頭，左図）と機能咬頭（頬側咬頭，右図）では非機能咬頭になる舌側咬頭が歯冠も歯根も近遠心径が狭く（赤線），機能咬頭は広い（黄線）

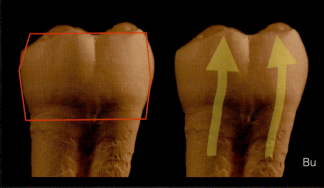

53 | 頬側面は臼のようにどっしりとした形（赤線）で，近遠心頬側咬頭が近遠心根につながっている（黄矢印）．第一大臼歯と比べると，全体的に丸みがある

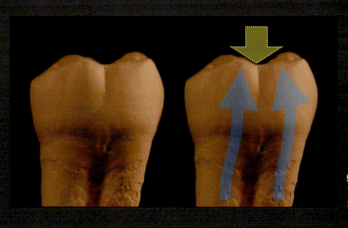

54 | 頬側面観は機能咬頭で，特に遠心頬側咬頭は主になる咬頭であるので下部の遠心根が歯冠中央へ入り込んでいる（青矢印）．中心窩に対合歯が噛み込んでいる（黄矢印）

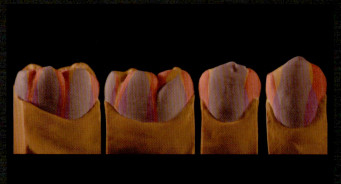

55 | 各咬頭に対する中央隆線（青）と近遠心隆線（赤）を表すイメージ

1-14-9 舌側面観の隆線

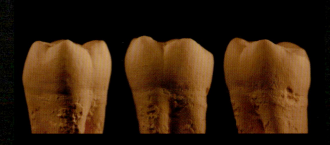

56｜舌側面観

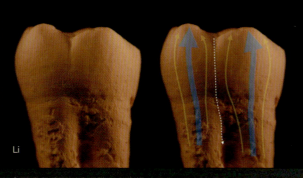

57｜近遠心咬頭が咬頭頂から歯根までスムーズな流れでつながっている（青矢印）．咬頭間には裂孔が歯根間まで凹みが流れている（白矢印・破線）

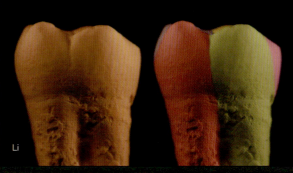

58｜近心舌側咬頭（赤），遠心舌側咬頭（緑）

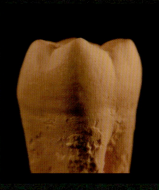

59｜左は近心舌側咬頭，右は遠心舌側咬頭

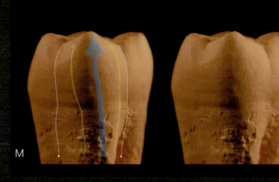

60｜近心舌側咬頭の流れと範囲がわかる（白破線）．形態としてはやや上顎犬歯によく似ている．近心舌側咬頭は中央隆線（青矢印）と近遠心隆線（黄矢印）が見られるが，近遠心隆線は隆線と呼べるほどの隆起はなく副隆線のようでもある．この存在を無視してしまうと，咬頭間の境目の凹み（白破線）がわかりにくくなる

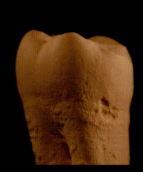

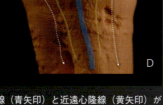

61｜遠心舌側咬頭も同様に中央隆線（青矢印）と近遠心隆線（黄矢印）が見られるが，近遠心隆線は隆線と呼べるほどの隆起はなく副隆線のようでもある．この存在を無視してしまうと，咬頭間の境目の凹み（白破線）がわかりにくくなる．遠心頬側咬頭の流れと範囲がわかる（白破線）

PART 1 歯の形態をみる | 1-14 下顎第二大臼歯

1-14-10 隣接面観の隆線

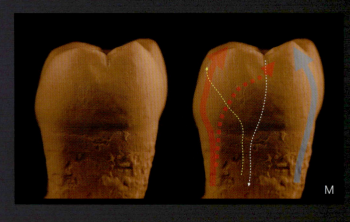

62 | 近心頬側咬頭（赤矢印）と，辺縁隆線のような（赤点線）近遠心的狭窄と，3面形成の強さによってコンケイブライン（黄矢印・破線）が存在する．第一大臼歯と比べると歯に丸みがありわかりにくくなる

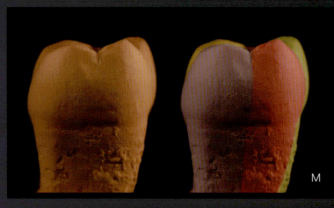

63 | 近心頬側咬頭（青），近心舌側咬頭（赤）

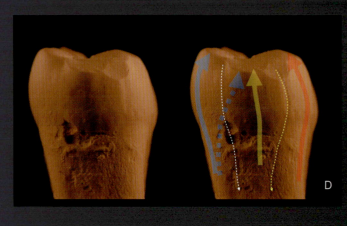

64 | 遠心頬側咬頭（赤矢印），遠心咬頭（黄矢印），舌側遠心咬頭（青矢印）．遠心咬頭と両サイドの咬頭間の凹みの流れ．（白，黄矢印・破線）．舌側遠心咬頭の青破線・矢印は，舌側への移行面と上部鼓形空隙を広げている

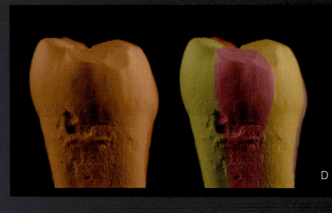

65 | 遠心舌側咬頭（緑），遠心咬頭（紫），遠心頬側咬頭（黄）

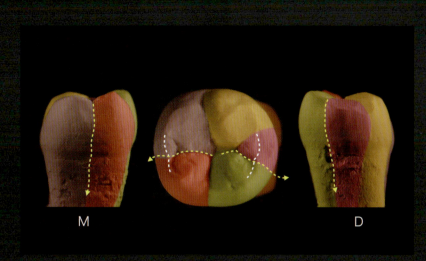

66 | 咬頭ごとに色分けすると咬頭間の凹みがわかりやすい．黄破線は頰側と舌側の境界になる

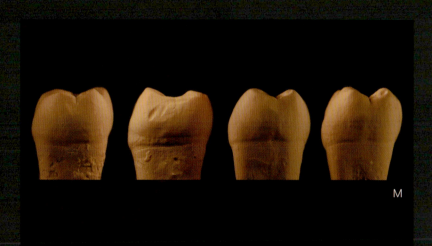

67 | 近心隣接面観．下顎第二大臼歯は第一大臼歯と比べると，機能咬頭と非機能咬頭の大きさの差が小さい

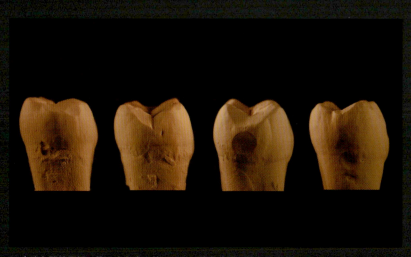

68 | 遠心隣接面観．第一大臼歯と比べると，遠心咬頭が見られるものやほとんどないものもあるが，全体的に丸みを持ち，隣接面の頰舌咬頭間に見られる凹みもなく膨らんでいる

1-14-11 咬合面観の隆線

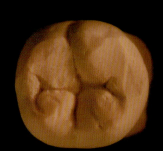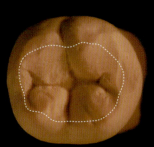

69 | 咬合面形態は外形線と固有咬合縁（白破線）の2つの線から成り立つ．咬頭は膨らみ，咬頭間には溝があり凹んでいる．これは咬合縁も同じである．さらに重要な点として，外形線と固有咬合縁との間（歯冠軸最大豊隆部から咬頭頂側への移行面）が上部鼓形空隙を表している

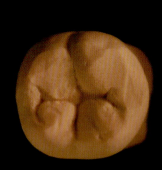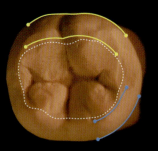

70 | 下顎第二大臼歯の外形線と固有咬合縁の違い（ずれ）は，頰側（黄線）と遠心舌側斜面（青線）の2箇所で，これらが特徴となって黄線は機能咬頭を表し，青線は遠心移行面を表す．これらは清掃性に大きく影響しているが，第一大臼歯ほどのずれはない

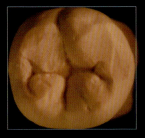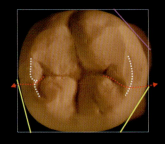

歯冠の頰舌を分ける境界で凹みが出来る

71 | 外形線の隣接面は，近心が垂直的で遠心が近心よりも傾斜している（黄線）．固有咬合縁（白破線）は，遠心では外形線よりも傾斜しているが，第二大臼歯では傾斜は少ないかほとんどない．歯冠の頰舌を分ける境界（赤破線）で固有咬合縁（白破線）に凹みができる

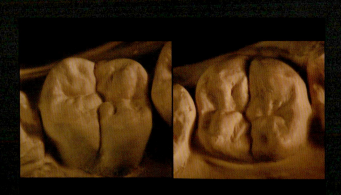

72｜下顎右側第二大臼歯の天然歯列模型．頬舌咬頭三角隆線を見る

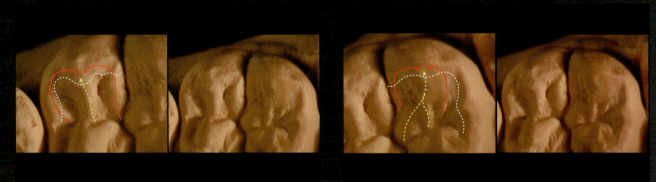

73｜近心頬側咬頭三角隆線（黄矢印）の両端で近遠心副隆線（赤矢印）が咬頭頂に集まっている．固有咬合縁の内側に凹み（白破線）があり，特に非機能咬頭側にはっきりとあるが，機能咬頭は食片流出の重要性が低いので凹みは小さい

74｜遠心頬側咬頭三角隆線（黄矢印）の両端で近遠心副隆線（赤矢印）が咬頭頂に集まっている．固有咬合縁の内側に凹み（白破線）がある

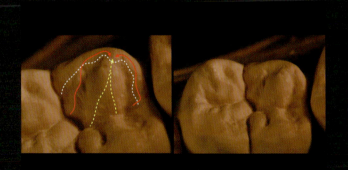

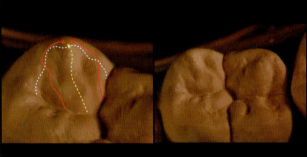

75｜近心舌側咬頭の三角隆線（黄矢印）の両端で近遠心副隆線（赤矢印）が咬頭頂に集まっている．三角隆線の大きさは遠心よりも大きい固有咬合縁の内側に凹み（白破線）があり，特に非機能咬頭側にはっきりとあり，食片の流出を防ぐ

76｜遠心舌側咬頭の三角隆線（黄矢印）の両端で近遠心副隆線（赤矢印）が咬頭頂に集まっている．固有咬合縁の内側に凹み（白破線）があり，特に非機能咬頭側にはっきりとある

PART 1 歯の形態をみる | 1-14 下顎第二大臼歯

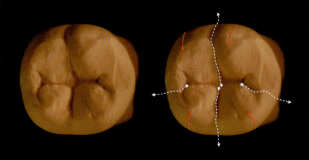

77 | 咬頭が咬頭頂から歯根までスムーズな流れでつながっているため，外形も膨らんでいる（赤矢印）．咬頭間には主溝（裂溝）から歯根間まで凹みが流れているため，外形もくぼんでいる（白矢印・破線）

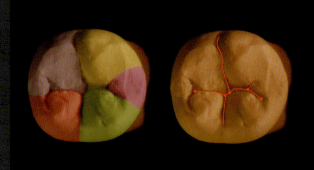

78 | 咬頭と咬頭が接する面が主溝となる．主溝は基本的に副溝のような凹みではなく，離れているもの同士が接している感じのイメージである．しかし，近遠心には辺縁があり，溝は凹みになってしまう（79の赤矢印・破線）

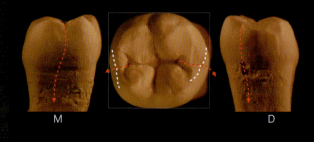

79 | 頬舌の境界線．歯冠の頬舌を分ける境界で，凹みは隣接面から歯根まで流れている（赤矢印）．頬舌咬頭の境目で固有咬合縁に強い凹みができる（白破線）

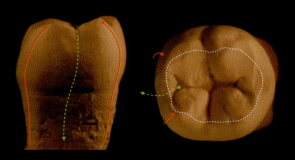

80 | 近心隣接面観．近心側は頬側咬頭と舌側咬頭の境目で，歯根間に向けてはっきりと溝（凹み）が流れている（緑矢印・破線）

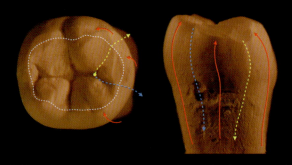

81 | 下顎第二大臼歯は遠心咬頭の存在が小さく，存在自体がないものもある．遠心咬頭（辺縁隆線のような小さいもの）の両端を凹みが通り，遠心頬側咬頭との間（黄破線）の凹みは頬側を通るコンケイブラインの役割を果たし，遠心舌側咬頭との間（青破線）は舌側のコンケイブラインの役目を果たす

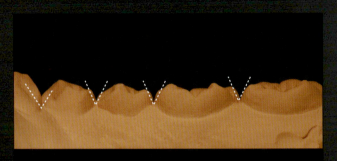

82 | 移行面の上部鼓形空隙が空いているのがわかる（白破線）

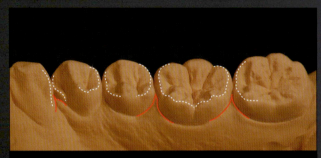

83 | 外形線による頬舌鼓形空隙（赤線）と舌側固有咬合縁（白破線）とを結ぶ移行面によって鼓形空隙が空いているのがわかる

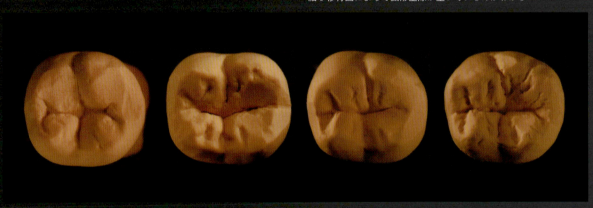

84 | 小さな違いはあっても，基本的なルールに変わりない

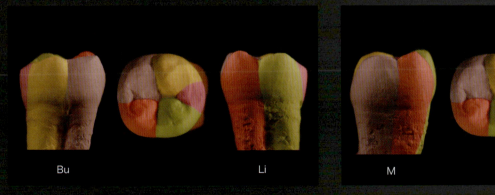

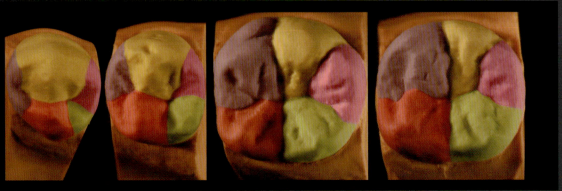

85〜87 | 咬合面から歯根までの流れ（つながり）を意識することで歯冠全体の形態をイメージする

1-14-12 コンケイブライン

コンケイブラインは軸面の3面形成が強く変化している．つまり歯頸部側が大きく外側にせり出したり，咬頭頂側が内側に倒れ込んだりした時にはっきりと見えやすい．結果的に清掃性を高めている

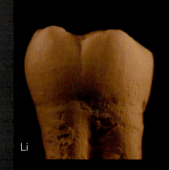 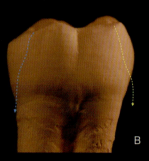 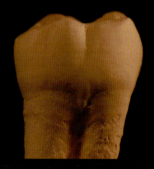 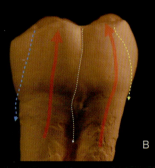

88｜左は舌側面観，右は頬側面観．舌側面は歯頸部側が大きく外側に張り出すことがないのでコンケイブラインは見られない．逆に，頬側は歯頸部側（歯頸線隆線）が張り出し近心頬側咬頭にコンケイブラインが現れるが，第一大臼歯と比べると目立たない（黄破線）．遠心では，遠心頬側咬頭と遠心咬頭の間にコンケイブラインのような遠心頬側溝の流れがある（青破線）

89｜頬側面観コンケイブライン．近心頬側咬頭と遠心頬側咬頭は咬頭頂から歯根までスムーズな流れでつながっている（赤矢印）．咬頭間には裂溝から歯根間まで凹みが流れている（白矢印・破線）．近心頬側咬頭の近遠心的狭窄と3面形成の強さによってコンケイブラインが存在する（黄矢印・破線）

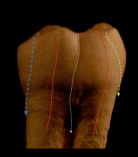 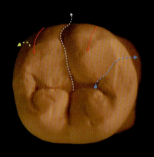 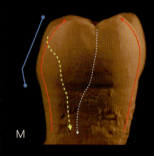 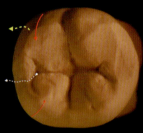

90, 91｜コンケイブライン（黄破線）．近心コンケイブライン（黄破線）は隆線を乗り越えるかのように存在し，3面形成と狭窄と隆線等によってコンケイブラインができる．遠心（青破線）は頬側咬頭と遠心咬頭の間の溝で，この2つが頬側隣接面の清掃性を生む．近心頬側咬頭の近遠心的狭窄（90左図赤線）と3面形成の強さ（91の左図の青線）によってコンケイブラインが存在する（黄破線）

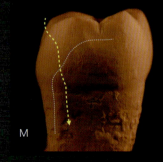 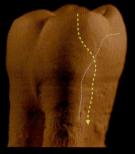 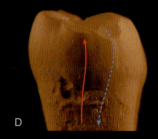 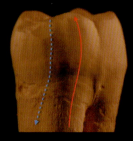

92｜コンケイブライン（黄破線），サベイングライン（白破線）

93｜遠心頬側咬頭と遠心咬頭の境目が歯根へ流れているのがよくわかる（青破線）

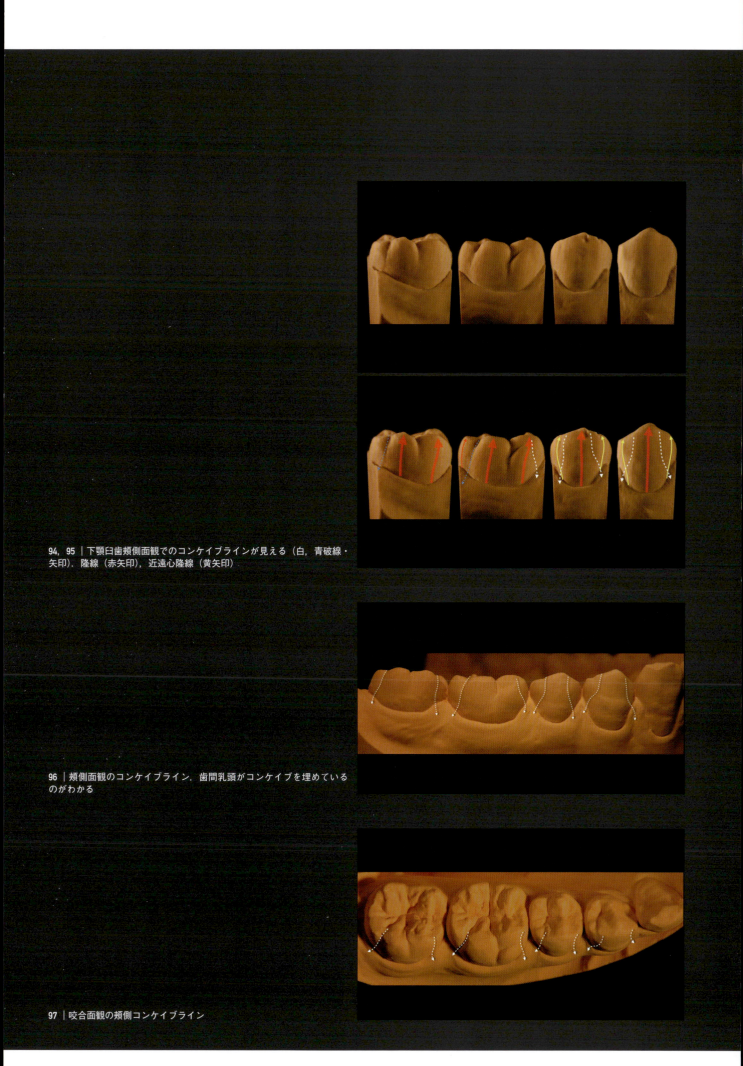

94, 95｜下顎臼歯頰側面観でのコンケイブラインが見える（白，青破線・矢印）．隆線（赤矢印），近遠心隆線（黄矢印）

96｜頰側面観のコンケイブライン．歯間乳頭がコンケイブを埋めているのがわかる

97｜咬合面観の頰側コンケイブライン

PART 1 　歯の形態をみる　1-14　下顎第二大臼歯

1-14-13　サベイングライン

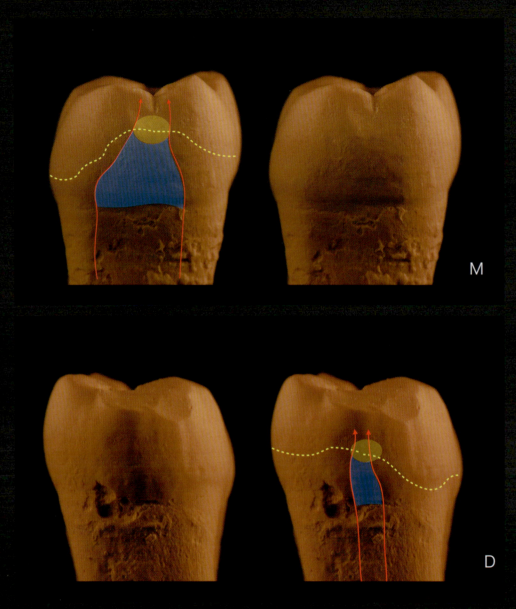

98, 99｜（青エリア）隣接面観をサベイングすると黄破線のようになる．赤線は頰舌隆線の最大豊隆部で，内側はアンダーカットである．その外側は頰舌側，咬合面側はすべてオープンになっている．2本の赤い線の内側と，その内側の中の黄破線の下側がアンダーカットのエリアになる（青エリア）．近心は比較的広いが，第一大臼歯と比べると青エリアは狭い．黄の部分はコンタクトエリアである．遠心にはほとんどアンダーカットはない（99青エリア）

1-14-14 清掃性

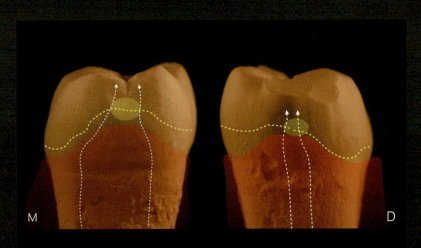

100｜実際にはアンダーカットのエリアには歯間乳頭が入り込み，コンタクトポイントを外すとアンダーカットエリアはかなり小さいことがわかる．隣接面観をサベイングすると黄破線のようになる．白破線は頬舌隆線の最大豊隆部で，内側はアンダーカットである．その外側は頬舌側，咬合面側はすべてオープンになっている

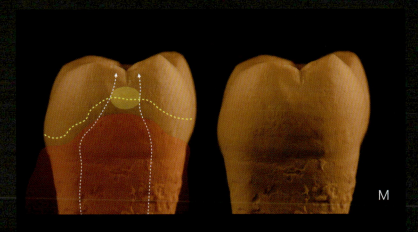

101｜近心隣接面観をサベイングすると黄破線のようになる．白破線は頬舌隆線の最大豊隆部であり，内側はアンダーカットである．その外側は頬舌側，咬合面側はすべてオープンになっている

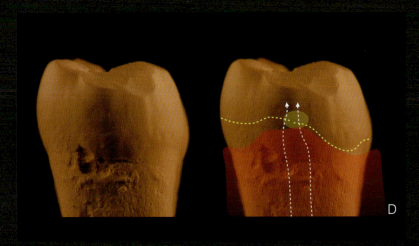

102｜遠心隣接面観をサベイングすると黄破線のようになる．白破線は頬舌隆線の最大豊隆部であり，内側はアンダーカットである．その外側は頬舌側，咬合面側はすべてオープンになっている

PART 1 | 歯の形態をみる | Extra...

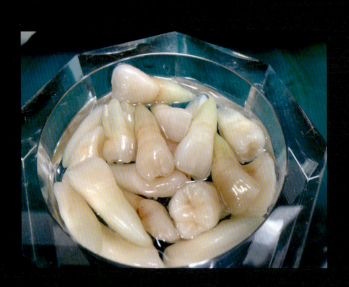
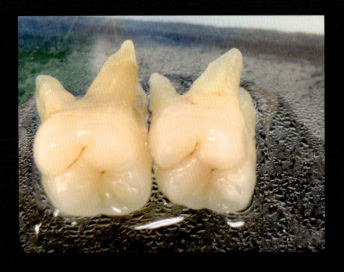
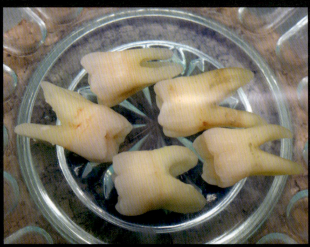
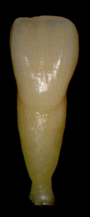
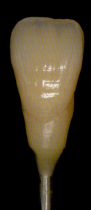
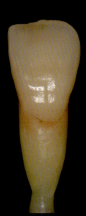
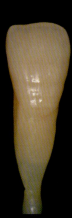

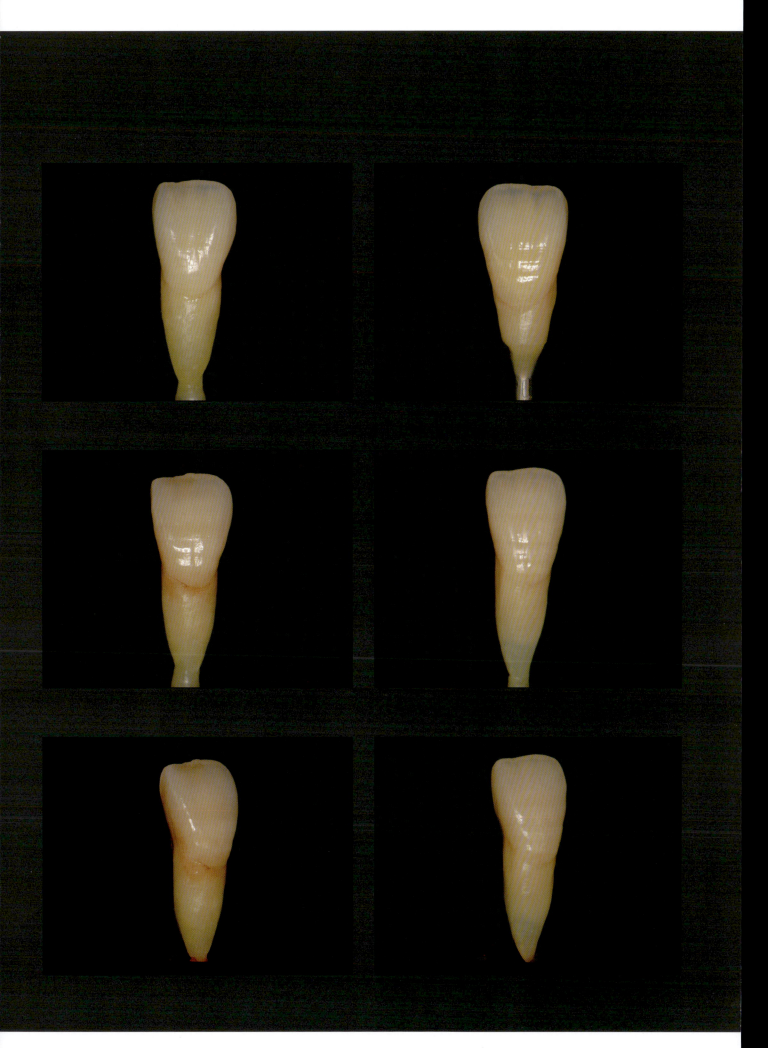

巻末言

Epilogue

　巻末に述べる言葉として，まず初めに，片岡繁夫先生や西村好美先生をはじめとする大阪セラミックトレーニングセンターのスタッフ諸氏，D.デンタルセラミストスタッフに対し，本書の執筆を支えてくださったことを深謝申し上げます．何よりも，大阪セラミックトレーニングセンターの青木隆浩先生には，写真模型や資料収集・整理等，日頃からご助力いただいており感謝申し上げます．

　そして，抜去歯牙の提供等，資料準備のために多くの方々のご助力を仰ぎました．すべての方々の名前を挙げることはできませんが，このような支えがあって本書を完成させることができました．心よりの感謝を申し上げます．

　また本書の製作にあたり，文章校正やレイアウト等，製作面で多大なる労を執ってくださった担当編集者の上田雄介氏に，心より感謝の気持ちと御礼を申し上げます．

　　　　　　　＊　　　　＊　　　　＊

　なお，本書の続編として「歯の形態ごとにみる特徴」「後続歯への形態変化」「同一天然歯の写真と模型からの形態観察」についても既に筆を執り始めている．読者諸氏におかれては続編の発刊まで今少しお待ちいただきたい．

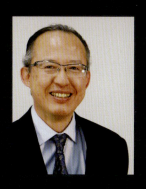

脇田太裕
Daiyu Wakita

参考文献

1) 藤田恒太郎．歯の解剖学．日本医書出版，1949．
2) 上條雍彦．日本人永久歯解剖学．アナトーム社，1962．
3) 西村好美，大島　正．DENTAL TECHNICS SEMINAR クラウン，ブリッジコース No6 歯牙形態把握のポイント．歯科技工，1990；18 (12)：1411-1424．
4) 山本　眞，三善由高，片岡繁夫．金属焼き付けポーセレン審美表現の技術的原則．QDT 別冊／YEARBOOK2000．クインテッセンス出版，2000：14-101．
5) 西村好美．ポーセレン修復における歯冠形態の捉え方 前歯部歯冠各部における形態的特徴と後続歯への形態変化（歯牙を単独で見た場合の共通する特徴と類似性）．QDT，1990；15(5)：46-58．
6) 西村好美．ポーセレン修復における歯冠形態の捉え方 前歯部歯冠各部における形態的特徴と後続歯への形態変化（基礎編，応用編）．QDT，1991；16(3)：41-54，16(5)：51-65．
7) 六人部慶彦，片岡繁夫．Harmony with Natue．QDT 別冊／Esthetic of Dental Technology．クインテッセンス出版，1999：122-137．
8) 六人部慶彦，片岡繁夫．Harmony with Natue Part2—歯周，審美—．QDT，1998；23 (9)：28-36．
9) 山本　眞：ザ・メタルセラミックス．クインテッセンス出版，1982．
10) 片岡繁夫，西村好美．Nature's Morphology—天然歯芽に学ぶ形態学—．クインテッセンス出版，1993．
11) 片岡繁夫．Hormony 質感．クインテッセンス出版，2005．
12) 脇田太裕．Morphogy 第 1 部．ZERO，2006；1：12-29．
13) 脇田太裕．Morphogy 第 2 部．ZERO，2007；2：16-31．
14) 脇田太裕．Morphogy 第 3 部．ZERO，2007；3：16-37．
15) 脇田太裕．Morphogy 第 4 部．ZERO，2007；4：12-28．
16) 脇田太裕．色調再現のための形態再現 切縁隅角の透明感再現のための隆線と唇側面溝．The Power of Dental Technology．ZERO publishing× 永末書店，2011：84-87．
17) 脇田太裕．第 1 章 1．上顎 6 前歯の基本形態，2．上顎 6 前歯の形態修正．歯科技工別冊／前歯部審美技工テクニカルガイド．医歯薬出版，2011：5-17，18-30．
18) 脇田太裕 著，片岡繁夫 監修．ZERO 別冊／歯牙形態．永末書店，2015．

【著者略歴】
脇田 太裕
（わきた だいゆう）

1966年	徳島県 生まれ
1988年	大阪歯科学院夜間学科 卒業
1989年	大阪セラミックトレーニングセンター 卒業
同年	渡独，Labor Weiss 勤務
1991年	帰国，名越歯科医院 入社
同年	大阪セラミックトレーニングセンター インストラクター就任
2001年	D.デンタルセラミスト 開業
2013年	大阪セラミックトレーニングセンター大阪校 校長就任

天然歯の形態学 1

ISBN978-4-263-46140-2

2018年9月10日　第1版第1刷発行
2024年2月10日　第1版第3刷発行

著　著　脇　田　太　裕
発行者　白　石　泰　夫
発行所　医歯薬出版株式会社

〒113-8612　東京都文京区本駒込1-7-10
TEL.（03）5395-7638（編集）・7630（販売）
FAX.（03）5395-7639（編集）・7633（販売）
https://www.ishiyaku.co.jp/
郵便振替番号 00190-5-13816

乱丁，落丁の際はお取り替えいたします　　印刷・木元省美堂／製本・榎本製本
© Ishiyaku Publishers, Inc., 2018. Printed in Japan

本書の複製権・翻訳権・翻案権・上映権・譲渡権・貸与権・公衆送信権（送信可能化権を含む）・口述権は，医歯薬出版(株)が保有します．
本書を無断で複製する行為（コピー，スキャン，デジタルデータ化など）は，「私的使用のための複製」などの著作権法上の限られた例外を除き禁じられています．また私的使用に該当する場合であっても，請負業者等の第三者に依頼し上記の行為を行うことは違法となります．

JCOPY <出版者著作権管理機構 委託出版物>
本書をコピーやスキャン等により複製される場合は，そのつど事前に出版者著作権管理機構（電話 03-5244-5088，FAX 03-5244-5089，e-mail : info@jcopy.or.jp）の許諾を得てください．